段氏脏腑按摩技法

段朝阳 著

科学技术文献出版社
SCIENTIFIC AND TECHNICAL DOCUMENTATION PRESS
·北京·

(京)新登字 130 号

内 容 简 介

段氏脏腑按摩疗法,是一种以手法作用于人体躯干部位治疗脏腑慢性疾病为主的按摩疗法。此法由清朝宫廷御医传入民间,保定段氏得其真谛,遂为家传手秘术,得以继承和发展。因其理论独到、手法奇特,故防病治病效果显著,成为中医脏腑按摩疗法中一朵瑰丽奇葩。

作者把继承下来的全部操作手法进行了细致的文字描述,并结合前辈留下的临床病例和自己的实践经验,进一步整理了家传按摩曾经治疗过并取得显著疗效的一些疾病的治疗方法。在书写中力求做到理论阐述深入浅出,通俗易懂;手法描述清晰明了,易学易用;临床叙述具体翔实,利于操作;并结合文字叙述插入了 200 多幅图片,以便于医者和患者能够自学掌握运用,达到用其防病治病的目的。

本书为作者在总结前人的基础上并结合自己多年的临床实践经验而撰写的脏腑按摩图书。全书章节条理设置合理,图文并茂,阅读起来通俗易懂,是难得的一本医疗保健读物。

科学技术文献出版社是国家科学技术部系统惟一一家中央级综合性科技出版机构,我们所有的努力都是为了使您增长知识和才干。

前　言

　　按摩疗法又称为推拿疗法,是以手法作用于人体体表某一部位(或穴位),借以调动、增强体内的抗病能力和调整、理顺由于不同病因所导致的各种病理状况,以恢复其正常生理功能的一门物理医疗方法,属于中医外治范畴。按摩疗法是祖国医药学的宝贵遗产,其历史悠久,早在战国时期至西汉年代的《黄帝内经》中已有很多这方面的记载,如《素问·异法方宜论》中记有:"中央者,其地平以湿……故其病多痿厥寒热,其治宜导引按。"除此之外,《黄帝内经》还有许多篇章具体论述了按摩疗法,为后世继承和发扬按摩奠定了理论基础。

　　按摩疗法随着历史的发展不断得到完善,治疗疾病的范围也不断扩大,渗透到内、妇、外、儿科等诸多医学领域。按摩疗法在数千年的不同实践过程中,也形成了不同的学术流派,如一指禅推拿、内功推拿、腹诊推拿、正骨推拿等,不同的流派治疗疾病的方法和手法各有其特色,治疗疾病的类型也各有侧重。近年来,按摩这一独特的疗法得到国家和社会高度重视,其独到的医疗和保健作用正逐渐被广大人民群众所认识、接受甚至青睐,许多埋没在民间的按摩技法被挖掘整理推广,国外一些按摩方法也相继传入,按摩教育事业蓬勃发展,使按摩领域呈现百花齐放、欣欣向荣的大好局面。按摩这一古老的医疗方法,正在为人类的健康事业做出新的贡献。

　　然而许多具有医疗实用价值的按摩方法,因受中国几千年来封建思想的束缚和历史的影响,仍仅仅停留在家传口授的地步,埋没在民间,为少数人所掌握,不被广泛传播、造福人类,并处于濒临失传的境地。段氏脏腑按摩疗法就处于这个现状,已经远远不适应当前的社会发展状况,不能满足人们防治疾病的需求。为了使这一疗法得到生存和发展，服务于人类，把它公布于众，被更多的人学习和掌握，使更多的人受益，是非常重要和必要的，也是当务之急。鉴于此，笔者作为段氏脏腑按摩疗法的传人，克服种种困难，终于将其全面系统地整理成文字，呈现在世人面前。

段氏脏腑按摩疗法，是一种以手法作用于人体躯干部位治疗脏腑慢性疾病为主的按摩疗法。据说本按摩技法由宫廷御医传入民间，因年代久远，现已无从考证，至笔者这一代，其在段氏家族继承和发展已有几代人了。

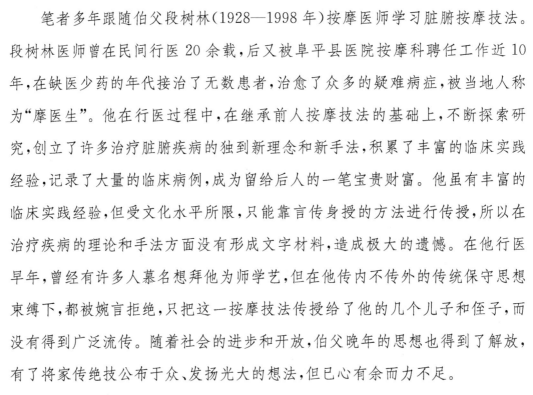

笔者多年跟随伯父段树林(1928—1998 年)按摩医师学习脏腑按摩技法。段树林医师曾在民间行医 20 余载，后又被阜平县医院按摩科聘任工作近 10 年，在缺医少药的年代接治了无数患者，治愈了众多的疑难病症，被当地人称为"摩医生"。他在行医过程中，在继承前人按摩技法的基础上，不断探索研究，创立了许多治疗脏腑疾病的独到新理念和新手法，积累了丰富的临床实践经验，记录了大量的临床病例，成为留给后人的一笔宝贵财富。他虽有丰富的临床实践经验，但受文化水平所限，只能靠言传身授的方法进行传授，所以在治疗疾病的理论和手法方面没有形成文字材料，造成极大的遗憾。在他行医早年，曾经有许多人慕名想拜他为师学艺，但在他传内不传外的传统保守思想束缚下，都被婉言拒绝，只把这一按摩技法传授给了他的几个儿子和侄子，而没有得到广泛流传。随着社会的进步和开放，伯父晚年的思想也得到了解放，有了将家传绝技公布于众、发扬光大的想法，但已心有余而力不足。

笔者跟随伯父学习期间，看到一个个疑难疾病患者，在伯父的双手按摩下奇迹般地康复，深深地感触到脏腑按摩疗法的神奇疗效，便产生了浓厚的学习兴趣，决定掌握和研究这一治疗疾病的方法。经过伯父 3 年多的言传身教，笔者基本将他的治疗手法和多种脏腑疾病的治疗方法继承下来，得脏腑按摩之真谛，并记录了伯父大量的口述经验笔记和临床体会。当笔者对伯父提出将家传按摩技法著书传于后人的想法时，他老人家非常高兴，给了很大鼓励，使笔者更加坚定了信心。然而伯父不久离开人世，没有看到此书的问世，留下一大遗憾。

为了开阔眼界，博采众长，提高水平，笔者在学习家传按摩技法的同时，搜集了大量有关按摩疗法的书籍、杂志和资料，对各家按摩技法进行了研究学习；并在父亲段振林（中医主治医师）的指导下，学习了中医学理论，提高了自己的医学理论水平。通过10多年的学习研究和临床实践，笔者对这一按摩疗法的认识越来越深，感到段氏脏腑按摩疗法在治疗原理、手法、方法和疗效上的确有其独到之处，并已经形成了一个完整的以治疗慢性脏腑疾病为主的、集治疗和保健为一体的、在治疗原理和手法上有众多新突破的、未被发掘而广泛流传的新型按摩流派。这使笔者更加感触到它的医学价值和宝贵性，看着它被深深地埋没而不被世人所知，不能被更多的人掌握而去造福众生，不能被挖掘整理而存在可能失传于后人的悲剧，便萌生了将其写成文字材料、永传后世的强烈欲望。于是笔者就试着写了几篇临床论文，并被《按摩与导引》杂志刊登。在庆幸之余，也清醒地认识到段氏脏腑按摩疗法的许多特殊的治疗疾病的新观点、新手法和显著疗效，因为未在社会上广泛流传，难以得到同仁的认可，只通过一些短篇的临床报告难以系统全面地进行阐述，且很容易造成人们断章取义，出现令人费解、不知所云的情况。于是笔者决定以书稿的形式把段氏脏腑按摩疗法从理到法各个方面系统完整地解读，以示读者，传于后人，发扬光大。

为了全面系统地展示这一按摩疗法，便于读者学习和掌握，笔者在只有前辈留下的厚厚临床病例和学习过程中记录的口述经验笔记以及临床体会的情况下，不得不一头扎进厚厚的医书堆里，去搜寻与家传按摩有关的一些医学理论知识，并把一些治疗疾病过程获得的感性认识与医学理论紧密地结合起来，从而升华到一个理性认识的高度，使家传按摩在治疗疾病方面做到有理可依，有法可循。又通过反复琢磨，把继承下来的全部操作手法进行了细致的文字描述,并结合前辈留下的临床病例和自己的实践经验,进一步整理了家传按摩曾经治疗过并取得显著疗效的一些疾病的具体治疗方法。在编写中力求做到理论阐述深入浅出,通俗易懂;手法描述清晰明了,易学易用;临床叙述具体翔实,利于操作,以便于医者和患者能够学习掌握运用,达到用其防病治病的目的。这样,经过十多年的艰苦努力和1年多的奋笔耕耘,终于汇集成册,将段氏脏腑按摩疗法全面展现在了世人面前,完成一大心愿,也实现了伯父的夙愿。希望本书的面世能够促进交流、服务社会、造福人类,推动中医按摩事业的发展。

在本书出版之际,特向大力支持和帮助笔者的家人和朋友,特别是为本书插图作演示的段渊涛和段渊江两位兄长表示衷心的感谢!

因笔者的知识水平有限,书中内容有不妥之处,望同仁指正。

段朝阳

2007 年 3 月 27 日

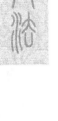

目　　录

基　础　篇

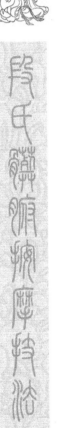

临　床　篇

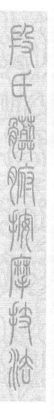

答　疑　篇

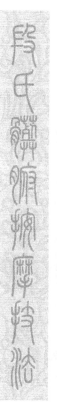

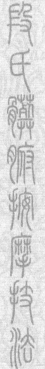

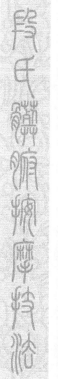

基础篇

引　子

　　段氏脏腑按摩疗法是以人体的胸腹部和腰背部作为主要治疗部位并用手法直接作用于体腔内脏腑组织器官及病灶、病邪的按摩治疗方法。本篇详细阐述了段氏脏腑按摩疗法的治疗原理、诊断方法和操作手法。同时为了保持本疗法的完整性和便于读者学习，收录了人体经络、解剖、脏腑辨证等一些学习按摩和临床运用必备的医学基础知识，并简要介绍了作为脏腑按摩治疗疾病的辅助治疗方法——刮痧和拔罐疗法。

　　段氏脏腑按摩治疗原理以中医理论为基础，从按摩治疗疾病的角度进行分析阐述，包括脏腑正常生理功能及病理改变、疾病的病因及形成、病邪存在的状态及与脏腑关系、手法的作用及祛除病邪原理等8个方面。这8个方面相互关联构成了按摩脏腑治疗疾病的一个整体理念。学者在学习中必须认真领悟，将其融会贯通，才能更好地在临床中运用，做到临证知其理、明其因、得其法、晓其果，为患者解除痛苦。

　　技法部分作为本篇的核心内容，着重对胸腹部、腰背部、头颈部和四肢部等不同部位的操作手法和治疗作用进行了详细地叙述。学者在学习中不能只重其形，关键是要在准确掌握每个操作手法的同时，能够细心体会领悟其作用的实质，只有这样才能运用得恰如其分，发挥得淋漓尽致，取得最佳治疗效果。这不是一日之功，需要学者在临床实践中举一反三，仔细去体会和摸索，不断地总结积累经验，方可熟能生巧，运用自如。

　　为了更快更好地解除患者病痛，在运用脏腑按摩治疗疾病的同时，也常辨证地选用民间常用的刮痧和拔罐疗法作为按摩的一种辅助治疗方法，因此在本篇中对这两种民间疗法也做了简要的介绍。刮痧和拔罐疗法独特的治疗效果早已被人们所承认并广泛应用于疾病防治中。这两种疗法都具有除风散寒、活血化瘀、疏经通络、清热解毒、调和脏腑的功能和功效，在对某些疾病的治疗效果方面可以弥补按摩疗法的一些不足，因此，医者在临床中，可根据患者的具体病情，在以按摩为主治疗的情况下，辨证地选择使用刮痧或拔罐疗法，以提高治疗效果。

　　博采众家之长，补己之短，提高技能，治病救人，是每位医疗工作者所最终追求的目标。段氏脏腑按摩疗法在治疗疾病的某些方面也存在一些不足之处，并非尽善尽美。它的不足之处,需要我们不断地去努力改进、补充、完善和提高,使其逐步趋于完美,能够尽情发挥效用。在此,笔者希望每位与段氏脏腑按摩疗法有缘的学者,能够仁者见仁,智者见智,为本疗法的进一步提高提出宝贵的意见和建议,使其更加成熟和完善,造福苍生。

第一章 段氏脏腑按摩原理

第一节 六腑传化通为用，腹中常清气血畅

六腑，即胆、胃、大肠、小肠、膀胱和三焦的总称。它们共同的生理功能是将饮食物腐熟消化，传化糟粕，吸收精微。所以《素问·五藏别论篇》说："六府者，传化物而不藏，故实而不能满也。所以然者，水谷入口，则胃实而肠虚；食下，则肠实而胃虚。"这充分说明了饮食物在胃肠中必须更替运化而不能久留，故有"六腑以通为用"和"腑病以通为补"之说。

六腑中，胃主受纳，腐熟水谷，为"水谷气血之海"。《素问·玉机真藏论》说："五脏者，皆禀气于胃；胃者，五脏之本也。"说明胃气之盛衰有无，关系到人体的生命活动及其存亡。小肠的主要生理功能是受盛、化物和泌别清浊，是指接受经胃初步消化之饮食物的盛器，是水谷精微和食物残渣分离的场所，可见小肠的功能在水谷化为精微的过程中是十分重要的，实际上这也是脾胃升清降浊功能的具体表现。大肠的主要生理功能是传化糟粕，接受经过小肠泌别清浊后所剩下的食物残渣再吸收其中多余的水液，形成粪便，经肛门而排出体外。膀胱的主要生理功能是贮尿和排尿，尿液为人体内津液所化，膀胱开合有度，才能维持人体水液的正常代谢。胆具有贮存和排泄胆汁的生理功能，胆汁直接有助于饮食物的消化。三焦具有主持诸气、通行元气、通行水道之作用。从六腑在人体生命活动中的正常生理作用可见其传化功能的正常与否，直接影响着机体将水谷化为精微、吸收精微及将精微物质传输至全身的生理功能的盛衰。因此，保证六腑功能的旺盛，机体的消化吸收功能才能健全，才能为化生精、气、血、津液提供足够的养料，才能使人体的脏腑、经络、四肢百骸，以及筋骨、肌肉、皮毛等组织得到充分的营养，而进行正常的生理活动，并保障机体新陈代谢的产物及饮食糟粕等废弃物通过大小便排出体外，保持机体内环境的清新干净，使人体经络、脏腑各系统运传通达、气血畅通，人体生命正常活动保持最佳状态。

人体是一个有机的整体。无论是外感或内伤引起人体发生疾病，大都直接或间接累及六腑，影响到六腑的传导功能，造成腑气不通，升降失调，传导失职。久而久之，一些生理产物和病理产物就会滞留在其内，人体的胃肠就会受到不同程度的损害，降低其升清化浊的功能，不能正常发挥其人体气机升降枢纽的作用，而产生一些病理反应。

整体疗法是祖国医学的一个重要特点。整体疗法的要点就是确保全身气血津液的畅通，而要畅通必须保持疏泄的正常，要想使人体全身气血畅通、疏泄正常，首先要将人体生

理及病理产生的废弃物排除体外,而人体排除体内废弃物的最大出路是大小便(人体内废弃物排出的通路主要有大小便、食道、气管及汗毛孔。如滞留在胃中的宿食或有毒物质,可通过呕吐从食道,经口腔排出体外。肺中宿疾可通过气管咳吐出体外。侵入体表的风寒,可通过发汗的方法,从体表毛孔驱除,即所说的发汗解表法。其中二便是人体正常代谢废物的最下端最大排泄通路)。吴有性在《瘟疫论》中曾指出:"一窍通而诸窍皆通,大关通而百关尽通。"可见只要大便得通,就一通而全通,百症若失。由此,若要保持六腑功能的正常与气血的畅通,就必须保持两便的通畅,从而促使人体生理及病理产物、致病因素能顺利地排出体外。

因此,段氏脏腑按摩的一个最大特点就是首先通过按摩腹部,增强六腑的传化功能,清除患者瘀滞在肠胃中的生理和病理产物,使腹内保持一个清新干净的环境,从而调动各种积极因素,以通和上下,分理新旧,除陈生新,充实五脏,驱外感之诸邪,清内生之百症,保持人体正常的新陈代谢和生理功能,最终实现驱除病邪、治疗疾病的目的。

第二节　肾为人先天之本,脐内通五脏六腑

肾是人的生命之本,主骨生髓,藏精主水,内蕴元阴元阳,为脏腑阴阳之本,生命之源,故称肾为"先天之本"。肾中精气是构成人体的基本物质,也是人体生长发育及各种功能活动的物质基础。肾所藏的精气包括"先天之精"和"后天之精"。"先天之精"是禀受于父母的生殖之精;"后天之精"是指出生以后本源于摄入的饮食物,通过脾胃消化功能而生成的水谷之精气。"先天之精"与"后天之精"的来源虽然有异,但均同归于肾,二者是相互依存、相互为用、相辅相成的,在肾中密切结合而组成肾中精气。按肾中精气的生理效应,分为肾阴和肾阳两个方面,是机体各脏阴阳的根本,二者之间相互制约,相互依存,相互为用,维护着各脏阴阳的相对平衡,故在肾的阴阳失调时,会因此而导致其他各脏的阴阳失调。如肝失去肾阴的滋养,即称作"水不涵木",可出现肝阳上亢,甚则肝风内动;心失肾阴的上承,则可引起心头上火,或导致心肾阴虚;肺失去肾阴的滋养,则可出现咽燥、干咳、潮热、升火等肺肾阴虚等证;脾失肾阳的温煦,则可出现五更泄泻、下利清谷等脾肾阳虚之证;心失去肾阳的温煦,则可出现心悸、脉迟、汗出、肢冷、气短等心肾阳虚之证。反之,其他各脏的阴阳失调,日久也必累及于肾,损耗肾中精气,导致肾的阴阳失调。如心阴虚,亦能下汲肾阴,而致阴虚火旺之证;肺气久虚,可导致肾不纳气,出现动则气喘等症;肝阴不足,可导致肾阴亏虚,而致相火上亢;脾阳久虚进而可损及肾阳,而成脾肾阳虚病证。这就是所说的"久病及肾"。

肾前腹部为脐,后背部为腰。脐中为任脉神阙穴,神阙在中医古籍中又名阙中、命蒂、气舍等;在道家典籍中,又名丹田、生门、神气等。由命名可看出其是与生命、神气息息相关的人身大穴。脐部周围分布丹田、气海、关元、水分、下脘、阴交、建里、天枢等穴,可见脐内通五脏六腑,又可通任、督、冲和带诸经,联络十二经脉,故按摩脐部,不仅对五脏六腑之

功能起促进和调节作用，又可直接或间接作用于诸经脉，以补气调经，提高机体的生命力。另外，脐部及其周围又为肾在腹部的反射区，对腹脐部的按摩，对肾之阴阳的调节会更加起到直接的作用，有增强肾的生理功能，培补"后天之本"之功效。

肾中精气，是机体生命活动之本，对机体各方面的生理活动均起着极其重要的作用。段氏脏腑按摩在治疗一些慢性疑难杂症时很注重对脐部周围的治疗。通过对脐部周围的按摩可以软坚散结，活血化瘀，促进血液循环，改善营养，补益肾中精气，保持肾中精气的旺盛，肾阴肾阳的平衡，使肾能够正常地发挥生理功能，从而保障各脏腑，以及整个机体的阴阳平衡，进而提高机体的抗病能力，最终起到以正胜邪、祛病健身的作用。

第三节　经络腧穴遍胸腹，脏腑表里相关联

胸腹部与经络腧穴有着密切的关系，其中十二经脉中的足少阴肾经、足阳明胃经、足太阴脾经、足厥阴肝经贯穿于胸腹部，奇经八脉中的任脉、冲脉亦上下贯穿于胸腹，带脉绕身一周，横行腹部。十二经别则进入体腔，循行于胸腹，经过相为表里的脏腑，更加强了相为表里两经脉的内在联系，亦加强了脏腑的表理联系，同时也加强了高居于胸腔内的心肺与腹腔的联系。

手太阴肺经："起于中焦，下络大肠，还循胃口，上膈属肺。"中焦当腹中脘穴部位，肺脏虽居膈上，但其经脉起于腹部的中脘部位，并和胃、大肠都有联系。

手阳明大肠经："下入缺盆，络肺，下膈属大肠。"手阳明大肠经有一支前行入缺盆，下络肺脏，贯穿膈膜，到天枢穴附近入属大肠，大肠在腹部，其经脉和腹部有直接关系。

手厥阴心包经："出属心包络，下膈，历络三焦。"心包为心之外卫，三焦为脏腑之外卫，两经互为表里而相络属，上下贯穿于胸腹上、中、下焦。

手少阳三焦经："入缺盆，布膻中，散络心包，下膈循属三焦。"三焦的经脉其内行者入缺盆，复由是阳明之外，下布膻中散络心包，互为表里，乃自上焦下膈，循中焦下行，并足太阳之正入络膀胱，以约下焦。上焦出于胃口之上，下焦起于阑门之下，中焦当胃之中脘。三焦与心包络都与腹部有直接联系。

手少阴心经：虽然起于心中，但它能"出属心系，下膈络小肠。"根据张景岳的注解，心系有五，上系连肺，肺下系心，心下三系连脾、肝、肾，故心能与五脏之气相通而为一身之大主，使心与腹部通过经络互相联系起来。

手太阳小肠经：自缺盆由胸下行，入膻中络心，又自缺盆之下，循咽部下膈，循行到胃部之后下行，当脐上 2 寸之分属小肠，小肠经脉直接与腹部联系。

足太阴脾经：直接"入腹，属脾络胃"，脾的经脉搏自冲门穴入腹内行，属脾络胃，另有一支内行者，自胃脘部上行，过膈部而注于心中，与手少阴经相接；足太阴经脉外行者，由冲门起，向上散于胸中，而止于大包。

足阳明胃经："入缺盆，下膈，属胃络脾"、"其直者……下挟脐，入气街中，其支者，起于

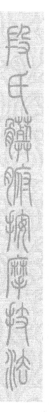

胃口,下循腹里,下至气街中而合。"由此可知,胃的经脉有3条和腹部有直接的联系。

足厥阴肝经:"抵小腹,挟胃属肝络胆。"肝经自阴部上入小腹,会于任脉之中极、关元、循章门至期门之所,挟胃属肝,下足少阴日月之所络胆,又自期门上贯膈,行足太阴食窦之外,大包之里,散布胁肋。肝的经脉与小腹、侧腹、胁肋有联系。

足少阳胆经:胆之经脉内行者,由缺盆下胸,当手厥阴天池之分贯膈,于足厥阴期门之分络肝,在本经日月之分属肝,而与肝相为表里,乃循胁里,由足厥阴之章门下行,出足阳明之气街,绕毛际,合于足厥阴,以横向至环跳穴处。胆经主要与侧腹联系密切。

足少阴肾经:向上行经股内后廉,结于督脉之长强,以贯脊中而后属于肾,前面正当关元、中极之分而络于膀胱。肾经与脐之左右及小腹的关系密切。

足太阳膀胱经:其中有一条直行的经脉自腰中入膂,络肾前属膀胱,正当小腹部。

任脉:起于中极之下,少腹之内,而出于会阴之间,上行于腹部,而外出循曲骨、上毛际至中极,同厥阴、太阴、少阴并行腹里,循关元,历右门、气海诸穴,会少阳、冲脉于阴交。循神阙、水分会足太阴于下脘,会太阳、少阳、足阳明于中脘。会阴维脉于天突、廉泉穴,在承浆与手、足阳明、督脉相交会。可见任脉不但与小腹、大腹、胸部联系极为密切,而且与手、足阴阳十二经脉均有联系,是直贯胸腹部非常重要的一条经脉。

冲脉:"起于气街,并少阴之经,夹脐上行,于胸中而散。"冲脉起于气冲穴,夹脐上行于腹部,至胸中而散。

督脉:起于少腹以下中央,有一条支脉由少腹直上向腹部运行,贯脐中央上腹部,上贯心,入喉上行。可见督脉亦贯穿于胸腹上下。

带脉:起于少腹之侧,季胁之下,环身一周,络腰而过,如束带之状,能约束纵行诸脉。由此可看出奇经八脉的循行与胸腹部是密切相关的。

另外,除了诸经络皆汇聚于胸腹外,胸腹部还分布着人体1/3的穴位,其中五脏六腑的募穴亦全部分布在胸腹部。募穴是脏腑经气汇聚于胸腹部的腧穴,与脏腑关系密切,是治其相应脏腑疾病及与脏腑有关的器官疾患的重要选取穴位。

由以上可见,胸腹部与经络腧穴有着密切的关系,为以按摩胸腹部为主的段氏脏腑按摩疗法提供了有力的治疗依据。通过特定的手法按摩胸腹部,可作用于胸腹部的诸多经络和穴位,有效刺激各个经络及其上的穴位,充分发挥经络和穴位对脏腑的近治作用,起到调和脏腑、平衡阴阳、治病防病之功效。

第四节 有诸内必形诸外,脏腑病变胸腹现

胸腹部内藏五脏六腑。根据祖国医学"有诸内必形诸外"的理论,五脏六腑发生病变,可以从胸腹部及躯体的外部反映出来。如《素问·藏气法时论》曾说:"肝病者两胁下痛引少腹","心病者,胸中痛,胁支满,胁下痛,膺背肩甲间痛,两臂内痛,虚则胸腹大,胁下与腰相引而痛","脾病者……虚则腹满肠鸣,飧泄食不化","肾病者,腹大胫肿,喘咳、身重、寝

汗出、憎风。”由上述经论可知五脏病变与胸腹部的症状表现联系密切。另外,中医临床之际,常将腹部划分几个区域归属于五脏,如少腹属肝、大腹属脾、小腹属肾等。段氏脏腑按摩在临床治疗中也发现五脏疾患影响腹部的一些症状,使腹部发生不同的变化。如心病者,在腹部心下区部位,常可触到肌肉板硬或硬块,按之患者有痛感或胸闷的感觉;另外,因小肠与心互为表里,心脏病变有时还会影响到小肠,导致小肠功能失调或发生病变,按小肠亦有痛感;肝病者,如肝气郁滞日久,形成气滞血瘀之症,在右胁肋下可触及硬块,按之刺痛,腹部右侧肌肉会板滞硬结;肾病者,患者脐部周围及少腹部会触到按之刺痛的硬块;肺病者,如肺失清肃,津液不能下达,因大肠与肺相为表理,可见乙状结肠病变,患者出现大便困难等现象。

同样,六腑有疾,亦可以从腹部表现出来,以腹胀为例,《灵枢·胀论篇》说:“胃胀者,腹满,胃脘痛……”,“大肠胀者,肠鸣而痛濯濯……”,“小肠胀者,少腹膹胀,引腰而痛”,“膀胱胀者,少腹满而气癃”,“三焦胀者,气满于皮肤中,轻轻然而不坚”,“胆胀者,胁下痛胀。”可见六腑发生病变在腹部有各种不同程度的症状表现。

因此,按摩治疗胸腹部,可以消除五脏六腑疾患对腹部产生不良影响,进而改善和调节五脏六腑的功能。另外,五脏又与人体五官九窍、四肢百骸紧密联系,脏腑功能失调亦必累及人体的其他组织器官,使人体与之相关联的部位出现不同的病症,所以通过按摩腹部,不但可以治疗脏腑所发生的病变,亦可间接地治疗和预防人体其他器官的疾病。

第五节　脾胃为后天之本,气机升降之枢纽

脾胃是人体腹部的重要脏器,同属于消化系统,两者通过足太阴脾经与足阳明胃经相互络属,互为表里。胃主受纳,脾主运化,两者的关系是“脾为胃行其津液”,共同完成饮食物的消化吸收及其精微的输布,故称脾胃为气血生化之源,“后天之本”。

《灵枢·动输篇》称“胃为五脏六腑之海”。人体五脏六腑、四肢百骸的营养均靠脾胃所受纳和运化的水谷精微以为供养。《素问·玉机真藏论》说:“五脏者,皆禀气于胃;胃者,五脏之本也。”李东垣在《脾胃论·脾胃盛衰论》中说:“百病皆由脾胃衰而生也。”在《脾胃论·脾胃虚实传变论》中说:“元气之充足,皆由脾胃之气无所伤,而后能滋养元气,若胃气之本弱,饮食百倍,则脾胃气既伤,而元气亦不能充,而诸病之所由生也。”可见脾胃对饮食物的运化功能是否正常,直接影响着人体进行正常生理活动所需依赖气血的生化和体内水液代谢的正常与否。如果脾胃功能失常,就会造成人体气血生化无源,生理代谢紊乱,代谢产物滞留体内,久而久之形成病理产物,又影响脾胃的功能,更加削弱脾胃的运化能力,使人体产生病变。

脾胃位于中焦,脾升胃降带动全身气机升降,为人体气机升降的枢纽。气机升降有度,则脾胃调和、气血条达、身体安康;升降紊乱,则脾胃受损、阴阳失衡、百病乃至。

按摩腹部能对脾胃功能起到很好调整作用,可以增强人体消化、吸收、排泄功能,使气

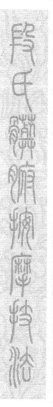

血生化有源,气机升降平衡,精微输布旺盛,脏腑组织器官得以濡养,生理功能保持正常,机体的抗病能力和生命活力得到提高。所以,段氏脏腑按摩疗法虽是一种以胸腹部按摩为主的治疗方法,但通过对胸腹内脏腑的按摩不仅能对局部起治疗作用,而且能对全身各个组织和器官都起调整和促进作用,是中医整体疗法概念的一种具体体现。

第六节　内平衡脏腑阴阳,外强健四肢百骸

　　中医学认为:心主血脉,开窍于舌,在体合脉,其华在面;肺开窍于鼻,在体合皮,其华在毛;脾在体合肌肉,主四肢,在窍为口,其华在唇;肝开窍于目,主筋,其华在爪;肾主骨生髓,外荣于发,开窍于耳和二阴。可见五脏生理功能正常与否,直接或间接影响着四肢百骸、五官九窍的生理功能。人体是一个统一的有机整体,人体通过神经、血脉和经络系统把五脏六腑与五官九窍、四肢百骸紧密地联系起来。经脉中的经气,来源于脏腑之气,所以经气的虚实又决定于脏腑之气的盛衰。脏腑受病邪所困,功能失调,发生病理变化,病邪必流注于与之相连通的经脉之中,沿经络运行至其所分布的人体相应部位,导致身体其他的组织和器官出现各种不同的症状和体征,即中医所说的"有诸于内,形诸于外"的理论。例如肝气郁结,可见胁痛、胸闷、易怒、干呕、气逆喉中如物梗塞、舌苔淡黄、脉搏弦等症;若肝郁化失,又可见头晕目眩、目赤肿痛、耳鸣耳聋、舌红苔黄、脉弦数等症。

　　经络在人体起到运行气血、联络脏腑、沟通内外、贯穿上下的作用。因此通过按摩手法作用于脏腑后,祛除脏腑内病邪,恢复脏腑的阴阳平衡,增强脏腑之正气,再通过经络的传导,清除流注于经络、筋骨和肌肉中的病邪,消除与其相关联的组织器官的病变,从而能达到清头健脑、聪耳明目、通利关节、强壮筋骨、丰润肌肤的作用。

第七节　诸般病邪居腹内,扰乱气机生疾患

　　中医学认为,人体各脏腑组织之间,以及人体与外界环境之间,既对立又统一,它们在不断地产生矛盾而又解决矛盾的过程中,维持着相对的动态平衡,从而保持着人体正常的生理活动。当这种动态平衡因某种原因而遭到破坏,又不能立即自行调节得以恢复时,人体就会产生疾病。

　　导致疾病发生的因素是多种多样的,宋代陈无择曾引申《金匮要略》之"千般疢难,不越三条"之意,提出了"三因学说"。他说:"六淫,天之常气,冒之则先自经络流入,内合于脏腑,为外所因;七情,人之常性,动之则先自脏腑郁发,外形于肢体,为内所因;其如饮食饥饱,叫呼伤气,金疮踒折,疰忤附着,畏压溺等,有背常理,为不内外因。""三因学说"概括性地把致病因素主要归为六淫、疬气、七情、饮食、劳倦,以及外伤和虫兽伤等类型。此外,在疾病过程中,原因和结果是相互作用着的,在某一病理阶段中是结果的东西,在另一阶

段中则可能成为原因,如痰饮和瘀血等,既是脏腑气血功能失调所形成的病理产物,反过来又能成为某些病变的致病因素。

任何疾病的发生,无论是外感还是内伤,形成的各种有形或无形之邪停留于腹部脏器之中,都势必造成人体气机的紊乱,影响气的升降出入,进而导致脏腑生理功能失调,血、津、液的运行和代谢也随之失常。由于脏腑阴阳和气血津液的失调,在腹腔内的组织器官中就会生成气滞、血瘀、水湿、痰饮、宿食等病理产物,这些病理产物和生理代谢产物存在于腹腔内又阻止了这些组织气血的运行,影响了脏腑的生理功能,遏制了正气,助长了邪气,并成为病邪在体内存在所依附的载体,又成为形成疾病的因素,从而导致多种病症产生。

从上面所述看,无论是原始的外感六淫、内伤七情或饮食不节、劳逸损伤所致,还是疾病发展过程中内生的水湿、痰饮、瘀血等病理产物,常常侵入人体的腹部或积聚在人体的腹内,影响着腹内脏腑器官的生理功能、气的升降出入,阻碍着病邪的排泄。因此,通过按摩腹部,可以直接或间接施治于人体体腔内的脏腑组织和病灶,从而清除滞留在人体脏腑等组织器官内有形和无形的病邪,调畅气机,平衡阴阳,改善和提高脏腑的生理功能,起到治疗疾病的作用。

第八节　双手按摩传能量,化除病邪祛顽疾

体腔内具有丰富的血管和淋巴管、调节脏腑功能的大量神经束,是人体与外界进行物质交换、完成机体新陈代谢的主要场所,位于体腔内的组织器官在维持人体生命活动中起着非常重要的作用。人体腹腔内的组织器官如果存在瘀血、痰饮、水湿、邪气等对人体的气血运行有阻碍作用的物质时,必然会影响这些器官正常功能的发挥,从而产生各种病症。按摩的实际作用机理就是通过医者双手的机械运动使患者身体的组织产生被动的运动,并不断地将医者所做的功(包括力、精神信息和机械能量的有机结合产物)传递给患者,加速患者机体内物质的运动,促使新陈代谢的速度和质量提高,增强机体的生命活动能力,清除存在机体内的有害物质,从而使身体的一些病症消失,提高健康程度。

"病邪"作为一种影响人体身体健康的物质,在体内以无形和有形的状态存在。无形就是指以汽态形式存在的邪气,有形就是指以液态和固态形式存在的瘀血、水湿、痰饮、宿食等生理或病理产物,它们的生成和消散过程就如同物质固态、液态和汽态三种状态的相互转化。中医学认为一些慢性疾病生成的原因主要有"七情内伤"和"外感六淫"。"血为气之母,气为血之帅",当人情志不遂或人体感受外邪侵袭的时候,体内所产生的无形的邪气或侵入人体的外邪就会阻止人体正常的气血运行,造成"气滞血瘀",这样正常流动的液态的血和附着在血中的气就变成了不易移动的有形固态物质凝滞在血脉中,这些物质瘀滞在人体的哪个部位,哪个部位的气血的运行就会受到阻碍。如果开始人体内产生邪气或者感受外邪的时候正气充足,这些瘀滞的病邪就会被随时在正气的推动下而被清除,症

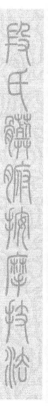

状就会随之消失,人体就可恢复健康。若人体内反复产生邪气或者感受外邪的侵袭,体内的正气又不足,这些病邪就不能被及时清除,而随病邪性质的不同会滞留在与其相应的组织器官内,人体内再度产生的相同邪气也就会随之积聚到这个部位,附着在已经形成的病灶上,久而久之,就形成了一种恶性循环,这些病邪在人体内凝聚得越来越多,就会进一步阻碍气血的正常运行,甚至形成积聚或癥瘕,即可以触摸到体内的一些"硬块"或"条索",从而损伤其所在的脏腑组织器官,造成该脏腑组织器官正常生理功能失调,形成各种病变。反过来,脏腑功能的失调又会产生瘀血、痰饮、水湿等病理产物,这些东西的累积和滞留就又会加剧影响人体脏腑功能的正常发挥,病情就会进一步恶化,造成久治不愈。

从人体内病邪的产生和脏腑器官产生病理变化的过程来看,人体内病邪的生成就如同物质从汽态转化成液态或固态的过程,也是一个从无形转化成有形或由低密度状态转变为高密度状态的过程,是一个凝聚的过程。段氏脏腑按摩疗法治疗特点就是采用特殊的手法直接作用在人体内脏腑组织器官和病灶上,通过"手法"操作所做的功转换成的各种能量,逐渐渗透到人体内,在这些能量的作用下,使滞留在人体内的病邪运动速度加快,从而实现病邪在人体内从凝聚到扩散的转变,最终由固定不动的有形物质转变为可移动的有形或无形物质,由高密度状态转变为低密度状态,就如同物质由固态转化成液态,或由液态或固态转化成汽态的过程,然后随着脏腑功能的增强,正气的恢复,在正气的推动和治疗手法的作用下,最终将这些病邪清除体外。人体内的病邪在外在和内在的作用下被清除后,脏腑器官就不被这些病邪所困,生理功能就会逐渐得到改善和恢复,各种病症也会随之消失。

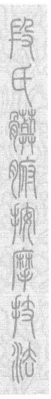

第二章　经络腧穴知识概述

第一节　经　络

经络是研究人体经络系统循行分布、生理功能、病理变化及其与脏腑相互关系的一门学科，是祖国医学理论体系的主要组成部分。它在脏腑按摩疗法的临床诊断和治疗方面有着重要的指导意义。

一、经络的概念

经络是人体内经脉与络脉的总称，是运行全身气血，联络脏腑肢节，沟通上下内外的通路。经，有路经的意思，经脉贯通上下，沟通内外，是经络系统中的纵行主干部分，大多循行于深部。络，有网络的意思，络脉纵横交错，网布全身，是经络系统中的分支部分，循行于较浅的部位。经与络虽有区别，但其循行分布，则是紧密联系、彼此衔接的。经络内属于脏腑，外络于肢节，将人体脏腑、组织、器官联系成一个有机的统一整体，并借以行气血，营阴阳，使人体各部分的机能活动得到适当的调节，从而使整个机体保持相对的协调和平衡。

经络中的经气来源于脏腑之气，经气的虚实可反映出脏腑的盛衰。脏与腑，脏腑与体表之间多种复杂的生理功能活动都依赖于经络的沟通。同样，它们之间的病理关系也会在经络上反映表现出来，在疾病的发生和传变过程中，外邪可通过体表经络传入脏腑，内脏的病变也会循经络通路反映到体表。在治疗时，对内脏之病可以"内病外治"，对体表的病症也可以通过治疗内脏器官而祛除。可见经络学说作为祖国医学辨证施治的重要理论组成部分，对脏腑按摩疗法具有重要的临床指导作用。

二、经络的组成

人体的经络系统是由十二经脉、奇经八脉、十五络脉和十二经别、十二经筋、十二皮部以及许多孙络、浮络所构成，其中以十二经脉和奇经八脉为主体。

1. 十二经脉

十二经脉均与脏腑相连，对人体起主导作用，所以又称十二正经。十二经脉根据各经所联络内脏的阴阳属性及其在肢体循行位置的不同而分为"阴经"和"阳经"。阳经属腑，行于四肢的外侧;阴经属脏,行于四肢的内侧。阳经分为手三阳经、足三阳经;阴经分为手三阴经、足三阴经。手足三阴三阳的走向和相互交接是有规律的,构成"阴阳相贯,如环无端"的循行经路。其走向和交接情况可概括为手三阴从胸走手交手三阳;手三阳从手走头交足三阳;足三阳从头走足交足三阴;足三阳从足走胸交手三阴。

十二经脉气血流注如图 2-1 所示。

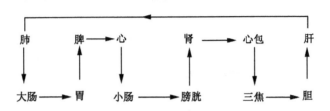

图 2-1　十二经脉气血流注图

十二经脉通过支脉和络脉沟通衔接,在脏与腑之间形成 6 组"属络"关系,相应地在阴阳络之间形成 6 组"表里"关系。阴经属脏络腑,阳经属腑络脏。脏属阴为里,腑属阳为表。阴阳表里经脉相连属构成了脏腑间的密切关系。

十二经脉分布如图 2-2 所示。

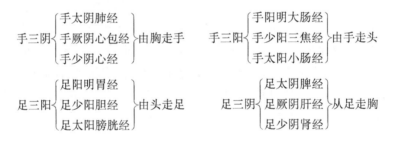

图 2-2　十二经脉分布

2. 奇经八脉

奇经八脉包括:任脉、督脉、冲脉、带脉、阴维脉、阳维脉、阴跷脉和阳跷脉。这 8 条经脉既不直属脏腑,又无表里关系。其交贯于十二经脉之间,加强经脉之间的联系,对十二经脉的气血运行起着溢蓄、调节作用。当十二经脉气血盈溢时,气血流注于奇经八脉,蓄而备用,不足时则返流于正经以补其不足。在奇经脉中尤以任、督二脉最为重要。督脉行于背侧,诸阳经均来交会,故称"阳脉之海",具有统摄全身之阳经、调节全身之阳气的作用。任脉行于腹侧,诸经阴均来交会,故称"阴脉之海",有总调人体阴经之经气的作用。十二正经与任、督二脉全称为十四经脉。

3. 十五络脉

十二经脉和任督二脉各自别出一络,加上脾之大络,共计 15 条,称为十五络脉。阳络络于阴经,阴络络于阳经,从而起到互为贯通表里、输布气血濡养全身的作用。

4. 十二经别

十二经别是十二正经离入出合的别行部分,是正经别行深入体腔的支脉。十二经别加强了经脉与脏腑的联系,补充连通本经未能连通的组织器官。

5. 十二经筋

十二经筋是十二经脉之气结聚于筋肉关节的体系,是十二经脉的外周连属部分,其既为十二经脉之气血所濡养,又联缀百骸,维络周身,主司关节之运动。

6. 十二皮部

十二皮部是十二经脉的功能活动反映于体表的部位,也是经络之气的散布所在,是机体卫外的屏障,亦是十二经脉与五脏六腑在体表的反应区。

经络系统结构如图 2-3 所示。

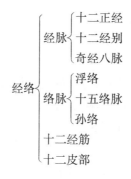

图 2-3　经络系统结构图

第二节　腧　穴

腧穴,是脏腑经络之气输注于体表的特定部位。腧与输通义,即有输注的意思;穴有孔隙的意思。腧穴是穴位的总称。

腧穴遍及全身,不但数量、类别很多,而且功能、作用各异。但由于其与经络、脏腑密切联系,因此对腧穴进行适当的刺激就可发挥相应经脉的作用,调整经络气血,协调阴阳,达到防病治病的目的。

一、腧穴分类

腧穴一般分为十四经穴、经外奇穴和阿是穴 3 类。

1. 十四经穴:分布在十四经脉循行线上的腧穴称为"十四经穴",简称"经穴"。这些腧穴,因其分布在十四经循行线上,且通过经络连通于脏腑,所以不仅具有主治本经病证的共同作用,而且能主治本经所属腑的病候。

2. 经外奇穴：是指既有明确位置，又有明确穴名，没有列入十四经，而从临床实践中逐步发现的对某些疾患有治疗作用的腧穴。经外奇穴分布在经络之脏腑器官四周，主要作用于其相应的脏腑器官，或对某些病证有特殊的治疗作用。

3. 阿是穴：无一定名称及位置，是以临床实践中根据疼痛而定的压痛点，或疾病在体表上的反应点，也叫"天应穴"。阿是穴是脏腑、器官、气血、筋脉疾患的直接反应，同时又直接作用于这些组织，所以在以"以痛为腧"取穴治疗的脏腑按摩疗法运用中有着重要的临床意义。

二、腧穴的治疗作用

腧穴的治病作用主要反映在近治作用、远治作用和特殊作用 3 个方面。

1. 近治作用：这是一切腧穴主治作用所具有的共同特点，这些腧穴均能治疗该穴所在部位及邻近组织、器官的局部病症，如治疗头痛，可取印堂、百会、太阳、头维、风池、阿是穴等。穴位的近治作用，除了以经络学说为指导外，近代还结合神经分布选取穴位，如对脏腑病症选取有关夹脊穴等。

2. 远治作用：即穴位的远距离治疗作用，这是十四经腧穴主治作用的基本规律。在十四经腧穴中，尤其是十二经脉在四肢肘、膝以下的腧穴，不仅能治局部病症，还可以治疗本经循行所及的远离部位的组织、器官、脏腑的病症，有的甚至具有影响全身的作用。如对胸痛取内关，腹痛取足三里，胁痛取阳陵泉等。对于"病在上取之下"、"病在下取之上"、"病在左取之右"、"病在右取之左"的取远离病痛部位的穴位治疗方法，也属穴位的远治取穴规律。

3. 特殊作用：即指穴位除了近治、远治作用外，又有治疗全身病症以及特殊治疗的作用。以十四经穴为例，如八会穴分治气、血、筋、脉、骨、髓、脏、腑的病证。另外，临床经验证明，一些十四经穴位对于某些病症具有特殊的作用，如大椎清热，人中苏厥，三里降逆，关元温阳，命门壮元，血海止痒，丰隆豁痰等等。这些穴位的特殊作用，是其他穴位所无法比拟的。

总之，腧穴的主治作用，归纳起来大体是本经腧穴能治本经病，表里经脉穴能相互治疗表里两络病，邻近经穴能配合治疗局部病。各经的主治既有其特殊性，又有其共同性。

三、特定穴

在临床实践中，将某些具有特殊治疗作用的腧穴，称为特定穴。其中有一些是脏腑按摩治疗中常用的，如俞穴、募穴、原穴、络穴、会穴、下合穴和夹脊穴等。

1. 俞穴：是脏腑经气输注背腰部位的腧穴，与脏腑关系密切。位于背部距督脉1.5寸的膀胱经线上，当脏腑发生病变时，按压其背部的相应俞穴会有疼痛、酸胀、轻快的感觉，故此内经有"按其处，应在中而痛解"的记载。背部俞穴是治疗脏腑相应疾病的重要穴位，尤其是慢性甚或器质性疾病。故有"治脏者治其俞"的取穴原则。

2. 募穴：是脏腑经气会聚于胸腹部的腧穴，与脏腑关系密切，主治脏腑疾病。

脏腑器官及相应的俞穴、募穴如表2-1所示。

· 16 ·

表 2-1　脏腑器官及相应的俞穴和募穴

脏腑	俞穴	募穴
肺	肺穴	中府
心包	厥阴俞	膻中
心	心俞	巨阙
肝	肝俞	期门
胆	胆俞	日月
脾	脾俞	章门
胃	胃穴	中脘
三焦	三焦穴	石门
肾	肾俞	京门
大肠	大肠俞	天枢
小肠	小肠俞	关元
膀胱	膀胱俞	中极

3. 原穴:是脏腑经脉原气外应之处,大部分布于四肢、踝关节附近。脏腑有病在原穴会有反应,故有"五脏有疾,取之十二原"的说法,可见原穴是经脉在四肢部治疗脏腑病的重要穴位。

十二原穴如表 2-2 所示。

表 2-2　脏腑与十二原穴

脏腑	穴位		脏腑	穴位
手三阴	肺	太渊	手三阳	三焦	阳池
	心包	大陵		大肠	合谷
	心	神门		小肠	腕骨
足三阴	脾	太白	足三阳	胃	冲阳
	肝	太冲		胆	丘虚
	肾	太溪		膀胱	京骨

4. 络穴:是联络表里两经的穴位,有治疗表里两经病症的作用。十四经各有 1 个络穴,其中脾多 1 大络,共为 15 个络穴。

十五络穴如表 2-3 所示。

表2-3　十五络穴

经络	穴位	经络	穴位
手太阴肺经	列缺	足厥阴肝经	蠡沟
手厥阴心包经	内关	足少阴肾经	大钟
手少阴心经	通里	足阳明胃经	丰隆
手阳明大肠经	偏历	足少阳胆经	光明
手少阳三焦经	外关	足太阳膀胱经	飞扬
手太阳小肠经	支正	任脉	鸠尾
足太阳脾经	公孙、大包	督脉	长强

5. 八会穴：是人体脏、腑、筋、骨、气、血、脉和髓等8种组织精气聚会之处，分布于躯干和四肢部，能治疗相应组织的病症。

八会穴构成如表2-4所示。

表2-4　八会穴

精气组织	穴位	精气组织	穴位
气会	膻中	血会	膈俞
脏会	章门	腑会	中脘
筋会	阳陵泉	脉会	太渊
骨会	大杼	髓会	绝骨

6. 下合穴：是指六腑在下肢三阳经相应的穴位。内经有"合治内腑"之说，故合穴主治脏病。

六腑下合穴构成如表2-5所示。

表2-5　六腑下合穴

脏腑	穴位	脏腑	穴位	脏腑	穴位
胃	足三里	三焦	委阳	膀胱	委中
小肠	下巨虚	大肠	上巨虚	胆	阳陵泉

7. 夹脊穴：又称华佗夹脊穴，属于经外奇穴。它在脊椎棘突间两侧，脊正中线外侧约5分处。自第1颈椎至第4骶椎，左右各28个穴位。夹脊穴适用范围较广，具有通利关节、调理脏腑的作用。

夹脊穴主治疾病如图2-4所示。

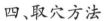

图 2-4 夹脊穴主治疾病

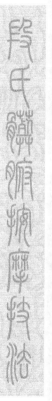

四、取穴方法

取穴的准确与否,直接影响治疗效果。为求取穴准确,必须首先掌握正确的取穴方法。下面介绍常用的手指同身寸定位法和骨度分寸定位法两种取穴方法。

1. 手指同身寸定位法

该法是以患者手指为标准进行测量定穴的方法。临床上医者多以自己的手指比量,但要参照患者身材的高矮胖瘦作出伸缩。临床常用的有以下 3 种:

(1)中指同身寸:以患者的中指屈曲时,中节内侧两端头之间作为 1 寸。

(2)拇指同身寸:以患者拇指的指关节的宽度作为 1 寸。

(3)横指同身寸:以食指和中指并拢,两横指宽度作为 1.5 寸。以患者食指、中指、无名指、小指相并,以其中指中节横放为准,四指的宽度作为 3 寸。

手指同身寸法如图 2-5 所示。

2. 骨度分寸定位法

该法以骨节为主要标志,将人体的各个部位分别规定其折算长度,作为量取腧穴的标准。患者不论男女、老少、高矮、胖瘦均可按照这个准则测量。

常用骨度分寸法如表 2-6 和图 2-6 所示。

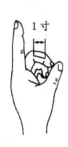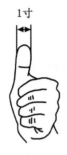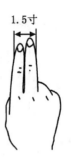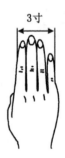

图 2-5 手指同身寸法

表 2-6 常用骨度分寸法

部位	起 止 点	分寸(寸)	说 明
头部	前发际至后发际	12	如果头发边际不明显,可自眉心量至第7颈椎棘突折作18寸
	前发际至眉心	3	
	后发际至第7颈椎棘突	3	
	两前发角之间	9	耳后两乳突最高点间亦作9寸
胸腹部	两乳头之间	8	胸部直寸一般以肋骨间隙为取穴根据,每一肋骨大约折作1.6寸
	胸骨体下缘至脐中	8	
	脐中至耻骨联合上缘	5	
	腋窝横纹至十一肋	12	
背腰部	肩胛骨内缘至背中线	3	背部直寸以脊椎间隙为取穴根据
上肢	腋前横纹至肘横纹	9	上肢内外侧同用
	肘横纹至腕横纹	12	
下肢	股骨大粗隆(大转子)至膝中	19	同用于下肢前、外、后侧
	膝中至外踝尖	16	
	耻骨联合上缘至股骨内上髁上缘	18	同用于下肢内侧
	胫骨内侧髁下缘至内踝尖	13	

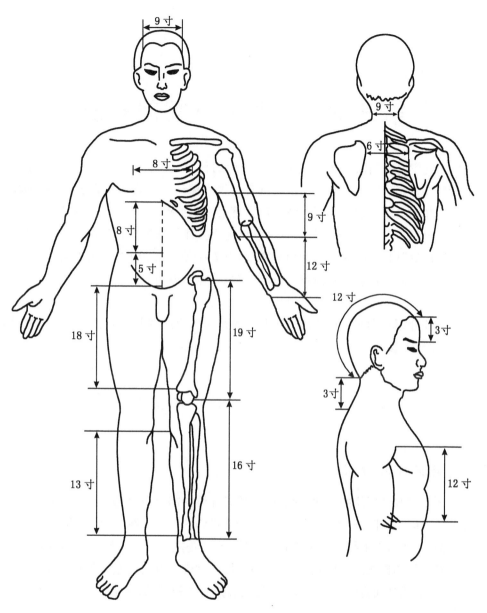

图 2-6　常用骨度分寸法分寸示意图

第三章　简明人体解剖知识

　　人体解剖学是一门研究正常人体形态结构的科学，也是一门重要的医学基础科学。古代名医扁鹊曾指出："解五脏为上工"，其意是说掌握认识了人体器官的形态结构，才能成为医术高超的医生。清代名医王清任说："著书不明脏腑，岂不是痴人说梦；治病不明脏腑，何异盲子夜行。"可见中国古代传统医学已经把人体解剖学提高到很重要的地位，故要学习掌握运用好脏腑按摩这一防治疾病方法，首先必须了解各个脏腑组织器官在人体内正常的解剖位置和在体表的具体投影，操作起来才能够做到有的放矢，取得好的治疗和保健效果。

　　本章简要介绍在学习和运用段氏脏腑按摩疗法中应该掌握和了解的一些相关解剖学知识，以便于读者参考。

第一节　胸腹部分区及脏腑器官分布

一、胸腹部的分区

　　为了便于对按摩部位的叙述，根据脏腑器官在体内的分布，将胸腹部分为 10 个区，其中胸部为 1 个区，腹部划分为 9 个区。在躯干部横画 3 条水平线，一是以胸骨体和剑突的连接部位画水平线，水平线以上至锁骨下为胸区；二是左、右肋弓最低点的连线；三是左、右髂前上棘之间的连线。在腹部通过左、右腹股沟韧带中点向上做两条垂直线，与第一水平线相交，三横两竖线将腹部分为左右季肋区、腹上区和脐区、腹下区和左右腹股沟区等9 个部分。

　　胸腹部分区如图 3-1 所示。

二、脏腑器官的各区分布

　　脏腑器官在各区的分布如下：

　　1. 胸区：肺、心和心包。

　　2. 腹上区：肝右叶小部分及左叶大部分、胆囊、十二指肠、胰、两肾部分、肾上腺和胃。

　　3. 右季肋区：肝右叶的大部分、胆囊部分、结肠右曲和肾的上部。

　　4. 右腰区：升结肠、右肾下部和部分回肠。

5．右腹股沟区：盲肠、阑尾和小肠末端。

6．脐区：横结肠、十二指肠和大部分小肠。

7．腹下区：膀胱、子宫、小肠和乙状结肠的一部分。

8．左季肋区：胃、脾、左肾上部和结肠左曲。

9．左腰区：降结肠、左肾下部和小肠。

10．左腹股沟区：乙状结肠和小肠。

脏腑器官在各区的分布如图 3-1 所示。

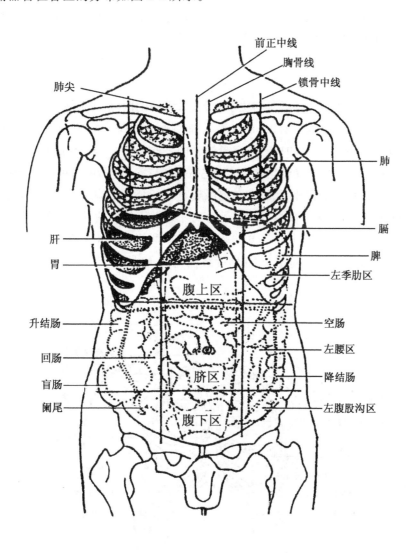
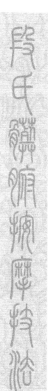

图 3-1　胸腹部分区及脏腑在各区的分布图

第二节 脏腑按摩常用人体解剖知识

一、呼吸系统

呼吸系统包括鼻、咽、喉、气管、主支气管和肺等器官。鼻、咽、喉、气管和主支气管构成肺外呼吸道。肺由肺内各级支气管和肺泡构成,肺泡是进行气体交换的主要场所。呼吸系统的基本功能是执行机体与外界进行气体交换,吸入生命活动中所必需的氧气,同时将体内新陈代谢过程中所产生的二氧化碳呼出体外,保证机体器官组织生理活动的正常运行。

肺:肺是呼吸系统的主要器官,肺位于胸腔内,纵隔的两侧,分左肺和右肺。因心脏偏左,左肺较右肺窄而长;因膈下有肝,右肺较左肺宽而短。每个肺的表面被以胸膜,较平滑,湿润而有光泽。两肺前缘的投影均起自锁骨内侧段上方2~3 cm处的肺尖,向内下方斜行,经胸锁关节的后面,至胸骨角之中点处左右则靠拢。右肺前缘由此几乎垂直下行,至第6胸肋关节处移行于右肺下缘;左肺前缘略直下行至第4胸肋关节水平,沿肺的心切迹向外下作弧形弯曲,至第6肋软骨中点处移行于左肺下缘。两肺下缘的投影大致相同,右侧起自第6胸肋关节,左侧起自第6肋软骨中点。两侧均向外下行,在锁骨中线上与第6肋相交,在腋中线上与第8肋相交,在肩胛线上与第10肋相交,在接近脊柱时则平第10胸椎棘突(图3-2)。

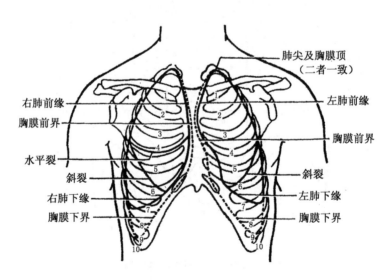

右肺前缘
胸膜前界
水平裂
斜裂
右肺下缘
胸膜下界

肺尖及胸膜顶
(二者一致)
左肺前缘
胸膜前界
斜裂
左肺下缘
胸膜下界

图3-2 肺的体表投影

二、消化系统

消化系统由消化管和消化腺两部分组成,消化管由口腔至肛门,为粗细不等的弯曲管道,长约 9m,包括口腔、咽、食管、胃、小肠(又分为十二指肠、空肠及回肠)和大肠等部分。消化腺是分泌消化液的腺体,包括大、小两种。大消化腺有大唾液腺、肝和胰;小消化腺则位于消化管壁内,如食管腺、胃腺和肠腺等。消化系统的基本功能是摄取食物,进行物理性和化学性消化,吸收其中营养物质,并将剩余的糟粕排出体外。从而保证人体进行正常的新陈代谢,从外界摄取营养物质维持人体的生命活动。

1. 胃:胃充满到中等程度时约 3/4 位于季肋区,1/4 位于腰上区。其贲门较为固定,约在第 11 胸椎的左侧。幽门约在第 1 腰椎的右侧。胃底与膈、脾相贴。胃前壁的右侧部被肝左叶遮盖;左侧部则被膈和左肋弓所掩盖;而中间三角形区域的胃前壁直接与腹前壁相贴,常作为胃的触诊部位。胃的后壁邻接胰和左肾等。胃的入口称作贲门,与食管相连,出口与十二指肠相续,称为幽门。胃是消化管中最膨大的部分。食物由食管入胃,混以胃液经初步消化后,再逐渐送到十二指肠(图 3-3)。

2. 小肠:小肠由上至下可分为十二指肠、空肠和回肠 3 部分。为消化管中最长而弯曲的一段。全长为 5～7 m,是消化食物和吸收营养的最重要部位。

十二指肠为小肠的起始段。全长 25～30 cm,相当于 12 个横指并列的距离,其上端约在第 1 腰椎的右侧起于幽门,行向右后方,至胆囊处急转向下移行,沿第 1～3 腰椎右侧下行至第 3 腰椎的下缘又急转向左移行横过脊椎前方。自水平位置斜向左上方升

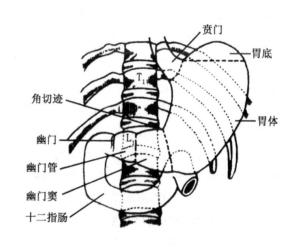

图 3-3　胃的位置

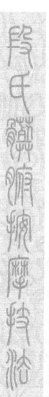

至第 2 腰椎的左侧,然后向前弯曲形成十二指肠空肠曲而连续空肠。十二指肠的上部甚短,活动性较大,黏膜光滑无环形皱裂,又称为球部,临床上十二指肠溃疡多发生于此。在下降肠腔的左后壁上有一纵行的黏膜皱襞,其下端为十二指肠大乳头,有胆总管和胰管的共同开口,胆汁和胰液由此流入十二指肠,整个十二指肠呈"C"字形,包绕胰脏的胰头部位(图 3-4)。

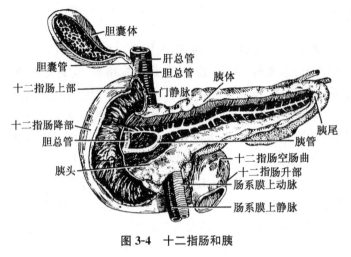

图 3-4　十二指肠和胰

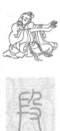

空肠和回肠迂曲回旋,盘绕在腹腔中部和下部,其周围被结肠包围。空肠上端起于十二指肠空肠曲,回肠下端与大肠的盲肠连续。空肠与回肠之间无明显界限。空、回肠内壁的黏膜具有许多环状皱襞和绒毛,以增加小肠黏膜的面积,有利于营养物的吸收(详见本书彩图"胸腹腔脏器")。

3. 大肠:大肠长约 1.5 m,在空、回肠的周围形成 1 个方框。根据大肠的位置和特点分为盲肠、结肠和直肠 3 部分。

盲肠为大肠起始的膨大盲端,长 6~8 cm,位于右髂窝内,向上通升结肠,向左连回肠。

结肠为介于盲肠和直肠之间的部分,按其所在位置和形态,又分为升、横、降和乙状结肠 4 部分。升结肠长约 15 cm,是盲肠向上延续部分,自右髂窝沿腹后壁的右侧上升,至肝下方弯成结肠右曲,移行于横结肠,活动性较小。横结肠约 50 cm,起自结肠右曲,向左横行至脾处再向下弯成结肠左曲,移行于降结肠,活动较大。降结肠长约 20 cm,从结肠左曲开始,沿腹后壁的左侧下降,至左髂嵴处移行于乙状结肠,活动性较小。乙状结肠长 40~45 cm,平左髂嵴处接续降结肠,呈乙字形弯曲,至第 3 骶椎前面移行于直肠,当充盈扩张时,在左髂窝可触及,活动性较大。

直肠为大肠的末段。长 15~16 cm,位于小骨盆内。上端平第 3 骶椎处接续乙状结肠,沿骶骨和尾骨的前面下行,穿过盆膈,下端以肛门而终(详见本书彩图:"胸腹腔脏器")。

4. 肝:肝是人体中最大的腺体。我国成年人肝的重量男性为 1 230~1 450 g,在女性为 1 100~1 300 g。肝血液供应丰富,为棕红色;肝质软而脆,受暴力打击易破裂出血。肝呈楔形,可分为上、下两面,前、后两缘,左、右两叶。肝主要位于右季肋区和腹上区,只有小部分延伸至左季肋区,大部分为肋弓所覆盖,仅在腹上区左、右肋弓间露出,并直接接触前壁。肝的上界与膈穹窿一致。在右腋中线上,起自第 7 肋,自此向左,在右锁骨中线平第 5 肋,在前正中线越过胸骨体和剑突结合处,至左锁骨中线止于第 5 肋间。肝的下界与肝前缘一致。起自右肋弓最低点,沿右肋弓下缘向左上行,至第 8、第 9 肋软骨结合处离开肋弓,经剑突下 3~5 cm 斜向左上,至左肋弓第 7、第 8 软骨结合处进入左季肋区,连上界左端。在成人腹上区剑突下 3~5 cm 范围内,可触及肝的前缘,但在右肋弓下缘一般不应触及。因此,在成人肝上界位置正常的情况下,如在右肋弓下能触及时,则认为有病理性肿大。肝的功能很复杂,其主要功能有分泌胆汁,帮助消化吸收脂肪;贮存糖原,保持血糖的平衡,参与物质代谢;解毒以保护机体,维持正常机能;吞噬防御等(图 3-5)。

5.胆囊:胆囊略呈鸭梨形,位于肝纵沟前部内,上面借结缔组织与肝结合,下面由腹膜覆被,有贮存和浓缩胆汁的作用。胆囊底为突向前下的膨大盲端,常在肝前缘处露出,体表投影相当于右侧腹直肌处缘与右肋弓相交处,当胆囊发炎时,此处有压痛(图 3-5)。

6.胰:胰是人体第二大消化腺,位于胃的后方,在第 1、第 2 腰椎的高处横贴于腹后壁,其位置较深。胰形态细长,可分为胰头、胰体和胰尾 3 部分。胰头部宽大被十二指肠包绕。胰体为胰的中间大部分,横跨下腔静脉和主动脉腹部的前面。胰尾较细,伸向左上,至脾门后下方。胰管与胆总管合并,共同开口于十二指肠大乳头。胰由胰腺外分泌部和胰腺内分泌部混合组成。外分泌部分泌胰液,可分解蛋白、糖类和脂肪,帮助消化。内分泌部分泌胰岛素,可调节血糖的代谢(图 3-4)。

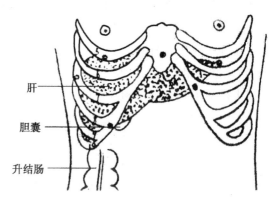

肝

胆囊

升结肠

图 3-5　肝和胆的体表投影

三、循环系统

循环系统是由一系列复杂封闭的管道连合而成,由于其中所含的液体成分不同,可分为心血管系及淋巴系两部分。心血管系统由心、动脉、毛细血管和静脉组成。在心血管系的管道内,循环流动着血液。淋巴系由淋巴管道、淋巴器官和淋巴组织组成。在淋巴系的管道内,流动着淋巴。通过血液循环和淋巴循环,不断地把消化管吸收的营养物质、肺吸入的氧和内分泌腺分泌激素输送到身体各组织细胞,进行新陈代谢,同时将全身各组织细胞的代谢产物,如二氧化碳和尿素等分别送到肺、肾和皮肤等器官排出体外,从而保证人体生理活动的正常进行。

1.心:心位于胸腔,外面裹以心包。约 2/3 在身体正中线的左侧,1/3 在右侧。心的前面大部分被肺和胸膜遮盖,只有一小部分借心包与胸骨体和肋软骨直接相接。心的两侧与肺和胸膜腔相邻,后方有食管、迷走神经和主动脉胸部,下方为膈,上方连着心的大血管。心的形状像倒置的圆锥体,大小稍大于自身的拳头。心有 4 个腔,即左心房、左心室、右心房和右心室。心有左、右冠状动脉供血。心被锥形囊样的心包所包裹(图 3-6)。

2.主动脉腹部:主动脉腹部在膈的主动脉孔处接续主动脉胸部,沿腰椎体前方下降,到第 4 腰椎体下缘分为左、右髂总动脉。腹部的主动脉主要分为腹腔干、肠系膜上动脉、肠系膜下动脉、肾上腺中动脉、肾动脉和睾丸动脉。腹腔干分为胃左动脉、肝总动脉和脾动脉 3 支，其分支主要分布到胃、肝、胆囊、脾、胰、十二指肠和食管腹段等处。肠系膜上动脉分支分布到十二指肠、胰头、空肠、回肠、盲肠、阑尾、升结肠和横结肠。肠系膜下动脉分支分布到降结肠、乙状结肠和直肠上、中部。肾上腺中动脉左、右各一，分布到左、右肾上腺。

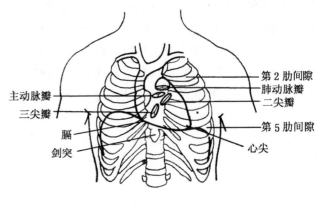

图 3-6　心的体表投影

肾动脉较粗大，左、右各一，分布在左、右肾内。睾丸动脉左、右各一，入阴囊分布到睾丸及附睾（在女性称卵巢动脉，分支分布到卵巢和输卵管）（图 3-7）。

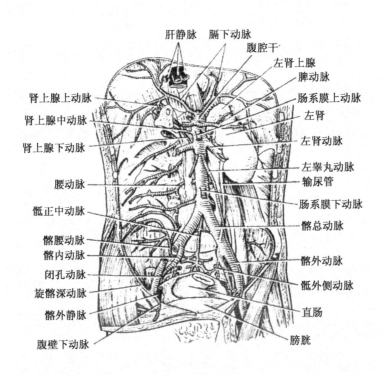

图 3-7　主动脉腹部及其属支

3. 下腔静脉系：下腔静脉是人体最大的静脉，由左、右髂总静脉汇合而成，沿主动脉腹部的右侧上升，经肝的后方，穿膈的腔静脉孔进入胸腔注入右心房。下腔静脉收集了下肢、盆部和腹部的静脉血。腹腔内脏静脉可分为成对的和不成对的两种。腹腔内成对的静脉有睾丸静脉(在女性称卵巢静脉)、肾静脉和肾上腺静脉,除左侧肾上腺静脉注入左肾静脉外,均直接注入下腔静脉;不成对的静脉不直接注入下腔静脉,而是先汇合成门静脉入肝,在肝毛细血管内,门静脉血与肝动脉血相混,由肝毛细血管再汇合成2～3支肝静脉,注入下腔静脉(图3-8)。

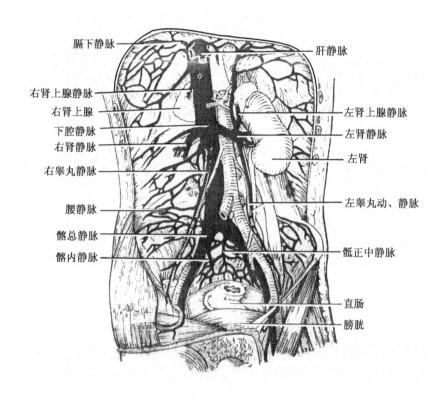

膈下静脉
肝静脉
右肾上腺静脉
右肾上腺
下腔静脉
右肾静脉
右睾丸静脉
腰静脉
髂总静脉
髂内静脉
左肾上腺静脉
左肾静脉
左肾
左睾丸动、静脉
骶正中静脉
直肠
膀胱

图 3-8　下腔静脉及其属支

4. 门静脉:门静脉是一条短而粗的静脉干,长6～8 cm,由肠系膜上静脉和脾静脉汇合而成。门静脉向右上方斜行,进入肝十二指肠韧带内,经胆总管和肝固有动脉之间的后方到肝门分为2支,分别进入肝的左、右叶。门静脉收集了胃、小肠、大肠、胰、胆囊和脾等的静脉血(图3-9)。

5. 脾:脾位于左季肋区,恰与第9～11肋相对,脾的长轴与第10肋相一致。正常情况下脾在左肋弓下不能触及(详见本书彩图"胸腹腔脏器")。

脾略呈扁椭圆形,重110～200 g,其色暗红,质软而脆,若受暴力打击容易破裂。脾是体内的主要淋巴器官,参与机体免疫反应,脾的巨噬细胞可以吞噬、清除血液中的异物、病菌和衰老死亡的细胞。脾能储血200 ml左右,当机体急需时,脾被膜收缩,可将其储存的血液送入血液循环补充急需。

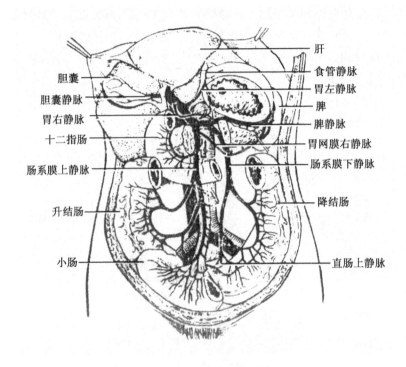

图 3-9 门静脉及其属支

四、泌尿系统

泌尿系统由肾、输尿管、膀胱及尿道 4 部分组成。基本功能是排出机体中某些代谢产物。机体在代谢过程中所产生的废物如尿素、尿酸和多余的水分等,由循环系统输送到肾,在肾内形成尿,经输尿管入膀胱暂时储存,最后由尿道排出体外。

1. 肾:肾位于腹腔的后上部,脊柱的两旁,前面有腹膜遮盖。左肾上端平第 11 胸椎下缘,下端平第 2 腰椎下缘;右肾上方因有肝脏,故比左肾略低半个椎体的高度。左侧第 12 肋斜过左肾后面的中部,右侧第 12 肋斜过右肾后面的上部(详见本书彩图"胸腹腔脏器")。临床上常将竖脊肌外侧缘与第 12 肋之间的部位称为肾区,当肾有病变时,叩击或触压该区,常可引起震痛或压痛。

2. 膀胱:膀胱是储尿的囊状器官,伸缩性很大,其大小、形状、位置以及壁的厚度均随尿液充盈程度、年龄大小和性别差异而有所不同。膀胱的平均容量,一般正常成人约为 300～500 ml,最大容量可达 800 ml。成人膀胱位于骨盆腔内,在耻骨联合的后方。当膀胱空虚时,膀胱不超过耻骨联合上缘。充盈时,则有不同程度的上升;极度充盈时,可高出耻内联合上缘。对男性而言,膀胱底直接与精囊腺及输精管末段接触,再向后邻接直肠;对女性而言,与子宫的阴道邻接。膀胱下方,男性邻接前列腺,女性邻接尿生殖膈(详见本书彩图"胸腹腔脏器")。

五、生殖系统

生殖系统包括男性生殖器和女性生殖器。生殖系统的基本功能是生产生殖细胞、繁殖后代和分泌性激素、维持性的特征。

1. 男性生殖器：分为内生殖器和外生殖器。内生殖器包括睾丸、输精管道和附属腺体。睾丸是产生男性生殖细胞（精子）和分泌男性激素的生殖腺；输精管道是输送精子并将其排除体外的管道，包括附睾、输精管和射精管等；附属腺体有精囊腺和前列腺。它们的分泌物质与精子共同组成精液，并对精子具有营养和促进其活动的作用。外生殖器包括阴囊和阴茎。

2. 女性生殖器：分为内生殖器和外生殖器。内生殖器包括卵巢、输卵管、子宫和阴道。卵巢为产生卵子和分泌女性激素的生殖腺；输卵管、子宫和阴道为生殖管道。外生殖器即女阴。

子宫：子宫是一壁厚的肌性器官，是女性产生月经和孕育胎儿的部位。子宫位于小骨盆的中央，在膀胱和直肠之间。成年女子子宫的正常方位为前倾和前屈位。前倾是指整个子宫向前倾倒，子宫颈与阴道之间近乎成直角。子宫底、体比子宫颈更向前倾斜，在子宫颈与子宫体之间形成一钝角，此谓之子宫前屈。子宫的活动性较大，随膀胱和直肠的充盈程度而影响其位置（图 3-10）。

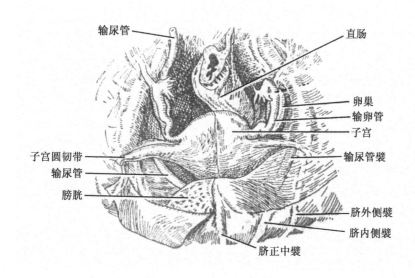

图 3-10 女性骨盆腔脏器

第三节　躯干部骨性和肌性标志

在人体活体体表可以观察、触摸到的骨性突起和凹陷、肌的轮廓以及皮肤皱纹等,均称为体表标志。应用这些体表标志,可以确定体内血管和神经的走行,内部器官的位置、形状和大小,也可作为临床检查、治疗和按摩部位定位的标志。

一、胸腹部骨性和肌性标志

1. 锁骨:全大都可摸到,锁骨的内侧端膨大,突出于胸骨上切迹的两侧,其内侧部分向前凸,外侧部分向后凸。锁上缘正中窝内为缺盆穴(胃经)。锁骨下缘,由内向外有俞府(肾经)、气户(胃经)和云门(肺经)3穴,分别距前正中线旁开2寸、4寸和6寸处,其中云门穴在锁骨外1/3的下方凹窝内。

2. 胸骨角:为柄与体交界处,略为隆起,其两侧接第2肋软骨,可依次查找其他肋骨和肋间隙。胸骨角相当于第4胸椎体下缘水平。

3. 剑突:在胸骨体的下方两肋弓的夹角处,有1个三角形的凹陷,于此处可摸到剑突。其下1寸为鸠尾穴(任脉)。

4. 胸大肌:为胸前上部的肌性隆起。

5. 乳头:乳房最突出部分,男性相当于第4肋间隙高度。两乳头连线中间为膻中穴(任脉)。

6. 胸骨:位于胸前正中,全长均可摸及,分为胸骨柄、体和剑突3部分。胸骨上窝中央为天突穴(任脉)。

7. 肋骨:胸骨角为计数肋的标志,第8至10肋形成肋弓,由剑突向外下方可摸到。

8. 腹白线:位于剑突和耻骨联合之间的前中线。任脉除神阙(脐中)穴外,有13个穴均位于腹白线表面。

9. 脐:在腹白线中部的圆形环,此处为腹壁的1个薄弱点。神阙穴位于脐中央处。

10. 腹直肌:腹白线两侧肌性隆起。腹直肌和外侧缘为半月线,此线向上与右肋弓相交处相当于胆囊底的体表投影,临床上的此处作为胆囊压痛点,腹直肌收缩时,可在脐以上见到3条横沟,相当于腹直肌的腱划。

11. 耻骨联合:在两侧腹股沟内侧端之间可摸到的骨性横嵴,其下有外生殖器。

12. 腹股沟:由髂前上棘至耻骨结节间的沟,为腰部与股部的分沟。

13. 腹外斜肌:在腹外侧,其轮廓较为清楚。腹外斜肌以肌齿起于下数肋。

胸腹部骨性和肌性标志如图3-11所示。

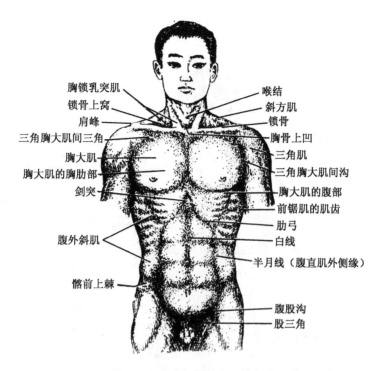

胸锁乳突肌
锁骨上窝
肩峰
三角胸大肌间三角
胸大肌
胸大肌的胸肋部
剑突
腹外斜肌
髂前上棘

喉结
斜方肌
锁骨
胸骨上凹
三角肌
三角胸大肌间沟
胸大肌的腹部
前锯肌的肌齿
肋弓
白线
半月线（腹直肌外侧缘）
腹股沟
股三角

图 3-11　胸腹部骨性和肌性标志

二、背腰部骨性和肌性标志

1. 背纵沟：为背部正中纵行的浅沟，在沟底可触及各椎骨的棘突。头俯下时，平肩处可摸到显著突起的第 7 颈椎棘突；身体直立，两手下垂时，肩胛冈内侧端的横线，通过第 3 胸椎棘突；两侧肩胛下角线，横过第 7 胸棘突。第 11 肋骨游离端，约对第 2 腰椎棘突。两侧髂嵴最高点的连线，经过第 4 腰椎的棘突。脊柱下端可摸到尾骨尖和骶角。

2. 竖脊肌：在背纵沟的两侧，呈纵行隆起。在竖脊肌表面有 3 条经穴排列，分别为华佗脊穴（奇穴）和膀胱经（每侧各两条）。

3. 肩胛骨：位于皮下，可以摸到肩峰、肩胛冈和下角。肩胛冈的内侧端平第 3 胸椎棘突。下角对第 7 肋或平第 7 肋间隙。肩胛骨冈下窝中央凹处与第 4 胸椎相平为天宗穴（小肠经）。冈下窝中央，天宗穴直上，举臂有凹陷处为秉风穴（小肠经）。曲垣穴（小肠经）在冈上窝内侧端凹陷处。

4. 髂嵴：位于皮下，其最高点约平第 4 腰椎棘突。

5. 髂后上棘：在皮下脂肪较多的人身上，为一皮肤凹陷；瘦的人则为一骨性突起。此棘平对第 2 骶椎棘突。

6. 肋骨：上部肋骨为肩胛骨所覆盖，肩胛骨以下可摸到第 8 以下肋骨，第 12 肋游端可于竖脊肌外缘处摸到，其下为章门穴（肝经）。

7. 斜方肌：此肌自颈部正中线及胸椎棘突向肩峰伸展作三角形的轮廓，一般不明显，动作时略可辨认。

8. 背阔肌：为覆盖腰部及胸部下分的扁肌，运动时可辨认其轮廓。

背腰部骨性和肌性标志如图 3-12 所示。

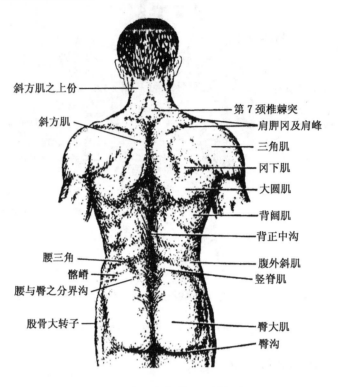

图 3-12　背腰部骨性和肌性标志

第四章　脏腑病机病证概述

　　疾病的发生和发展，其症状表现是错综复杂的，但究其原因则不外乎脏腑的功能失调。脏腑按摩疗法必须在脏腑基本理论的指导下，运用"四诊"、"八纲"的辨证，明辨疾病的个中证候，将临床上各种不同的证候加以分析和归纳，明确疾病的部位是在经在脏、在表在里，疾病的属性是寒是热、属虚属实，来确定按摩治疗原则和治疗方法，通过正确的按摩操作使脏腑功能趋于和调、阴阳平衡，从而达到防治疾病的目的。

第一节　心与小肠病机病证

　　心居胸中，心包围护其外。心主血脉，主神志，开窍于舌，其华在面，在志为喜，在液为汗。其经脉下络小肠，两者相为表理。心主血脉，故为人体生命活动的中心。又主神志，故为情志思维活动之中枢。

　　因心主血脉，又主神志，所以其证候多与血脉运行的障碍和情志思维活动异常有关。由于赋薄弱，或久病体虚，思虑伤神，劳心过度，导致心血亏耗或心气不足，以致心阳虚和心阴虚之虚证。心悸怔忡、胸闷气短、活动后加重、面色淡白或有自汗，为心气虚。若兼见畏寒肢冷、心痛等证，为心阳虚。心血虚证见心悸怔忡、失眠多梦、眩晕、健忘、面淡白无华，或萎黄、口唇色淡。若兼见五心烦热、潮热、盗汗、两颧发红、舌红少津、脉细数，为心阴虚。若情志抑郁、化火生痰、痰火止扰，甚则上蒙心包，神不守舍，可出现心之实证，则证见神志痴呆、神昏妄言，或惊狂不寐、喜笑不休、如癫如狂。若心火上炎，则证见面红耳赤、心情烦躁、舌体糜烂肿大、吐血、衄血。若思虑过度，伤及心脾，致饮邪阻遏心阳，可致气不宣畅，证见心悸胸闷、眩晕恶心、呕吐痰泄。

　　若思虑过度，暗耗心血或脾失运化，气血生化无源，导致血虚而心无所主，形成心脾两虚，证见眩晕、心悸、失眠、多梦、腹胀、食少、体倦、面色无华等。其兼证有心脾两虚，证见面色萎黄、食少倦怠、气短神怯、失眠健忘、心悸怔忡、妇女月经不调；心肾不交，若心火未能下降于肾而独亢，肾水不能上济于心而凝聚，形成心肾不能相交，证见心悸怔忡、心烦不眠、梦寐遗精、潮热盗汗、腰膝酸软。

　　小肠上接幽门，与胃相通，下接阑门，与大肠相连。其经脉络心而相为表里，功能主要是受盛胃中水谷，泌别清浊。若功能失调，泌别失职，则证见清浊不分、小便不利、大便泄泻、腹胀、腹痛、呕吐、便秘等证。

第二节 肝与胆病机病证

肝位于腹部,横膈之下,右胁之内。胆附于肝,肝胆经脉相互络属,互为表里。肝主疏泄,又主藏血,开窍于目,主筋,其华在爪,在志为怒,在液为泪,其性刚强,喜条达而恶抑郁,其经脉连目系,交于巅。肝的病理表现以实证为多见。

若精神抑郁,郁怒伤肝,疏泄无权,或肝气横逆,气机滞阻不畅,则证见胁肋胀痛、嗳气频频、呕吐吞酸、腹痛便泄、食欲不振;胁下积聚,多为肝气郁结,而致气滞血瘀,若证见胁胁灼痛、呕吐苦水、眩晕头痛、耳鸣耳聋、目赤痛肿、骤然吐衄、大便干燥、小便热涩黄赤、面赤而热、口苦而干等为肝胆疏泄无权、气郁化大火、火随气窜或上扰巅顶的肝火上炎或肝阳上亢;肝风内动,则证见高热、神昏谵语、抽搐、痉挛,甚则角弓反张、手足麻木。若证见眩晕头痛、耳鸣耳聋、肢体麻木振颤、目无所见、夜盲,为肾阴亏虚、精不华血、肝失濡养、形成的肝阴不足、虚阳上扰的虚证。

肝之兼证主要有肝脾不和、肝气犯胃、肝胆不宁、肝肾阴虚和肝火犯肺。

若肝失疏泄,致脾失运化,形成肝脾不和,证见不思饮食、腹胀肠鸣、胸胁胀满、泄泻便溏;若肝气不舒,横逆犯胃,使胃失和降,则证见胸脘满闷时痛,两胁窜痛,食入不化,嗳气吐酸;胆附于肝,肝主谋虑,胆主决断,肝失疏泄,则胆汁分泌和排泄受影响,反之,若胆汁排泄不畅,亦会影响肝的疏泄功能。肝胆相互影响,终则肝胆同病,形成肝胆不宁,证见虚烦不寐或恶梦惊恐,触事易惊或善恐,短气乏力,目视不明。肝藏血,肾藏精,精能生血,血能化精,称之为"精血同源",如肾精亏损,终致肝肾阴虚,证见面色憔悴、两颧嫩红、头眩目干、腰膝酸软、咽喉干痛、盗汗、五心烦热,或大便干燥、男子遗精、女子经水不调或带下等。肺主降而肝主升,协调全身气机,若肝升太过或肺降不及,则多至气火上逆,形成"肝火犯肺",相反,肺失清肃,燥热内盛,亦可影响及肝,至肝失条达、疏泄不利,证见咳嗽阵作、胸胁刺痛、咳吐鲜血、性急病善怒、烦热、口苦目干、头眩目赤、头晕头痛、面红耳赤。

胆附于肝,经脉络肝,与肝相为表里。其为"中清之腑",贮藏胆汁,胆汁来源于肝之余气,胆汁所以能正常排泄和发挥作用,亦依靠肝的疏功能。若因湿热之邪或肝的疏泄功能失调,实证则口若咽干、目眩耳聋、头晕、胸满胁痛、少寐多梦、寒热往来、黄疸;虚证则视物不明、易惊少寐、头晕欲吐、呕吐。若因火邪上冲,可见耳鸣耳聋、耳痛、偏头痛、眩晕、耳后目锐眦痛。

第三节 脾与胃病机病证

脾胃位于腹内,经脉互为络属,二者相为表里。脾主运化水谷,胃主受纳腐熟,脾气以升为顺,胃气以降为和,脾升胃降,共同完成饮食的消化吸收和输布,为气血生化之源,五脏六腑、四肢百骸被赖以濡养,故古人称脾胃为"后天之本"。脾胃,开窍于口,其华在唇,在志为思,在液为涎,具有统血,主四肢、肌肉的功能。因脾胃二者协同完成气血的升清降浊,故临床上健脾和胃,常需二者兼顾。

饮食生冷甘肥,劳倦过度,六腑失养,致脾阳不振、运化无权,证见面黄无华、纳食减少、肠鸣腹胀、大便溏薄、四肢不温、四肢乏力、脱肛等脾虚证;若因坐卧湿地,涉水淋雨,过食生冷,致中阳被困、脾失运化,形成寒湿困脾,则证见饮食不香、脘闷口粘、头身重困。大便不实或泻泄;或因感外邪,素嗜酒酪,伤及脾胃,脾失健运,湿热互结,肝胆不和、胆汁外溢,重染肌肤发黄,形成黄疸。

脾之兼证主要有脾胃不和、脾肾阳虚和脾肺气虚。

脾升胃降,胃喜润恶燥,脾喜燥恶湿,若脾为湿困、运化失职、清气不升,即可影响胃的受纳与和降;反之,若饮食失节、食滞胃脘、胃失和降,亦可影响及脾的升清与运化,形成脾胃不和,证见胃脘痞满、隐痛绵绵、食入难化、嗳气作呃、便溏、呕吐恶心、脘腹胀满、腹胀泄泻等。脾为后天之本,肾为先天之本,两者相互资助,相互促进,若脾久虚,进而损及肾阳,而成脾肾阳虚之病证,证见少气懒言、腰膝酸冷、便溏、五更泄泻、水肿。脾主运化,为生气之源,脾气不足,不能输精于肺,致肺气日损。脾失健运,湿聚成痰,上渍于肺,故有"脾为生痰之源,肺为贮痰之器"之说。肺主一身之气,肺气不足,宣降失常,脾气受困,终致脾气亦虚,可出现咳吐痰涎、胸闷气短、胃纳不佳等证。

胃在膈下,上接食道,下通小肠,其经脉络脾,与脾互为表里。脾胃表里相合,共同升清降浊,胃的生理功能失调,可见受寒则胃脘疼痛、绵绵不止、喜热恶寒、泛吐清水、呕吐呃逆;受热则口渴思冷饮、消谷善饥、呕吐嘈杂,或食入即吐、口臭、牙龈肿痛、腐烂或出血;食滞胃脘,则脘腹胀满、大便不爽、口臭嗳腐或呕吐。

第四节　肺与大肠病机病证

肺位于胸腔,经脉下络大肠,与大肠相为表里,肺主一身之气,司呼吸,主宣发肃降,通调水道,朝百脉而主治节。肺上通喉咙,外合皮毛,开窍于鼻,在志为忧,在液为涕。因肺叶娇嫩,不耐寒热,易被邪侵,故肺又称"娇藏"。

若肺气失宣,风热上受,或寒郁化热,或疾热内积,热邪蕴肺,致肺失清肃,形成邪热乘肺之证,证见咳嗽、气喘息粗、痰稠色黄,或吐出腥臭脓血、咳则胸痛引背、鼻干或鼻衄鼻煽,或流脓涕、气息觉热、身热、烦渴引饮、咽喉肿痛、大便干结、小便赤涩不利、皮肤痛;若风寒外束,肺气不宣,或寒饮内阻,肺失肃降,证见恶寒发热、头痛身楚、无汗、鼻寒流涕、咳嗽痰稀薄、寒饮内阻者,还兼有咳嗽频剧、气急身重、痰粘白量多等证;若久病亏耗,劳伤过度或感受外邪致肺阴不足,虚热内生,证见咳嗽、咽干、痰中带血、潮热盗汗、失眠等证,为肺阴虚;若气短,自汗、痰液清稀、倦怠懒言、声音抵怯、畏风形寒,为劳伤过度、病后元气未复,或久咳伤气,致肺气亏虚的肺气虚证。

其兼证主要表现为:肺失宣肃,通调水道失职,累及于肾,而致尿少,甚则水肿;肾的气化失调,关门不利,则水泛为肿,甚则上为喘呼、咳逆倚息而不得平卧。肺主呼气,肾主纳气,肾气充盛,吸入之气方能经肺之肃降而下纳于肾,若肾的精气不足,摄纳无权,气浮于上,或肺气久虚,久病及肾,均可导致肾不纳气,出现动则气喘等证;若肺阴虚损及肾阴,反之,肾阴虚亦不能上滋肺阴,形成肺肾阴虚同时并见,而出现两颧嫩红、骨蒸潮热、盗汗、遗精、干咳音哑、腰膝酸软等证。

大肠上接阑门,下端为肛门,为传导之官。其功能主要是传送食物的糟粕,以排出体外。若大肠的传导功能失调,则可见腹痛、泄泻肠鸣,或大便秘结、里急后重等,此多为实热证;如久泻久痢、肛门下脱、四肢不温等,则多属虚证;若腹痛肠鸣、大便溏泄、溲青,则多属寒证。

第五节　肾与膀胱病机病证

肾位于腰部,脊柱两旁,左右各一,经脉络于膀胱,与膀胱相为表里。肾藏有"先天之精",为脏腑阴阳之本、生命之源,故称肾为"先天之本"。肾主要生理功能为藏精,主生长、发育、生殖和水液代谢,肾主骨生髓,外荣于发,开窍于耳和二阴,在志为恐和惊,在液为唾。肾为先天之本,藏真阴而寓元阳,只宜固藏,不宜泄露,所以肾多虚证。

若劳损过度或久病失养,久病气虚,肾气亏耗,失其封藏固摄之权,则证见腰脊酸软、听力减退、小便频频而清,甚则不禁、滑精早泄、尿后余沥、面色淡白;气不归元,肾失摄纳之权,则证见短气喘逆、动则尤甚、咳逆汗出、小便常因咳甚失禁、而面浮色白;下元亏损,命门火衰,则证见面色淡白、腰酸腿软、阳痿、头昏耳鸣、形寒尿频;肾阳耗亏,不能温化水液,致水邪泛滥而上逆,或外溢肌肤,证见水溢肌肤,则表现为周身浮肿,下肢尤甚,按之如泥,腰腹满,尿少;水泛为痰,则表现为咳逆上气、疾多稀薄、动则喘息,皆为阳虚之证。若房事不节,劳倦过度或久病之后,真阴耗伤,致肾阴亏虚,肾水不足,证见形体虚弱、头晕耳鸣、少寐健忘、腰酸腿软,或有遗精、口干、五更泻、咳唾有血、心烦、心如悬。若兼阴虚火旺,阴虚生内热,则证见颧红唇赤、潮热盗汗、虚烦不寐、阳兴梦遗、口咽干痛或呛咳,小便发黄、大便秘结。

其兼证表现为:若肾阳不足,不能温煦脾阳,日久肾虚脾弱,则可见腹部冷痛、下利清谷或五更泄泻、水肿、肢软无力、腹胀少食、神疲形寒、大便溏泄、完谷不化等证。若肾的阴虚水泛,能上凌于心,而见水肿、惊悸、胸腹胀满、咳嗽短气、不能平卧、指唇青紫、四肢厥冷等证。

膀胱位于少腹,职司小便,其经脉络肾,而为表里。其病理变化,多因肾的气化功能失调导致膀胱的启闭失常,证见遗尿、癃闭。实热表现为小便经赤不利,或浑浊不清,尿时茎中热痛,甚则淋漓不畅,或见尿血、砂石;虚寒表现为小便频数、淋漓不禁或遗尿。

第六节　心包与三焦病机病证

心包是心的外围,具有保护心的作用,其经脉历络三焦,与三焦互为表里。如外邪侵袭于心,首先包络受病。其临床症状多与心经相同,主要表现在血脉或神志方面。在温病学说中,将外感热病中出现的神昏、谵语等证,称之为"热入心包"或"蒙蔽心包"。

三焦是上、中、下3焦的合称,主要生理功能是主一身之气化和通行水道。若三焦气化功能失常,则可见小便不利、水湿旁溢、肌肤肿胀、气逆腹满及大便不利等证。

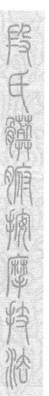

第五章　段氏脏腑按摩常用手法

按摩疗法，历史悠久，流派众多，手法丰富，各具特色，但在众多的手法中，许多手法大同小异或名称上有差异。现将段氏脏腑按摩常用手法介绍如下。

第一节　按　法

操作：用手指、掌的不同部位或肘部在所选用的部位或穴位上用力下按，力量由轻致重，由表及里，按而留之，持续施力。点法和压法都属于按法范畴，一般把以指端或屈指关节突起作为着力点，作用面积较小，压强大，刺激性较强的按法称为点法；把以肘或臂作为着力点的称为压法；把用手指指腹或手掌作为着力点的手法称为按法。因此，按法大致分为指按法、掌按法和肘按法3种。

1. 指按法：指按法分为单指按法和四指按法。

单指按法：用拇指、食指或中指的指腹或指尖紧贴体表施治部位或穴位上，将力贯注于指端，逐渐加深施力，按而留之，称为单指按法，亦称为点法。单指按法适用于面积较小的部位或穴位(图5-1)。

四指按法：手的食、中、无名和小指四指并拢，指端并齐，四指指腹着力于施治部位，按而留之，称为四指按法。四指按法适用于面积较大的部位(图5-2)。

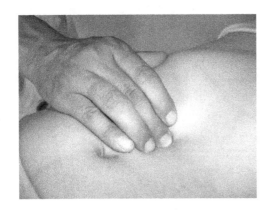 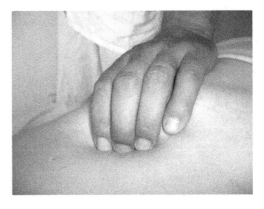

图5-1　单指按法　　　　　　　　　　图5-2　四指按法

2. 掌按法：掌按法又分为全掌按法、掌根按法和侧掌按法。

全掌按法：将力量集中至施力的手掌上，或双手相叠辅助用力，着力于施治部位，逐渐加大压力，按而留之。本按法适用于面积较大的胸腹、腰背和下肢部（图5-3）。

掌根按法：用手掌根着力于施治部位，逐渐加大压力，按而留之。本按法适用于腹部（图5-4）。

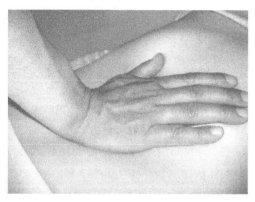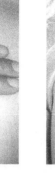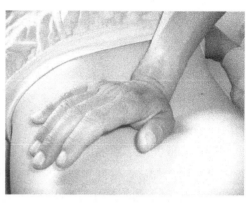

图5-3　全掌按法　　　　　　　　　　　　　图5-4　掌根按法

掌侧按法：用手掌的大鱼际或小鱼际部位着力按于施治部位进行按压。本法适用于面积较小的部位（图5-5）。

3. 肘按法：以前臂外侧或肘尖鹰嘴部着力按于施治部位，借助体重或全身力量，沉肩坠肘，缓缓施力，着力深沉，持续均匀，压而点之。临床操作中，可以通过肘部屈伸的角度来调整与施治部位的接触面积，以及作用压强的大小、刺激的强弱。肘压法便于用力，按压较重，所以适用于肌肉发达丰厚的部位和体型肥胖者，如腰背部、臀部、大腿后侧等；有时也用于胸腹部（图5-6）。

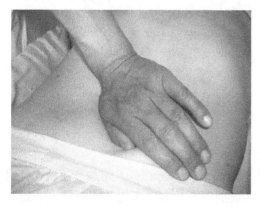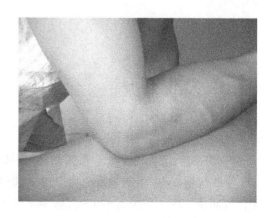

图5-5　掌侧按法　　　　　　　　　　　　　图5-6　肘按法

要领:操作时,要根据被施治部位面积的大小、部位、病灶的深浅,肌肉的厚薄及手法操作是否顺手选择合适的手法。根据临床患者具体情况决定施力的大小及按压持续的时间长短,切忌用力过猛,同时要随时注意患者的反映,使每个手法都达到最佳的治疗效果。手法结束时,切忌突然撤力,医者手臂要缓缓放松,逐渐减力,使被挤压的肌肉随压力的减小,缓慢弹起,直至恢复原型,再离开患者皮肤。特别是掌按和肘按时要特别注意,不能突然撤力,轻者患者不适,重者患者感到痛苦不堪,甚则会发生医疗事故,医者要谨记。

作用:温经活络,活血化瘀,祛风散寒,解痉止痛,消郁化滞,开通闭塞,扶正祛邪,平衡阴阳。

第二节 揉 法

操作:用手指或手掌吸定在施治部位,进行左右、前后的内旋或外旋带动该处的皮下组织运动,称为揉法。根据操作部位的不同,分为指揉法、掌揉法和臂揉法3种。

1. 指揉法:指揉法又分为单指揉法和四指揉法。

单指揉法:用拇指、食指或中指指腹着力按于施治部位进行旋转揉动。单指揉适用于面积较小的部位或穴位(图5-7)。

四指揉法:用食、中、无名及小指指端并齐,指腹着力按于施治部位进行旋转按揉。四指揉适用于面积较大的施治部位(图5-8)。

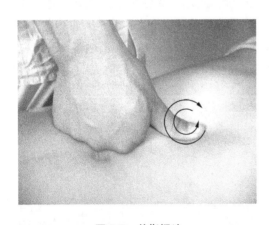
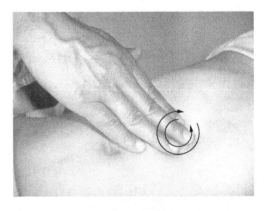

图 5-7 单指揉法   图 5-8 四指揉法

2. 掌揉法:掌揉法又分全掌揉法、掌根揉法和侧掌揉法。

全掌揉法:用一手全掌着力按于施治部位,吸定皮肤,沉肩坠肘,做腕关节连动前臂或大臂的回旋动作。一手力度不够,另一手可重叠辅助用力。本法适用于面积较大的腹部和背部(图5-9)。

掌根揉法:用手掌根着力按于施治部位,吸定皮肤,做回旋动作。本法适用于面积较小,且需要较大力度施治的部位(图 5-10)。

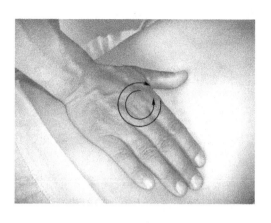

图 5-9 全掌揉法

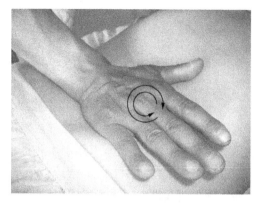

图 5-10 侧掌揉法

侧掌揉法:用掌侧的大鱼际或小鱼际着力按于施治部位,吸定皮肤,做回旋动作。本法适用于面积较小的部位(图 5-11)。

3. 臂揉法:用上肢前臂的尺侧的肌群吸定施治部位,沉肩坠肘,用肩关节的旋转带动前臂旋转揉动,动作要由轻至重,均匀连续。臂揉法适用于面积较大的背部和腰部及下肢部(图 5-12)。

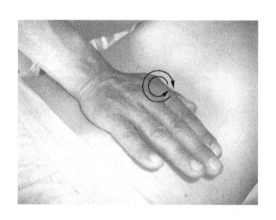

图 5-11 侧掌揉法

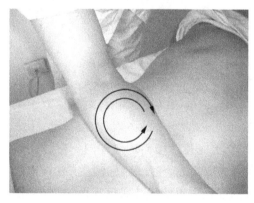

图 5-12 臂揉法

要领:操作部位要紧贴于患者皮肤,揉动皮下组织。施力的大小、频率快慢、旋转幅度大小要根据具体情况而定。动作要连续,着力由轻至重,再由重至轻,要均匀持续柔和。手法结束时,用力要逐渐减小,频率减慢,旋转幅度减小,最后停止操作。避免猛然用力及摩擦皮肤。

作用:疏经活络,温经散寒,活血散瘀,软坚散结,理气松肌,消肿止痛,消积导滞,调和脏腑。

第三节 推 法

操作：用指、掌或肘部着力于一定部位进行单方向的直线移动，称为推法。根据接触部位的不同，推法可分为指推法、掌推法和肘推法 3 种。

1. 指推法：以单手或双手拇指指腹或偏锋着力于施治部位，沉肩坠肘悬腕，将力贯注于着力指端，有节奏地直线向前推进。要推动皮下组织运动，不要光摩擦皮肤，防止损伤皮肤。指推法刺激量较轻，多用于小儿推拿。此法适用于头和胸部位（图 5-13）。

2. 掌推法：用手掌根部着力于施治部位，手掌紧帖体表，掌根着力，速度缓慢而均匀，作单方向的直线推动。适用于面积较大的部位，如腰背、胸腹及下肢等部位（图 5-14）。

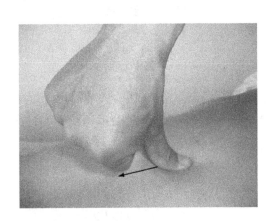

图 5-13　指推法

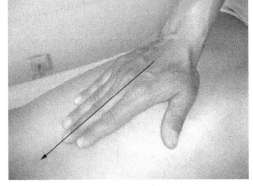

图 5-14　掌推法

3. 肘推法：屈肘，用肘尖部着力于施治部位，肘尖要紧贴体表，勿使滑动，用力要均匀，速度缓慢而均匀地向一定方向直线推进。此法用力最重，刺激最强，适用于腰、背、臀以及下肢肌肉丰厚的部位（图5-15）。

要领：在操作中，指、掌或肘要紧贴体表，推动皮下组织运动，用力要稳，速度缓慢而均匀，不可跳跃，要避免搓伤皮肤。要根据施治的不同部位，选择合适的推动方向。

作用：通经活络，顺气通行，调和气血，舒筋理肌，解郁散滞。

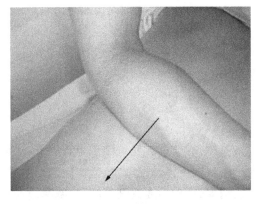

图 5-15　肘推法

第四节　拿　法

操作:用单手或双手的拇指与其余四指对合呈钳形,施以夹力提拿于施治部位,进行一松一紧的拿捏。要做到重而不滞、活而有力地提拿,边提拿边或上或下或前或后移动,也可在一部位多拿捏几次。常用的有拿提法、抓拿法和拿揉法3种。

1. 拿提法:用拇指和其余四指分置于肌肉或肌腱两侧,用力向上提起拿捏,然后使肌肉从手中滑脱,这样一紧一松,一张一合,先捏拿后提起,反复操作。可沿肌肉的分布按一定顺序往返操作,也可在固定部位多拿几次,感到肌肉松软或皮肤发红为止。适用于背部、胸腹及四肢部肌肉丰厚的部位(图5-16)。

2. 抓拿法:以单手或双手掌按贴于体表施治部位,先以掌根施压力,后屈曲指掌下叩,以掌根与指端合力将局部皮肉肌筋紧缩攥压,然后逐渐自掌内松脱滑出,如此反复操作。此法多适用于腰背胸腹及两肋皮肉松弛的部位(图5-17)。

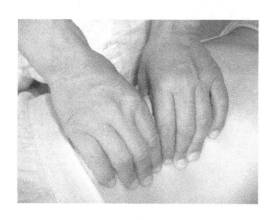

图5-16　拿提法

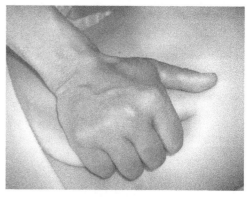

图5-17　抓拿法

3. 拿揉法:拿揉法是拿法加以揉法的一种合手法。用拇指和四指相对合力将肌肉拿起,然后拇指和相对的四指进行施转揉动,再放松,沿肌群分布上下移动,反复操作。适用于腹壁和四肢肌肉(图5-18)。

要领:拿的力度要适中,不同的部位应选择不同的操作手法。保护皮肤,避免破损;皮肤有溃烂渗出者禁用此法。

作用:通经活络,活血化瘀,祛风散

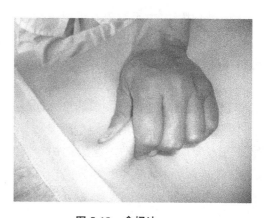

图5-18　拿揉法

寒,解除痉挛,温通皮部,调和阴阳。

第五节　拨　法

操作:用指端或肘部按于施治部位,至肌腱部适当用力下压至病人有酸胀感时,再做与肌肉纤维或肌腱成垂直方向的来回拨动的手法,称为拨法。临床分为指拨法、掌指拨法和肘拨法。

1. 指拨法:指拨法又分为单指拨法、四指拨法和跪指拨法。

单指拨法:用拇指或食、中指的单指指腹按于肌筋施治部位,将力集中到着力的指端,做按而动之的拨动。此法适用于肌筋表浅及面积较小的部位或穴位(图5-19)。

四指拨法:食、中、无名及小指四指指端并齐,用四指指腹按于施治部位,将力集中到着力的四指端按而拨动,也可四指向外用力挑而拨动。此法是脏腑按摩常用手法之一,多用于腹部和腰背部(图5-20)。

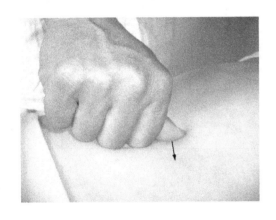

图5-19　单指拨法

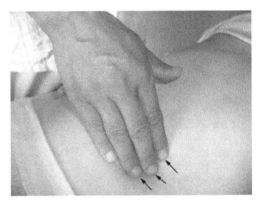

图5-20　四指拨法

2. 掌指拨法:左手按于右手拇指和大鱼际背侧,用拇指和大鱼际着力按于施治部位,进行按而拨动(图5-21)。

3. 肘拨法:屈肘,用肘的鹰嘴部着力按于施治部位,通过肩关节的里外摆动,使按于施治部位的肘部做与肌肉纤维垂直方向的来回拨动。此法适用于肩部、脊椎两侧、臀部和下肢肌肉丰厚的部位(图5-22)。

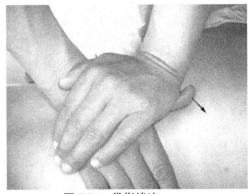

图5-21　掌指拨法

要领:操作中,施治部位要准确,操作部位要吸定皮肤,按而后拨,不能滑动,防止损伤皮肤,要做到使皮下肌肉或肌腱运动。防止挫伤皮肤和软组织。

作用:疏理肌筋,松弛挛缩,行气活血,解除粘连,软坚散结,温经散寒,消肿止痛。

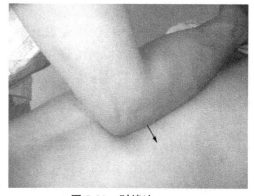

图 5-22　肘拨法

第六节　搓　法

操作:用手掌或脚掌于施治部位体表着力,往返滚搓肌肉、肌腹等,称为搓法。根据操作部位的不同分为手搓法、臂搓法和脚搓法三种。

1. 手搓法:用手掌按于施治部位,沉肩坠肘,沿肌肉的分布自上而下或自下而上,力量由轻至重,边滚搓边移动;如果单手力量不够,可两手掌重叠施力。此法适用于腰背部及四肢(图 5-23)。

2. 臂搓法:用上肢前臂外侧按于施治部位,进行自上而下或自下而上的往返横搓。此法适用于腰背部和下肢部(图 5-24)。

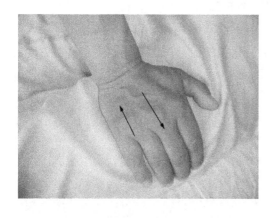

图 5-23　手搓法

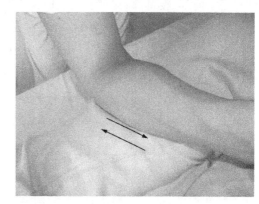

图 5-24　臂搓法

3. 脚搓法:医者站立在床上,一只脚负重,一只脚着力于施治部位,进行自上而下或自下而上的往返滚搓,力量由小到大。此法作用力比手掌搓法要大,因此适用于身体肥胖和肌肉丰厚患者的背部及下肢部(图 5-25)。

要领：搓动时施力要深沉，不可搓伤皮肤。在用脚掌搓时，脚跟或脚掌要紧贴施治部位，不可跳动，力量要沉稳均匀。特别注意，在支持体重的脚移动位置时，操作的脚要离开患者，不可一脚蹬在患者身体上，另一脚跳跃移动，因为这样全身的重量有可能落到操作的脚上，而压伤患者。

作用：舒筋活血，理气通络，生热祛寒，松肌解痉，拨离粘连，调和气血。

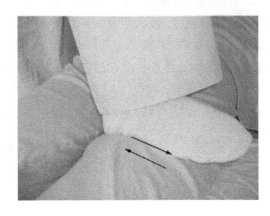

图 5-25　脚搓法

第七节　击　法

操作：用拳、掌、掌侧（小鱼际部位）、指尖或木棒拍打叩击体表，称为击法。根据操作部位的不同分为拳击法、掌击法和棒击法。

1. 拳击法：单手或双手空心握拳，在臂力的带动下，放松腕部，利用腕部摆动的惯性，有节奏地轻巧灵活地捶击。操作时，可手腕直伸，拳孔侧向，拳指朝下捶击，可单拳或双拳交替着力施术；也可以手腕略屈向内侧，拳孔向上，起落缓和，轻柔地向施治部位捶之。此法多用于肩部、腰背部、臀部及下肢肌肉丰厚处（图 5-26）。

2. 掌侧击法：手指自然伸直，腕略背屈，用单手或双手小鱼际部或两掌相对合掌，两掌间留有空间，击打体表部位。击打要有节律，并根据施治部位的不同而决定击打力度的大小。此法适用于头部、肩颈、腰背及四肢部（图 5-27）。

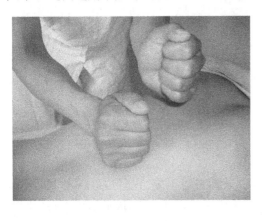

图 5-26　拳击法

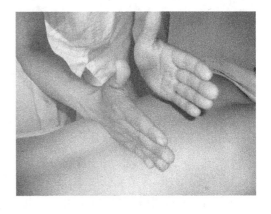

图 5-27　掌侧击法

3. 棒击法：用木棒或健身锤击打体表，击打要有节奏，用力要快速而短暂，在叩击体表时，不要有拖抽动作。此法主要用于腰背及下肢肌肉丰厚的部位(图5-28)。

要领：要根据施治部位的不同，选择合适的操作手法，决定施力的大小和节奏的快慢。因击法有振动感，所以对怕振动的患者慎用。

作用：祛风散寒，宣通气血，消除疲劳，镇静安神，通经活络，疏松腠理，调和营卫，活血止痛。

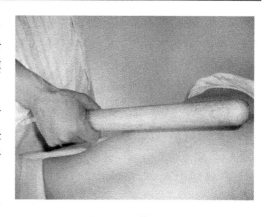

图5-28　棒击法

第八节　擦　法

操作：以手掌或大鱼际、小鱼际着力于施治部位，触于皮表，循于肌肤，往返地推擦或摩擦，称为擦法。操作时要做到沉而不浮，滑而不滞，着力持续连惯，均匀而和缓，擦至局部皮肤微红，温热为度。根据操作部位的不同分为掌擦法、鱼际擦法和侧擦法3种。

1. 掌擦法：以全手掌按于施治部位，以掌根为重点，着力向前后或左右往返直线来回擦拭。此法多用于背腰及下肢后侧部位(图5-29)。

2. 鱼际擦法：用大鱼际着力于施治部位，往返直线来回擦拭。作用部位较浅，适用于面积较小的部位(图5-30)。

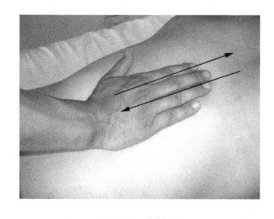
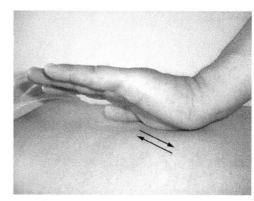

图5-29　掌擦法　　　　　　　　图5-30　鱼际擦法

3. 侧擦法：用小鱼际尺侧着力于施治部位，做前后或左右往返直线擦试。此法多用于胸腹和腰背部位(图 5-31)。

要领：操作时要沉肩、屈肘、悬腕，将力集中于施术之掌指。要沿直线来回运动，不要倾斜。只触搓擦肌肤，不带动深层组织。注意保护皮肤，也可以在施治部位涂一些润滑剂，以保护皮肤及促进疗效。

作用：舒筋活络，消瘀退肿，温通经络，祛风散寒，镇静安神。

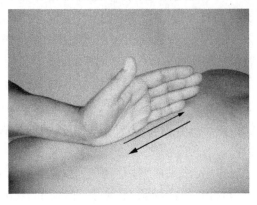

图 5-31　侧擦法

第六章　段氏脏腑按摩技法

第一节　胸腹部按摩技法

在对患者胸腹部按摩治疗时,患者取仰卧姿势(以下无专门叙述均指此姿势),松开腰带,暴露施治部位或隔一薄衣,也可以覆盖按摩巾,两臂自然放于体侧,双腿伸直,全身放松,呼吸自然。医者位于患者右侧(以下无专门叙述均指此位置),采取站位或坐在凳子上(以下简称坐位),或背对患者侧身坐在床沿上进行操作。

一、打开魄门

【施治部位】

左少腹髂窝处的乙状结肠(图 6-1)。

【操作手法】

1. 拨法:医者站位或坐位,右手四指或左手四指并齐指腹着力按于患者乙状结肠内侧,触着后由里向外拨动乙状结肠。如果一手力量不够或手指疲劳,可用另一手按在施治的手背上辅助用力。治疗时可沿乙状结肠分布移动手指的位置,将能够触摸到的乙状结肠部分全部治疗到为止(图 6-2)。

2. 按法:医者站位,左手掌根或右手掌侧大鱼际着力按压患者乙状结肠部位,按而留之。按完一处再按另一处,要将乙状结肠全部按压到为止(图 6-3)。

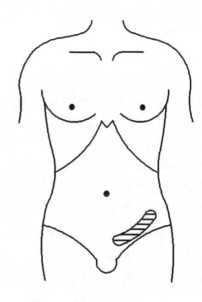

图 6-1　打开魄门(部位)

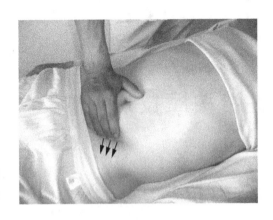

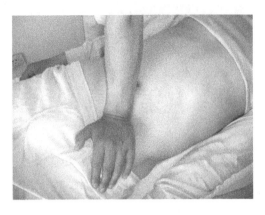

图 6-2　打开魄门(单手拨法)　　　　图 6-3　打开魄门(掌根按法)

【操作要领】

使用拨法时,拨动要有节律,频率以每分钟 35 次左右为宜;要避免指甲损伤皮肤;治疗时间的长短、力度的大小,要根据肠道的病变情况和患者的承受反应而定。使用按法时,用力要由轻渐重,力度大小以患者能承受为准,结束时要缓缓撤力。若施治部位触压时疼痛感较强,可先使用按法或较轻的拨法治疗,等患者逐步适应后再使用重拨法。

【临床作用】

乙状结肠下连直肠和肛门,肛门又称魄门,为人体代谢产物排出体外的最大通道之一,也是患者体内病邪排出体外的重要通道。众多的脏腑疾病往往影响大肠的正常生理功能,导至排泄失常,因此在脏腑按摩治疗中对乙状结肠的治疗是非常重要的,几乎对每种脏腑疾病治疗时自始至终都是必治部位。对乙状结肠的治疗在段氏脏腑按摩中又被称为"开门法",意在恢复结肠的正常生理功能,通畅排泄通道,使患者体内被按摩治疗出来的病邪能从肛门顺利排出体外。按法和拨法对乙状结肠具有软化组织、活血化瘀、扩张肠道、分解宿食、兴奋神经、消炎止痛的作用。该手法可以治疗便秘、泄泻、结肠炎等慢性结肠疾病,还具有调理肺肃降功能的功效。

二、疏通结肠

【施治部位】

腹右侧的升结肠和结肠右曲,上腹部的横结肠,腹左侧的结肠左曲和降结肠(图 6-4)。

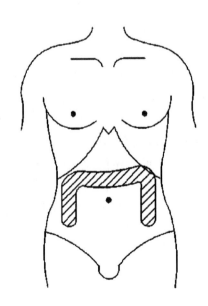

图 6-4　疏通结肠(部位)

【操作手法】

1. 拨法：(1)医者站位，左手或右手的四指相并指腹按压在患者降结肠外侧，用力自外向里拨动，从髂脊部沿降结肠分布至左季肋下，上下往返操作(图6-5)。

(2)医者站位，左手按压患者左季肋，使结肠左曲部位肌肉松弛，同时右手四指相并指腹按在患者左季肋下的结肠左曲部位向右下方按而拨之(图6-6)。

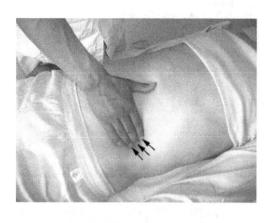

图6-5　疏通结肠(降结肠拨法)

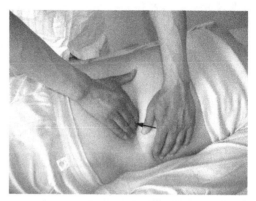

图6-6　疏通结肠(结肠左曲拨法)

(3)医者站位，左手全掌按于患者心下部位，同时右手四指相并指腹着力按于患者横结肠上侧，自上向下按而拨之，从左季肋下沿横结肠分布至右季肋下，往返操作(图6-7)。

(4)医者坐位，左手按压患者右季肋，使右季肋下缘肌肉松弛，同时右手四指相并指腹按在患者右季肋下的结肠右曲部位向左下方按而拨之(图6-8)。

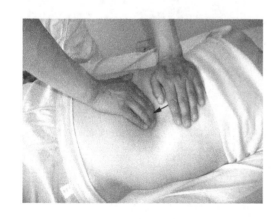

图6-7　疏通结肠(横结肠拨法)

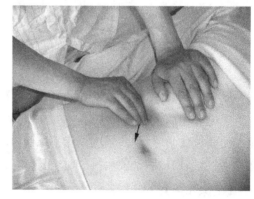

图6-8　疏通结肠(结肠右曲拨法)

(5)医者坐位，右手或左手四指相并指腹按于患者升结肠内侧，用力由里向外按拨，自右季肋下部沿升结肠分布至右髂嵴，上下往返操作(图6-9)。

2. 推法:医者站位,用右手的大鱼际部位从患者升结肠始端起,沿结肠分布向上推至右曲,转弯向左推横结肠至左曲,转弯向下推降结肠至乙状结肠部位止(图 6-10～图 6-12)。

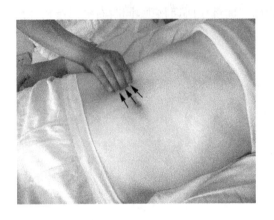 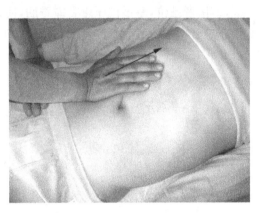

图 6-9　疏通结肠(升结肠拨法)　　　　图 6-10　疏通结肠(升结肠推法)

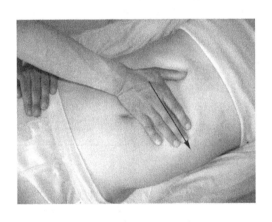 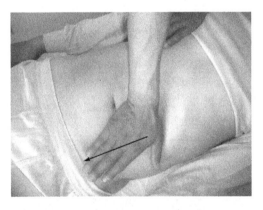

图 6-11　疏通结肠(横结肠推法)　　　　图 6-12　疏通结肠(降结肠推法)

【操作要领】

无论在使用拨法或推法时,力量的大小、时间的长短都要根据患者的病情和感受而定。使用拨法时,拨动的幅度以指下结肠宽度为准,频率以每分钟 40 次左右为宜,手法应柔和,避免损伤皮肤。使用推法时,整个操作要均匀沉稳连贯,一气呵成。

【临床作用】

大肠的生理功能以传化糟粕为主,脏腑功能失调如果累及大肠或大肠本身发生病变,皆可影响其传导功能,造成人体内的代谢废物的排泄不畅或过极,影响六腑的正常传输功能和人体气机升降出入的正常。因此对大肠进行按摩治疗可使其组织软化、功能改善、传导有力和保持通畅,为体内废物和病邪的排出疏通了方便之路,是治疗各种脏腑疾病的必治部位。本手法可以治疗便秘、泄泻、结肠炎等慢性结肠疾病,还具有调理肺肃降功能的功效。

三、清理盲肠

【施治部位】

右少腹部髂窝内的盲肠(图6-13)。

【操作手法】

1. 揉法:医者坐位,左手掌按于患者脐部的右下方部位,大鱼际和拇指桡侧着力按于盲肠内侧,同时右手掌按于患者右髂嵴上,四指指腹下按于右腹股沟盲肠外侧。左手大鱼际和拇指桡侧下按,然后用拇指桡侧推动盲肠向髂嵴方向移动,同时右手四指向下按压,并用指端背部向上拨动与左手大鱼际和拇指桡侧相迎,对盲肠形成挤压之势,然后双手松力恢复原位(图6-14和图6-15)。

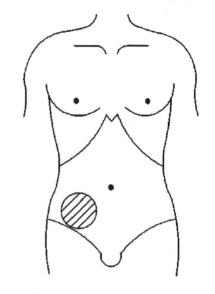

图6-13　清理盲肠(部位)

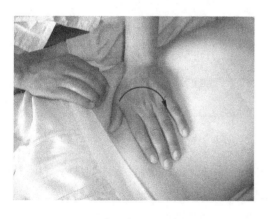

图6-14　清理盲肠(双手揉法1)

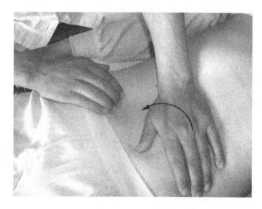

图6-15　清理盲肠(双手揉法2)

2. 拨法:(1)医者坐位,左手大鱼际及拇指桡侧按于患者脐部的右下方部位,大鱼际及拇指桡侧着力按于盲肠内侧,向右髂嵴方向拨动盲肠(图6-16)。

(2)医者坐位,右手四指和拇指分开,拇指卡在患者右髂嵴外侧,其余四指相并指腹按于右少腹盲肠内侧端,用力向右髂嵴方向拨动盲肠(图6-17)。

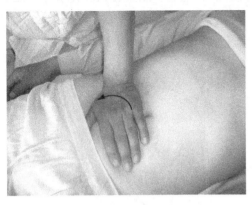

图 6-16 清理盲肠(鱼际拨法)

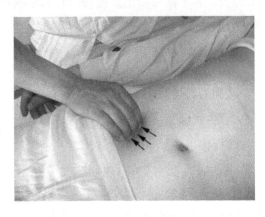

图 6-17 清理盲肠(四指拨法)

3. 按法:医者坐位,左手大鱼际着力向斜上方按压患者盲肠部位,意将盲肠内停留积滞的病邪和废物挤压到升结肠中去,压力大小要适度(图 6-18)。

【操作要领】

本操作意在将盲肠内滞留的病邪或废物挤压到结肠中去,以便于及时排除体外,保持肠道的畅通和腹部气机正常的升降。使用揉法时,双手要相互配合,协调自如,动作要缓慢沉着,形成两手对盲肠的对挤之势;双手手掌或手指要吸定皮肤,不要在皮肤上搓动,对挤时不要挤住腹壁肌肉。使用拨法时,要尽力拨住盲肠,将盲肠挤压,不可只拨腹部表皮。若盲肠内有病邪积滞,揉动

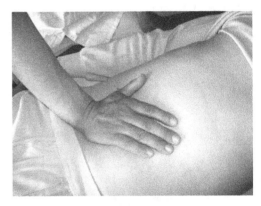

图 6-18 清理盲肠(鱼际按法)

时会发出声响,要根据此处病邪的滞留情况确定按揉的次数,直到没有声响为止,如果一次治疗声响没有完全消失,下次治疗时应继续作为重点部位施治。

【临床作用】

盲肠向上通升结肠,向左连接回肠,是肠道内的废物由小肠进入大肠的门户,是大肠的始端。这个部位最容易滞留不易消化吸收的食物残渣和运行至此的病邪。通过对盲肠的按摩,一可以增强其功能,分解宿食;二可将其内的滞留物质清理到结肠中去,以便及时排出体外。在按摩治疗脏腑疾病过程中,对盲肠的治疗是非常重要的一个环节,通常根据患者的具体病情把对盲肠的施治往往作为按摩治疗脏腑疾病初期的重点部位。本操作可以治疗盲肠炎。

四、调和冲任

【施治部位】

腹部正中线剑突下至小腹耻骨部位的冲任二脉,腹内的肠道以及腹部主动脉和下腔静脉(图6-19)。

【操作手法】

1. 按法:医者侧身坐在床沿上,用右手掌根从患者剑突下开始逐掌按压腹部冲任二脉循行部位至小腹耻骨止。每按一掌,应由轻渐重,力透腹内,并停留一段时间,再更换位置。对病邪滞留部位应增加按压的时间和力度,进行重点施治(图6-20)。

2. 拨法:医者坐位或站位,左手或右手四指相并指腹按于患者腹部冲任二脉循行

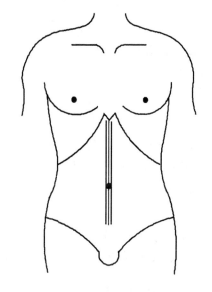

图6-19　调和冲任(部位)

部位,自上而下,由剑突下至下腹耻骨部进行横拨。对腹内触有结块或条索的部位要重点施治(图6-21)。

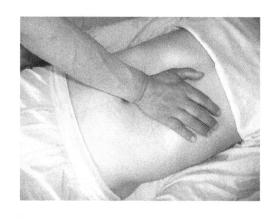

图6-20　调和冲任(掌根按法)

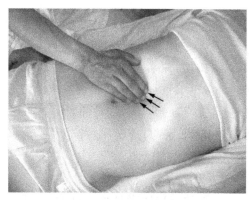

图6-21　调和冲任(四指拨法)

3. 推法:医者站位,用右手拇指指腹或大鱼际,由患者剑突下沿腹部冲任二脉循行部位直推至下腹耻骨部止(图6-22)。

【操作要领】

在临床运用中,要根据患者病证选择合适的手法、力度的大小和治疗时间的长短。治疗时既要做到全面施治,又要突出治疗重点,以达到对疾病的最佳治疗效果。使用按法时,力量要渗透腹内,每按压一个部位,以患者有得气感为宜;更换位置时,撤力要缓慢,不

可突然离开。使用拨法时,要带动腹内组织器官运动,不可只作用于表皮。使用推法时,要沉而不浮,滑而不滞,反复操作,以腹内有热感为宜。

【临床作用】

腹部正中为冲、任脉循行部位。任脉总任一身之阴经,为"阴脉之海",又主胞胎,因此对这个部位的治疗可以起到疏通任脉、畅达正气、疏散浊气、健脾和胃、消积导滞、散瘀止痛、滋阴壮阳、增进肠胃功能、促进血液循环、推动上腹积滞下移的作用。同时,按摩冲、任二脉对妇科诸证具有显著疗效。本操作可以治疗心脏病、胃胀、腹胀、腹痛、呕吐、泄泻、阳痿、遗精、痛经、闭经、月经不调、带下等病证。

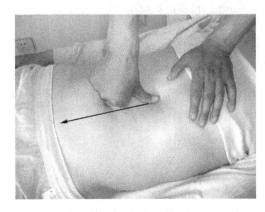

图 6-22　调和冲任(拇指推法)

五、健运三经

【施治部位】

足少阴肾经、足阳明胃经、足太阴脾经在腹部的循行部位,以及腹内的肠道(图 6-23)。

【操作手法】

1. 按法:医者侧身坐在床沿上,用右手掌从患者肋弓下缘开始逐掌按压腹部一侧腹直肌至小腹耻骨止。每按一掌,应由轻渐重,力透腹内,并停留一段时间,再更换位置。按完一侧,再按另一侧(图 6-24)。

2. 拨法:(1)医者坐位或站位,左手或右手四指相并指腹对齐按于患者左侧腹直肌外缘,从肋弓下缘开始,由外向里拨动腹直肌,并带动腹内组织运动,自上向下至耻骨止。若一手力量不够,可双手重叠,辅助用力(图 6-25)。

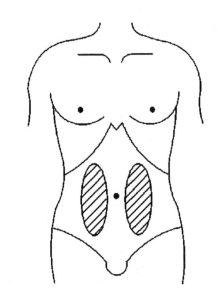

图 6-23　健运三经(部位)

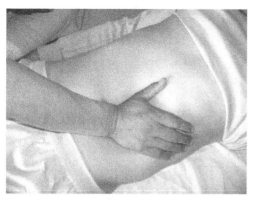

图 6-24　健运三经（掌根按法）

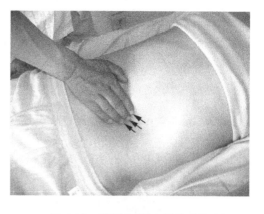

图 6-25　健运三经（左侧单手拨法）

（2）医者坐位或站位，右手拇指指腹按于患者右侧腹直肌的外缘，从肋弓下缘开始，由外向里横拨腹直肌，并带动腹内组织运动，自上而下至耻骨止（图 6-26）。

（3）医者坐位或站位，左手或右手四指相并指腹对齐按于患者右侧腹直肌的内缘，从肋弓下缘开始，由里向外横拨腹直肌，并带动腹内组织运动，自上而下至耻骨止。若一手力量不够，可双手重叠，辅助用力（图 6-27）。

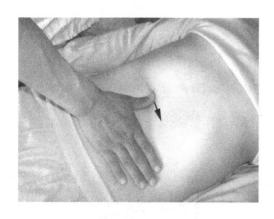

图 6-26　健运三经（右侧拇指拨法）

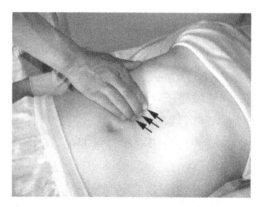

图 6-27　健运三经（右侧单手拨法）

3. 推法：（1）医者站位，用左手掌根或右手大鱼际从患者肋弓下缘沿腹直肌向下用力直推至下腹部止。推完一侧，再推另一侧（图 6-28）。

（2）医者站位，左手掌跟按于患者左季肋下缘，右手掌跟按于患者右季肋下缘，双手同时沿腹部两侧腹直肌向下用力直推至下腹部止（图 6-29）。

【操作要领】

使用按法时，力量要渗透腹内，每按压一个部位，以患者有得气感为宜；更换位置时，撤力要缓慢，不可突然离开。使用拨法时，指腹要吸定皮肤，不可搓动，拨动时要带动皮下和腹内的组织运动,不可作用浮浅,行于皮肉;拨动的幅度以腹直肌的宽度为准;手法要柔和缓慢,力度适中,腹直肌丰厚者拨动时指下有弹动感;对腹直肌有板滞、发硬或压痛的部位要重点施治。使用推法时,要沉而不浮,滑而不滞,反复操作,以腹内有热感为佳。

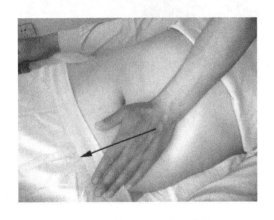

图 6-28　健运三经(单手推法)

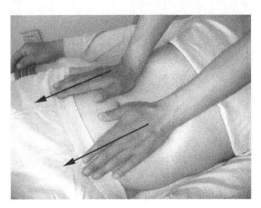

图 6-29　健运三经(双手推法)

【临床作用】

　　腹中线两侧为足少阴肾经、足阳明胃经和足太阴脾经在腹部的循行部位,其下藏胃、胰、十二指肠、小肠和肾等组织器官。腹左侧易受心、脾、胃等脏腑慢性疾病的影响,日久会导致左腹直肌肉板滞、硬结或有压痛感;腹右侧易受肝、胆等脏腑慢性疾病的影响,日久会导致右腹直肌板滞、硬结或有压痛感。此外,脏腑慢性疾病日久不愈,会造成腹部内组织器官的气滞血瘀、病邪滞留、气血运行受阻,又直接影响脏腑的正常生理功能,成为心、肝、肺、脾、胃等器官的致病因素。因此对腹部两侧根据病证进行治疗是非常重要的,不但可以起到疏通肾、脾、胃三经,健脾和胃,滋阴补肾的作用,还对腹内组织器官起到软化消散硬结、活血化瘀、行气活血、消炎止痛、调和脏腑、通畅腹气、扶持正气、升清降浊的功效。在临床运用中,要结合患者病证,侧重治疗的部位。本操作是治疗多种脏腑疾病的常用方法。

六、健脾和胃

【施治部位】

　　左季肋下的脾和胃、左肋弓下缘和胃脘部(图 6-30)。

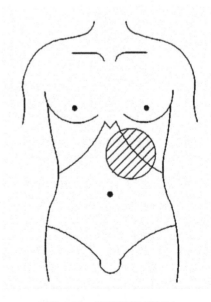

图 6-30　健脾和胃(部位)

【操作手法】

1. 揉法：医者坐位或站位，用右手四指指腹或手掌从患者胃的贲门起，经过胃体按揉至幽门止(图 6-31)。

2. 按法：医者侧身坐在床沿上，用右手全掌和四指按在患者左季肋部位，掌根按在左肋弓下缘的胃脘部位，力量由轻渐重，按而留之(图 6-32)。

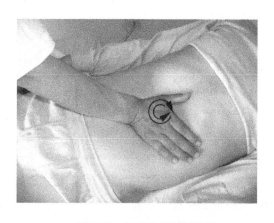

图 6-31　健脾和胃(掌揉法)

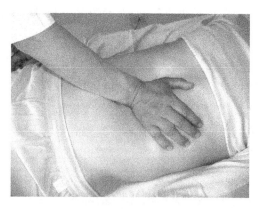

图 6-32　健脾和胃(掌按法)

3. 拨法：(1)医者站位，左手掌按压患者左季肋，使肋弓下缘的肌肉松弛，同时右手四指相并指腹按于肋弓下缘的胃体进行拨动，一按一拨，有将病邪从胃内掏出和拨向下方之势(图 6-33)。

(2)医者站位，双手重叠，左手辅助用力，右手四指相并指腹按于患者左肋弓下缘部位的硬块或条索，向右下方用力拨动(图 6-34)。

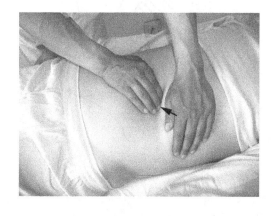

图 6-33　健脾和胃(单手拨法)

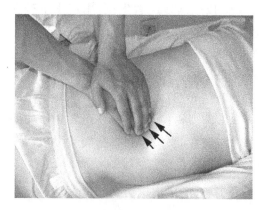

图 6-34　健脾和胃(双手拨法)

【操作要领】

使用按法时,用力要由轻渐重,切忌暴力,操作结束时也要慢慢放松,不可突然撤力;按压时以腹内有气动声响为佳。使用拨法时,双手要相互配合,一按一拨,协调自如;手指要拨动腹内组织,不可作用浮浅,行于皮肉;若此处有积滞形成的硬块或条索,要用手指按于其上进行重点施治,促使其软化消散。在临床运用中,若患者被施治部位板滞或压痛厉害,应先用按法再用拨法,多按少拨,等患者病情缓和,能够承受大力度后再使用双手拨法着力拨动硬块或条索,力度的大小要根据患者的反应而定。

【临床作用】

脾胃为"后天之本",气血生化之源,胃主受纳,胃气以降为顺,脾主运化,脾气以升为宜,脾胃作为气机升降之枢纽,脾升胃降带动全身的气机升降,因此脾胃的功能是否正常,直接影响人体气血的盛衰和气机的升降出入。在治疗脏腑疾病时,从体内各处驱除出来的有形或无形病邪又容易集聚滞留在上腹部的胃脘部位。因此对脾胃的治疗在脏腑按摩中是必不可少的。通过对脾胃的按摩,一可以增强脾胃的血液循环,调和胃肠分清泌浊功能,促进食物消化,使气血生化有源,以扶助正气、提高人体的抗邪能力;二可以增进胃肠蠕动,畅达中焦气机,以升清降浊,驱逐寒湿、郁气、积食和瘀血。本操作对肝气横逆、痞满胀痛、呃逆呕吐、食欲不振、吞酸嘈杂、胃寒疼痛及清除中焦聚存的病邪有很好的效果。

七、疏肝利胆

【施治部位】

右季肋下的肝胆和肋弓下缘部位(图6-35)。

【操作手法】

1. 按法:(1)医者坐位,用左手掌按在患者右季肋,四指相并指腹沿肋弓下缘下按,指腹和掌根同时用力,手掌向里并向左下方推压季肋,四指指腹向下按压,持续一段时间(图6-36)。

(2)医者坐位,右手掬住患者右季肋肋弓,手掌按在肋弓上,四指指腹着力按压肋弓下缘部位,按而留之(图6-37)。

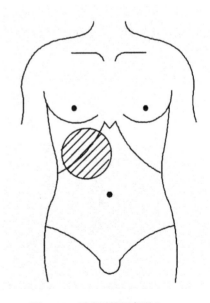

图6-35　疏肝利胆(部位)

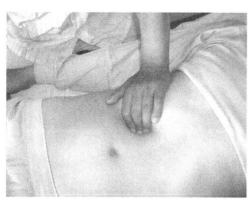

图 6-36　疏肝利胆（掌指按法）

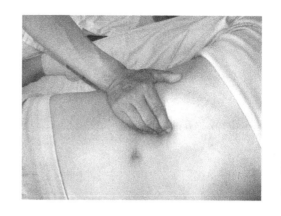

图 6-37　疏肝利胆（四指按法）

（3）医者坐位，用右手的大鱼际按压患者右肋弓下缘部位，并可缓缓运动。若肝肿大露出肋弓下时，不要采用本手法按压，以防损伤肝脏（图 6-38）。

（4）医者坐在床沿上，用右前臂外侧横着（肘部鹰嘴位于心口窝）压按患者右季肋，力量由轻渐重，按而留之。并可根据肋下的反应情况沿季肋更换位置进行按压（图 6-39）。

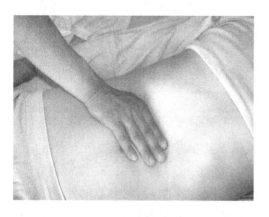

图 6-38　疏肝利胆（鱼际按法）

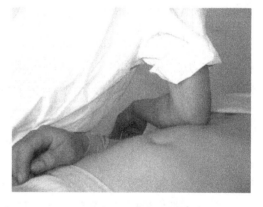

图 6-39　疏肝利胆（前臂按法）

2. 拨法：（1）患者坐位或站位，左手掌按压患者右季肋，使肋弓下缘部位肌肉松弛，同时右手四指相并指腹按于肋弓下缘的部位进行拨动，一按一拨，反复操作（图 6-40）。

（2）医者站位，双手重叠，左手辅助用力，右手四指相并指腹按于患者右肋弓下缘部位的硬块或条索向下方用力拨动（图 6-41）。

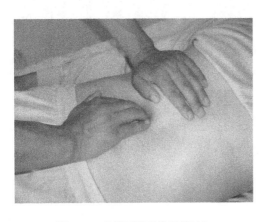

图 6-40　疏肝利胆（单手拨法）　　　　图 6-41　疏肝利胆（双手拨法）

【操作要领】

使用前臂按压右季肋时，按压力量要由小到大，逐渐施力，最大力度要使患者能够承受，不可突然用猛力、蛮力压伤肋骨；按压结束时，要缓缓撤力，决不可猛然撤力；按压以季肋下发出气泡声响为佳；患者季肋部要垫上较厚的衣服或者按摩巾，以防压痛肋骨。使用拨法时，双手要相互配合，协调自如；手指要拨动腹内组织，不可作用浮浅，行于皮肉。若此处有积滞形成的硬块或条索，要用手指按于其上进行重点施治，促使其软化消散。在临床运用中，若患者被施治部位板滞或压痛厉害，应先用按法再用拨法，等患者病情缓和，能够承受大力度后再使用双手拨法着力拨动硬块或条索，力度的大小要根据患者的反应而定。对于肝硬化或肝肿大的患者，开始治疗时用力要轻，以防止损伤肝脏。

【临床作用】

肝生性条达，其性刚烈，主疏泄，调畅全身气机。其在志为怒，最易被情志所伤，影响疏泄功能的正常，异致肝气郁结、气机不畅，甚至形成血瘀或积聚、肿块、膨胀等病理产物。肝气郁结，又可影响胆汁的分泌与排泄，而出现胁胀满、疼痛、口苦、纳食不化，甚则黄疸等证。《素问·举痛论》有"百病生于气也"之说，疏肝利胆、保持肝脏正常的疏泄功能是保持全身气机调畅、气血和调的关键，所以在治疗脏腑疾病时，保持肝的正常生理功能是非常重要的。通过对肝胆部位的按摩治疗可将肝内的郁滞气血消散排出来，并改善肝细胞的内部环境，使其内气血通畅，得以濡养，从而使肝硬者软之，肝大者消之，恢复正常的生理状态。本操作对肝硬化、脂肪肝、慢性胆囊炎、胆囊炎、肋痛、肝气郁结以及非病毒性慢性肝炎等肝胆系统疾病的治疗有独特的效果。

八、舒肝健胃

【施治部位】

左季胁下的脾胃和肋弓下缘部位,右季胁下的肝胆和肋弓下缘部位(图 6-42)。

【操作手法】

按法:(1)医者站位,右手手掌及四指按在患者左季胁上,掌根按在肋弓下缘的胃脘部位,手掌和掌根同时用力向里并向右下方按压;同时,左手掌按在患者右季胁上向里并向左下方推按,四指相并弯曲指腹沿左肋弓下缘向下着力点按(图 6-43)。

(2)医者站位,右手全掌按在患者左季胁上,掌根按在肋弓下缘部位,左手全掌按在患者右季胁上,掌根按在肋弓下缘部位,双手掌同时按压两季肋(图 6-44)。

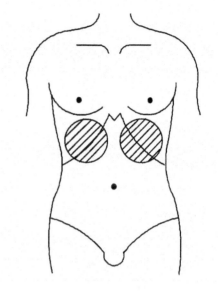

图 6-42 舒肝健胃(部位)

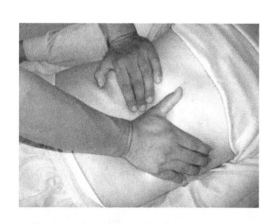

图 6-43 舒肝健胃(双手按法 1)

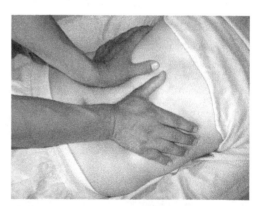

图 6-44 舒肝健胃(双手按法 2)

【操作要领】

双手要同时用力向上腹部方向搂抱式按压;双手要逐渐施力,由轻渐重按压,力透脏腑,切忌暴力;操作结束时要缓缓撤力,使肋骨慢慢恢复原型,不可突然松手;双掌下以出现气动声响为宜。

【临床作用】

两手同时着力按压患者两季肋,可以使按摩过程中治疗出来的肝胆和脾胃内淤滞的病邪变得更加疏松,并将其推按到上腹部,以便于促使其向下腹部或者体外运动,从而减轻病邪对肝胆和脾胃的损害,有利于这些脏腑器官功能的恢复。另外,患者两肋下的病邪下移后,也有利于瘀滞在胸腔内的邪气向下移动,调节肺和心的功能,而缓解或消除胸部的一些症状。本操作常与"翻江倒海"交替使用,对胸闷、心悸、胃胀、胃痛、呃逆等病证有疗效。

九、心下破积

【施治部位】

剑突下心口窝部位(图 6-45)。

【操作手法】

1. 按法:(1)医者侧身坐在床沿上,用右手食指或中指指腹点按患者心口窝部位的硬块(图 6-46)。

(2)医者侧身坐在床沿上,用右前臂顺身体放在患者胸骨上,肘尖按压在心口窝部位,然后前臂逐渐抬起,肘尖着力下按(图 6-47)。

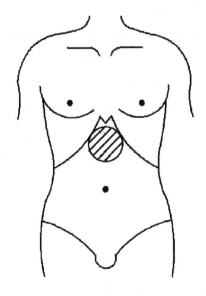

图 6-45 心下破积(部位)

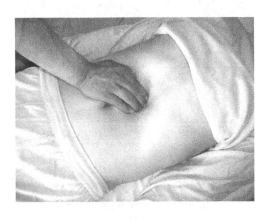

图 6-46 心下破积(单指按法)

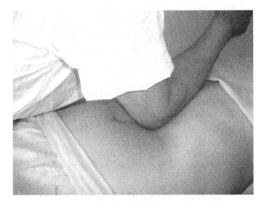

图 6-47 心下破积(肘尖按法)

2. 拨法:(1)医者站位,左手全掌按于患者心口窝上方胸骨剑突部位,同时右手四指相并指腹着力按于心口窝部位自上向下按而拨之(图 6-48)。

(2)医者站位,双手重叠,左手辅助用力,右手四指相并指腹对齐着力拨动患者心口窝部位的硬块或条索(图 6-49)。

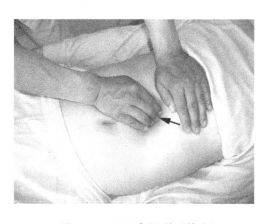

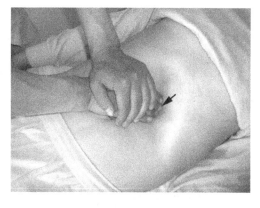

图 6-48　心下破积(单手拨法)　　　　图 6-49　心下破积(双手拨法)

【操作要领】

因心口窝部位有肝脏分布,所以无论在使用按法还是拨法时都要注意用力的大小,以防损伤肝体。若此处积聚病邪,按压或拨动时会发出气动声响。

【临床作用】

心为君主之官,居于胸中,心口窝位处心脏之下,心脏病变易使该处气血不调,造成气血瘀滞,使该处肌肉板滞硬结或生成条索等病理产物,反过来又影响心脏的正常功能,并导致其他各脏腑气血紊乱。通过对此处按摩,可以起到活血化瘀、软坚散结、消除血行障碍、改善心脏周围环境和利于心脏功能恢复正常的作用。另外,在治疗脏腑病过程中,病邪极易聚积心口窝部位不能下行,有时还向胸部移动。本操作可推动和引导病邪向下移动,有效阻止气机上逆,治疗反胃、吞酸、噎嗝、呕吐等胃部疾病。

十、固肾培元

【施治部位】

脐、脐部周围肌肉及腹内器官(图 6-50)。

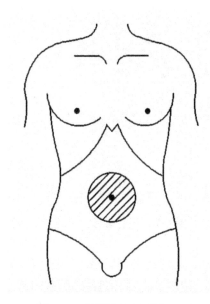

图 6-50　固肾培元(部位)

【操作手法】

1. 按法:医者侧身坐在床沿上,用右手全掌着力按压患者脐部,或用右手掌根、鱼际着力对患者脐部上、下、右、左周围进行按压,由轻渐重按而留之(图6-51)。

2. 拨法:(1)医者站位,用一只手四指相并指腹着力按于患者脐部左侧,由外向里进行拨动。若一只手力量不够,另一只手可重叠辅助用力(图6-52)。

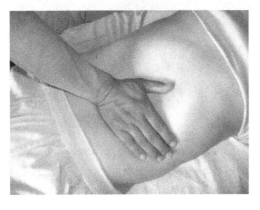

图6-51 固肾培元(全掌按法)

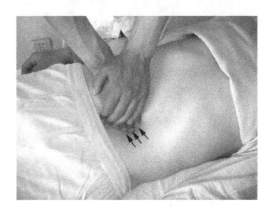

图6-52 固肾培元(左侧双手拨法)

(2)医者坐位或站位,用一只手四指相并指腹按于患者脐部右侧,由里向外进行拨动。若一只手力量不够,另一只手可重叠辅助用力(图6-53)。

3. 揉法:(1)医者站位,双手重叠,辅助用力,手掌按于患者脐上,掌心对准脐眼,进行旋转按揉,旋转幅度由小到大,再逐渐由大到小(图6-54)。

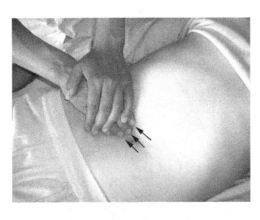

图6-53 固肾培元(右侧双手拨法)

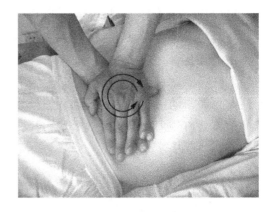

图6-54 固肾培元(环揉法)

(2)医者站位,双手重叠,左手辅助用力,右手全掌按于患者脐部,掌心对准脐部空起,手掌的边缘着力,团揉脐部周围(图6-55)。

【操作要领】

使用按法时,要力透腹内,按压至腹内有温热感为宜。使用拨法时,用力要先轻后重;若脐部周围肌肉板滞硬结或腹内有条索,在患者能承受疼痛的情况下可加力拨动。按揉脐部时,按压要沉着,不可浮于皮表;顺时针揉为补,逆时针揉为泻;慢揉为补,快揉为泻;补时用力可稍向上腹部推,泻时用力可稍向下腹部推;顺、逆旋转手法相同时为平补平泻。团揉脐部时,右手掌心空起,手掌边缘着力,左手要辅助右手的边缘用力;揉动时,手掌边缘更替围绕脐部按压转动,手掌不旋转;转动频率要缓慢,要使按揉的力传入体内而不浮于体表。

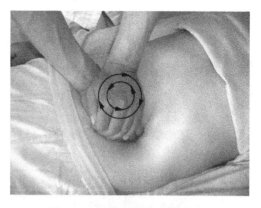

图 6-55　固肾培元(团揉法)

【临床作用】

脐中为"神阙穴",是与人体生命、神气息息相关的人体要穴。神阙通任、督、冲和带脉,与十二经关系密切,故按摩脐部能直接或间接作用诸经脉,影响五脏六腑。脐周围为肾在腹部的反射区,肾为"先天之本",内育元阴元阳,为脏腑阴阳之本,生命之源。肾的阴阳失调会导致其他各脏的阴阳失调。反之,其他各脏的阴阳失调,日久必导致肾的阴阳失调,在临床中发现许多慢性脏腑疾病日久不愈,都会损伤正气,引起局部或全身的气血不足,导致脐部周围肌肉气血瘀滞,而产生板滞硬结或有压痛,进而影响肾中精气的生成和贮藏,造成肾功能失调。因此对脐部及其周围进行按摩,可以起到活血化瘀、软坚散结、调和气血、消除对肾脏的影响、恢复肾的阴阳平衡、激发元气、扶持正气、提高人体抗病能力的作用。因此,在治疗脏腑慢性疾病时,对脐部及周围的按摩治疗是非常重要和必要的。另外,脐部位于腹内小肠的中心,通过使用按法和揉法,可以调节小肠的吸收功能,促使肠内的食物残渣移入结肠,疏散小肠气,缓解肠壁痉挛。本操作对肾虚腰痛、肠绞痛、慢性肾炎以及阳痿、早泄、遗精等男性性功能障碍疾病、泌尿系统和妇科疾病具有疗效。

十一、开通带脉

【施治部位】

腰部两侧带脉穴部位(图 6-56)。

【操作手法】

1. 拿法:医者站位,左手四指置于患者右后腰部,拇指放在腹前,右手四指置于患者左后腰部,拇指放在腹前,两手同时拿捏腰部两侧的带脉穴部位(图 6-57)。

2. 按法:医者站位,左手中指或拇指指腹按

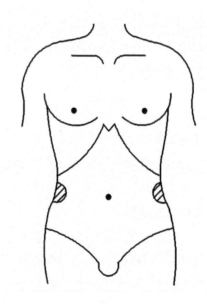

图 6-56　开通带脉(部位)

在患者右腰带脉穴处,右手中指或拇指指腹按在患者左腰带脉穴处,两手中指或拇指同时着力点按两带脉穴(图6-58)。

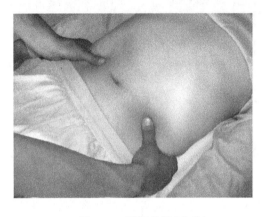

图 6-57　开通带脉(拿法)

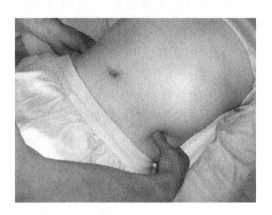

图 6-58　开通带脉(按法)

【操作要领】

双手拿捏时,要力度适中,感到两侧肌肉发热为止。点按时要力透腹内,结束操作时要缓缓撤力,并对点按部位进行轻轻按揉。一般先拿捏后点按,两种手法连贯使用。

【临床作用】

带脉为足少阳胆经在胁腰部穴位,亦为带脉的穴位。带脉环束腰部,上下行诸经湿浊沿带脉下而成带,奇经八脉的冲、任、督、带四脉与妇科疾病关系密切。本操作能通周身之气,有治疗月经不调、赤白带下、阴挺等妇科疾病的作用。另外,带脉环身一周,与十四经相联,有约束上下行经脉的作用,故本操作也常用于治疗腰腹肌肉松弛无力。

十二、翻江倒海

【施治部位】

两季肋下的肝胆和脾胃、心口窝部位及上腹部(图6-59)。

【操作手法】

揉法:医者站位,左手和右手手掌及手指分别按压在患者右季肋和左季肋部位。左手掌根着力向下按压右季肋,四指沿肋弓向下按压肋弓下缘;右手着力按压左季肋,四指按住用力向里搂按,两手按压的力量形成向上腹部

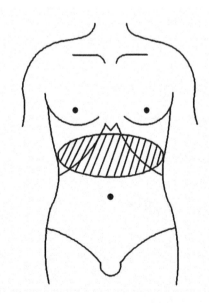

图 6-59　翻江倒海(部位)

中间对挤之势。然后左手带动手下皮肤向右乳头方向移动,四指指腹向肋弓下缘用力按下;右手同时向里搂按左季肋。接着左手向下移动,用掌根向左下方用力推按右季肋,四指指腹慢慢向里拨动肋弓下缘部位;同时右手随左手的运动放松用力,两手恢复原状(图6-60 和图 6-61)。

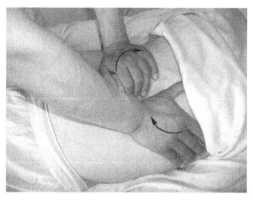
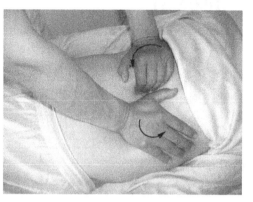

图 6-60　翻江倒海(双手揉法 1)　　　　　图 6-61　翻江倒海(双手揉法 2)

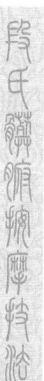

【操作要领】

本手法为一气呵成的连贯手法,两手要协调配合,动作应沉着、缓慢、柔和,不可僵硬或速度太快。临床运用时,双掌下或上腹部会出现病邪流动的响声,双手揉动的位置可根据病邪发出声响的部位上下移动。按揉力度大小要根据按揉时发出声响的浮沉,即病邪在体内存在部位的深浅而定。一般病位深的用力要大些,病位浅的用力要小些,以能够揉出声响为准,如果没有声响也不必刻意追求。有时病邪会移于胸或下沉于里,通过按压胸部或背部后可使病邪下行或上浮于上腹部,可再进行揉按,就会发出声响。注意在按揉时不要用猛力,防止损伤肋骨。

【临床作用】

在脏腑按摩治疗过程中,积存在两肋胁之下肝胆和脾胃内的病邪不宜向下移动,通过该手法可以将其推按至上腹部,并使停滞病邪由固定凝聚而变的活动疏散,有利于下移排出体外。本操作是使积聚于中焦的病邪由“死”变“活”,并促使其向下腹移动最终排出体外的重要方法,是治疗脏腑疾病过程中的常用手法,常与“舒肝健胃”手法交替操作,可用来治疗心下痞满、腹胀、胃胀、呃逆、肋痛、胸闷等病证。

十三、推波助澜

【施治部位】

上腹部的胃脘及肠道(图 6-62)。

【操作手法】

拨法:(1)医者站位,左手掌按于患者心口窝上部,右手四指相并,用食指和中指指腹按于患者脐上部位,然后指腹吸定皮肤带动皮肉向上移动后下按,再向下推拨腹内组织至原按压部位。若右手力度不够,可双手重叠,左手辅助用力(图 6-63)。

(2)医者站位,左手掌按于患者心口窝上部,用右手大鱼际及拇指外侧按于患者脐上腹部,然后吸定皮肤带动皮肉向上移动后下按,再向下推拨腹内组织至原按压部位(图 6-64)。

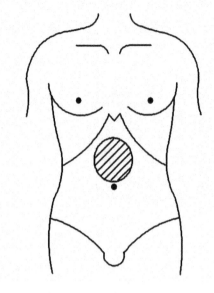

图 6-62　推波助澜(部位)

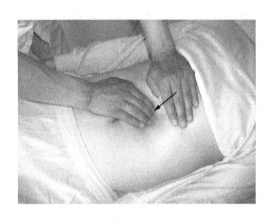

图 6-63　推波助澜(四指拨法)

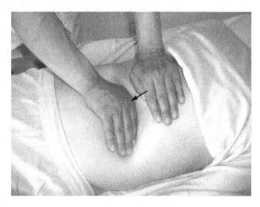

图 6-64　推波助澜(大鱼际拨法)

(3)医者站位,右手全掌按于患者左季肋部位,左手掌尺侧小鱼际部位按于患者上腹部。右手向上腹部按压左季肋,使上腹部松弛,同时用左手小鱼际向下方推拨上腹部,双手协调配合,一按一拨(图 6-65)。

【操作要领】

向下拨动的时候,动作要缓慢沉着,不可只带动腹部皮肤移动,必须将积聚在上腹部内的病邪向下拨动,要有向下腹部推移病邪之意。向下拨动有时会发出"哗哗"的气动声响。

【临床作用】

当停留在两肋胁和心口窝的病邪移动到上腹部时,若不能下行,通过本手法的作用可促进其向腹部下方移动。本操作可以用来治疗胃胀、呃逆、食积、呕气等病证。

十四、海底捞月

【施治部位】

小腹内的组织器官及男性阴部周围(图 6-66)。

【操作手法】

1. 按法:医者站位,用单手掌或双手掌重叠由轻渐重按压患者小腹部位。若体内病邪下移积滞在下腹部,可对其重点施治,使其疏散或向上腹部移动(图 6-67)。

2. 揉法:医者站位,用单手掌或双手掌重叠按于患者小腹部位进行顺时针或逆时针缓慢旋转揉动(图 6-68)。

3. 拨法:(1)医者站位,左手虎口张开,虎口向下,用拇指按于患者小腹右侧,食指按于患者小腹左侧,手指同时下按向上搂拨,然后放松下移恢复原位,反复操作(图 6-69)。

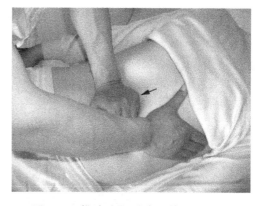

图 6-65 推波助澜(小鱼际拨法)

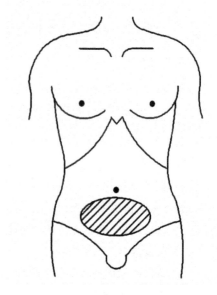

图 6-66 海底捞月(部位)

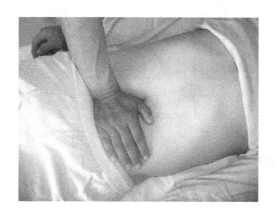

图 6-67 海底捞月(单掌按法)

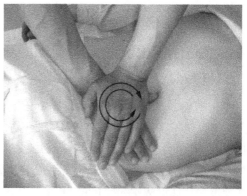

图 6-68 海底捞月(双掌揉法)

（2）医者站位，左手四指相并指腹按于患者小腹左侧，右手四指相并指腹按于患者小腹右侧，两手指尖向下，双手指同时下按向上搂拨，然后放松下移恢复原位，反复操作（图6-70）。

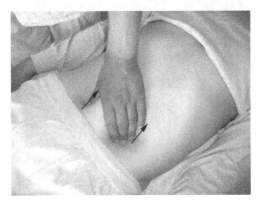
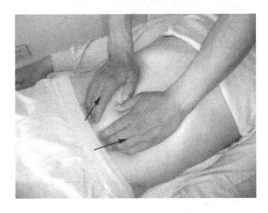

图6-69　海底捞月（单手拨法）　　　　图6-70　海底捞月（双手拨法）

【操作要领】

使用按法时，用力方向要垂直腹部；若患者上腹部或胸部有憋闷感，应及时结束操作。使用揉法时，旋转要缓慢，力度要适宜。使用拨法时，拨动的频率不要太快；若下腹部有病邪积聚，有时会发出声响。

【临床作用】

当病邪移至下腹部位，并不能完全从"二便"排出体外，通过本操作，可将其一部分赶出体外，一部分又重新返回上腹部，这样病邪由上被治到下，再由下被治到上，上下反复运动就会逐渐消散，最终全部被排出体外。本操作可以治疗一些妇科及泌尿系统的疾病。另外，在治疗男性性功能障碍疾病时，拨揉男性阴部周围经脉和揉捏睾丸等操作也被称作"海底捞月"。

十五、定海神针

【施治部位】

腹部的硬块或穴位（图6-71）。

【操作手法】

1. 食指按法：医者站位或侧身坐在床沿上，整个手型呈勺状，用中指指腹按压在食指背面的指甲上，辅助食指用力，用食指指腹或指尖紧贴患者体表施治部位或穴位上，将力贯注于指端，按而留之。如点按左"梁门"穴（图6-72）。

2. 中指按法：医者站位或侧身坐在床沿

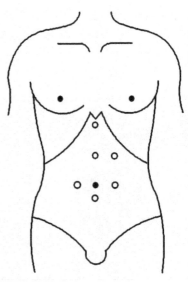

图6-71　定海神针（部位）

· 74 ·

上,整个手型呈勺状,用食指和无名指扶在中指两侧,辅助中指用力,将力贯注于中指端点按患者体表施治部位或穴位。如点按"气海"穴(图6-73)。

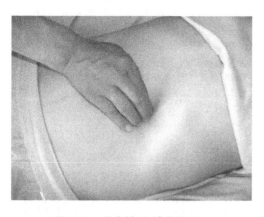

图6-72　定海神针(食指按法)

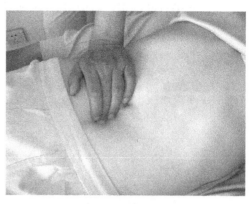

图6-73　定海神针(中指按法)

【操作要领】

用力要贯注于指端,垂直向下逐渐施力,力量要由轻渐重,由表及里,然后按而留之,因操作要求有力、渗透、持久,故称为"定海神针"。结束操作时要缓缓撤力,不可突然松力;放松后,做旋转揉动以消除点按对皮肤的刺激。

【临床作用】

指按法又称点法,有相当强的渗透力,刺激性很强,通过点按刺激穴位,可以通过经络将能量传递给相应的脏腑器官,从而通过经络的调节作用来调和脏腑的功能。另外点法对于一些硬块还具有软坚散结、活血化瘀、解痉止痛的功效,是消除腹腔内硬块和板滞肌肉常用的重要手法。本操作适用于对腹部任何部位的硬块和穴位的按摩,是一种常用手法。

十六、抓拿腹壁

【施治部位】

腹壁肌肉(图6-74)。

【操作手法】

1. 抓拿法:医者坐位或站位,手掌按贴于患者腹壁,先以掌根施压力,后屈曲指掌下叩,以掌根与指端合力将局部皮肉紧缩攒压,然后逐渐自掌内松脱滑出,沿肌群分布

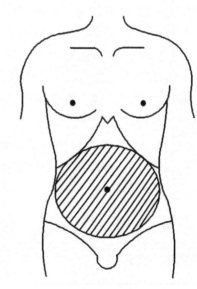

图6-74　抓拿腹壁(部位)

上下移动,可纵向或横向操作,对板滞硬结的部位可重点施治(图 6-75)。

2. 拿揉法:医者坐位或站位,拇指和四指相对合力将患者腹壁肌肤拿起,然后拇指和相对的四指进行揉捻腹壁肌肉,然后再放松,沿肌群分布上下移动,可纵向或横向操作,对板滞硬结的部位可重点施治(图 6-76)。

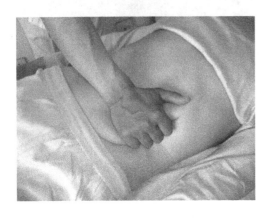

图 6-75　抓拿腹壁(抓拿法)

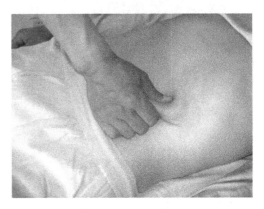

图 6-76　抓拿腹壁(拿揉法)

【操作要领】

在抓拿腹肌的操作中要根据疾病的具体情况选择、确定部位,确定力的大小和抓拿次数的多少,注意不要损伤肌肤。

【临床作用】

肌肤位于人体的外层,包裹体内脏腑组织器官,有保护机体防御外邪的作用。在病理上,外邪可通过肌肤而侵入络脉、经脉以致脏腑。同样,脏腑失调生病,症状也可通过经络反映于肌肤,造成肌肤的气血瘀滞,运行不畅,进而影响脏腑功能。因此通过拿捏胸腹部肌肤可以起到祛风除寒、软坚散结、化瘀止痛、促进气血运行、改善脏腑功能、增强机体抵抗能力的作用。本操作可消除腹壁肌肉板结、脂肪堆积和脂肪瘤。

十七、通调全腹

【施治部位】

整个腹内组织器官(图 6-77)。

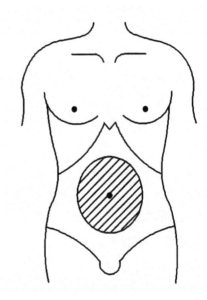

图 6-77　通调全腹(部位)

【操作手法】

1. 推搂法：医者站位，双手重叠，左手在上，右手在下，全掌横着置于患者上腹部。用掌根往左推右腹部，四指微抬；然后四指顺势再向右搂左腹部，掌根微抬，一推一搂为一次，并逐步向下移至小腹（图 6-78 和图 6-79）。

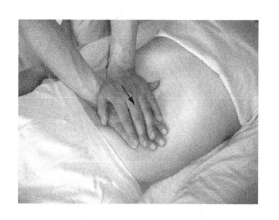

图 6-78　通调全腹（推搂法 1）

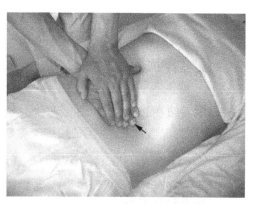

图 6-79　通调全腹（推搂法 2）

2. 拿提法：医者站位，左手置于患者脐上腹部，右手置于患者脐下腹部，双手拇指和其余四指分置于患者腹部左右两侧，将腹壁拿住用力向上缓缓提起，稍停顿一会儿，然后缓缓放松，使肌肉在手中滑脱，通常提拿三遍（图 6-80）。

【操作要领】

推搂时掌根和四指要沉着用力，推动和搂拨腹内的组织来回运动，不可只揉动腹壁；动作要缓慢柔和，频率不要太快；更换操作位置时要连贯自然，手不离开腹部皮肤。拿提腹壁时，手攥腹壁肌肉的力度不要太大，以防损伤肌肤；拿提后，患者会感到腹部气机舒畅。

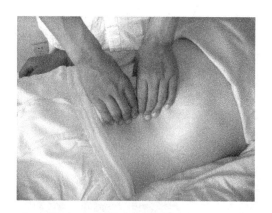

图 6-80　通调全腹（拿提法）

【临床作用】

通过此类操作，可以兴奋神经，促进腹内肠道蠕动，有效调节整个腹部气机，保持气机调畅。本操作可以治疗肠道痉挛、腹痛、腹胀、便秘、痛经、闭经、月经不调等病证。

十八、宽胸理气

【施治部位】

前胸部和胁肋部肌肉，以及胸腔内的肺和心等组织器官（图 6-81）。

【操作手法】

1. 推法：（1）医者站位，用单手掌根或大鱼际侧从患者胸骨柄起直推至胸骨突止（图 6-82）。

（2）医者站在患者头顶上侧，左手掌根按于患者左侧胸部锁骨下，右手掌根按于患者右侧胸部锁骨下，双手同时直推到季肋部止（图 6-83）。

（3）医者站在患者头顶上侧，左手掌按于患者左侧胸部，右手掌按于患者右侧胸部，两手同时抹至两腋下，并向下直推两胁肋部（图 6-84）。

2. 按法：医者站位，右手四指稍微分开，用四指指腹按于患者左侧肋间隙，沿肋间隙逐指按压肋间肌。同法用左手按压患者右侧肋间隙（图 6-85）。

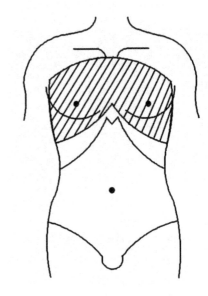

图 6-81　宽胸理气（部位）

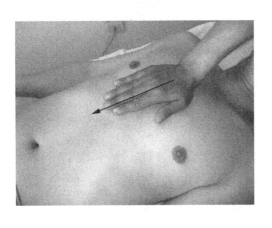

图 6-82　宽胸理气（胸部中间推法）

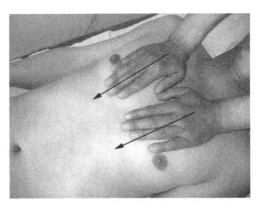

图 6-83　宽胸理气（胸部两侧推法）

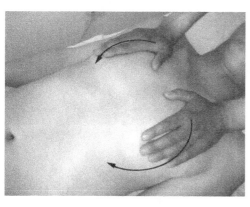

图 6-84　宽胸理气(两胁肋推法)

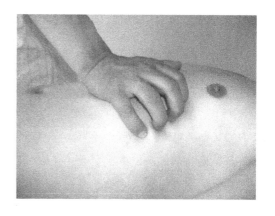

图 6-85　宽胸理气(肋间隙按法)

3. 揉法：(1)医者站位，右手掌按于患者左侧胸大肌，左手掌按于患者右侧胸大肌。右手逆时针旋转揉动，左手顺时针旋转揉动，双手同时按揉(图 6-86)。

(2)医者站位，右手掌按于患者左胁肋，左手掌按于患者右胁肋。右手逆时针旋转揉动，左手顺时针旋转揉动，两手同时按揉(图 6-87)。

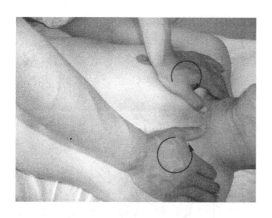

图 6-86　宽胸理气(胸部揉法)

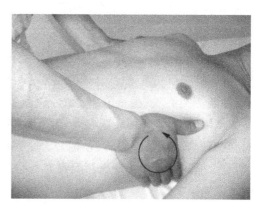

图 6-87　宽胸理气(胁肋揉法)

4. 拿法：(1)医者站位，用单手四指放在患者腋下，拇指与其相对拿捏胸大肌。右手拿患者左侧胸大肌，左手拿患者右侧胸大肌。两手可同时进行拿捏，也可拿完一侧，再拿另一侧(图 6-88)。

(2)医者站位，用单手从胸骨患者一侧开始，一手接一手地抓拿胸侧胁肋部皮肉。右手抓拿左胁肋部，左手抓拿胸右胁肋部(图 6-89)。

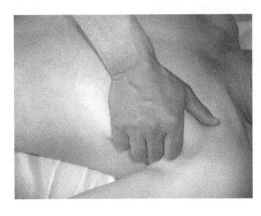

图 6-88　宽胸理气(胸大肌拿法)

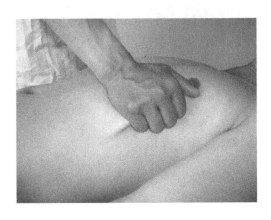

图 6-89　宽胸理气(胁肋拿法)

【操作要领】

按揉时应沉而不浮,重而不滞,灵活自如。在抓拿两胁肋的皮肉时,要边提拿边移动,用力要持续反复。用单手指顺着各肋间隙进行按压时,动作要缓慢,用力要渗透,若遇压痛点或条状物,应重点进行点、揉或拨。如果胸部心前区肌肉压痛或板滞,在治疗时手法要轻揉,以防对心脏造成较强刺激。

【临床作用】

心和肺位于胸中,通过对胸部肌肉的按摩,可以疏筋解滞,活血化瘀,消炎止痛,顺气降逆,促进胸部气血运行,从而改善心、肺所居住的外部周围环境,达到宣肺止咳、化痰降逆、补益心血心气、振奋心阳和增强心脏功能的作用。同时,还可疏通经络,温经散寒,对胸肋胀满、憋闷、肋间神经痛、岔气、冠心病、心绞痛、咳嗽、哮喘等胸部疾患亦有很好的治疗效果。

十九、压胸降逆

【施治部位】

胸骨和左、右锁骨下窝,侧胸部及腋下肋肋部(图 6-90)。

【操作手法】

1. 掌按法:(1)医者站在患者头顶上侧,用单掌按于患者胸骨处,指尖朝下向腹部,用力向下按压(图 6-91)。

(2)医者站在患者头顶上侧,双掌分别按

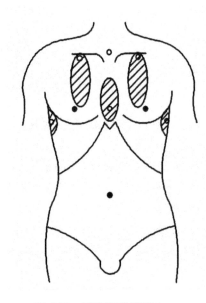

图 6-90　压胸降逆(部位)

于患者左、右锁骨的下方,用力向下按压。要有向腹部的方向用力的意念(图6-92)。

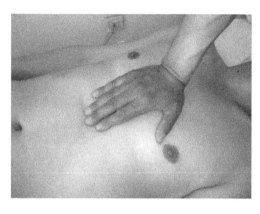
图6-91　压胸降逆(胸部中间掌按法)

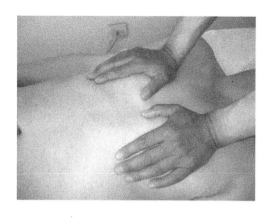
图6-92　压胸降逆(胸部两侧掌按法)

2. 肘按法:(1)医者侧身坐在床沿上,用前臂按于患者胸骨膻中穴部位,着力向下按压(图6-93)。

(2)医者站在患者头部一侧,用肘尖点压在患者左或右锁骨下窝气户穴部位,着力按压。要有向腹部的方向用力的意念(图6-94和图6-95)。

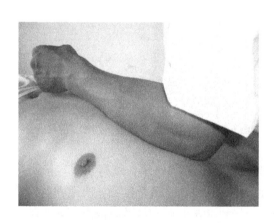
图6-93　压胸降逆(胸部中间肘按法)

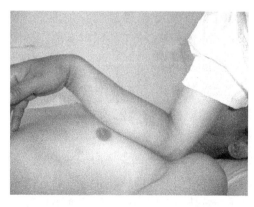
图6-94　压胸降逆(胸部左侧肘按法)

(3)患者侧卧(治疗右侧时背对医者,治疗左侧时面对医者),露出腋下胁肋部的大包穴。医者站位俯身,用前臂外侧按压患者胁肋的大包穴部位(图6-96和图6-97)。

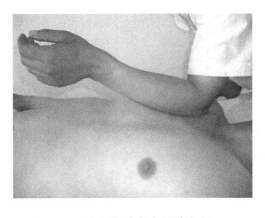

图 6-95　压胸降逆（胸部右侧肘按法）

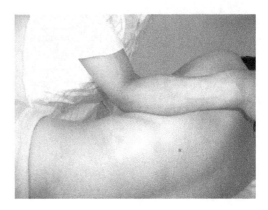

图 6-96　压胸降逆（左大包穴肘按法）

【操作要领】

按压时要缓缓施力，切忌突然使用暴力。操作结束时，要缓缓减力，使患者被压按变形的骨骼或肌肉缓慢恢复原形，切忌突然撤力。用力按压的方向要有向患者腹部推按的意念，意在将胸部的病邪向下按压到腹部。

【临床作用】

肺位于胸中，五脏中位置最高，为脏腑之华盖、清阳之府，若遭受病邪侵入，则胸阳为之痹阻，清气无法

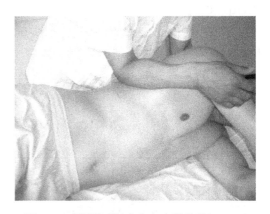

图 6-97　压胸降逆（右大包穴肘按法）

合成和输布，津液也会聚而成痰成饮，因此本操作具有清肺化痰、宣肺止咳、平喘降逆、将滞留在肺部的病邪化解消散、促其下行的作用，常用来治疗哮喘、咳嗽和痰饮等病证。另外，人体内的邪气宜降不宜升，升则会导致冲击心肺，导致胸部憋闷或心脏功能紊乱。当腹腔内的病邪或病气上逆于胸的时候，本操作还具有降逆宽胸、阻止病邪上逆的功效。

二十、引气归元

【施治部位】

整个胸腹皮部和脐部(图 6-98)。

【操作手法】

1. 推擦法:医者站位,左手掌按于患者脐部,右手掌从左手上侧起自下而上推擦到患者左肩部前侧,再顺原路自上而下捋回到左手掌,左手掌随即抬起,右手停止在脐部,然后右手掌抬起,左手掌再按在脐部。重复前面动作,从胸腹部的左侧至右侧,一手接一手地将胸腹部全部推擦一遍(图 6-99 和图 6-100)。

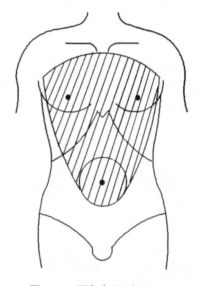

图 6-98 引气归元(部位)

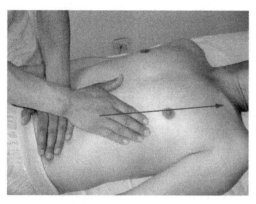

图 6-99 引气归元(推擦法 1)

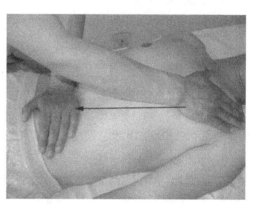

图 6-100 引气归元(推擦法 2)

2. 揉法:医者站位,双手重叠,左手辅助用力,右手掌按于患者脐部,先顺时针按揉九圈,然后逆时针按揉九圈,用力按压脐部一会儿,再结束操作(图 6-101)。

【操作要领】

推擦的动作要连贯自然,力度不要太大,意到即可。按揉脐部时,掌心要对准脐部,做到动作缓慢柔和,力达腹内;顺时针按揉时旋转的圈由小到大,逆时针按揉时旋转的圈由大到小。本式的两个操作手法是连贯的,推擦完胸腹后,顺势接着按揉脐部,两个操作要一气呵成。

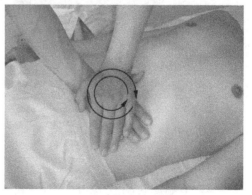

图 6-101 引气归元(掌揉法)

【临床作用】

丹田是道家修练的专用穴位用语,其位置相当于人体的脐部周围,也有认为在气海、关元穴部位。道家亦称此处为"炉"、"鼎",认为会聚人体从外界摄取的精华即"气"的储存部位,也是将"气"进行修练凝聚升华成"内丹"的场所。此操作为胸腹部按摩治疗后的结束手法,意在将按摩治疗后散开的元气收归到"丹田",即"气归丹田"。

第二节 腰背部按摩技法

患者俯卧,两臂弯曲,两手放在头部两侧,保持背胸部平整;松开腰带,暴露腰背或垫以薄衣,或覆盖按摩巾,肌肉放松。医者位于患者左侧(以下无专门叙述均指此位置),采取站位或坐在凳子上(以下简称坐位),或背对患者侧身坐在床沿上进行操作。

一、仙人推背

【施治部位】

整个腰背部的皮肉和经络。

【操作手法】

1. 直推法:医者站在患者头顶上侧,用双手掌根顺着患者脊柱两侧背伸肌太阳膀胱经循行部位,从肩部内侧起同时平推至腰骶部(图6-102)。

2. 分推法:医者站在患者头顶上侧,两手呈八字形分开,按于患者背部脊柱两侧,从中间向两侧,由上而下呈八字形向两侧分推,从胸背部逐渐下移至腰部(图6-103)。

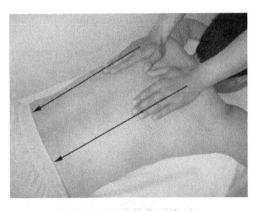

图6-102 仙人推背(直推法)

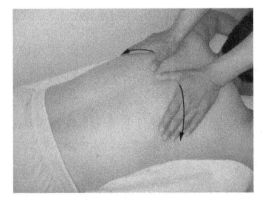

图6-103 仙人推背(分推法)

【操作要领】

手掌要紧贴皮肤,用力深沉平稳,做到推于皮表,而作用力深透于肌肉、脏腑,着力轻而不浮,重而不滞,均匀持续。

【临床作用】

温经通络,疏松腠理,疏通皮部,发汗解表,驱散风寒,宽胸理气,调和脏腑。

二、遍地开花

【施治部位】

整个背部的皮肉、脊柱两侧的膀胱经。

【操作手法】

1. 跪指揉法:用四指屈曲呈半握拳状,四指中节着力施治部位进行施转按揉。四指跪揉,接触面积较大,也便于加大力度,适用于腰背肌肉(图 6-104)。

2. 掌揉法:用手掌旋转按揉两肩胛及脊柱两侧肌肉,由上至下,由下至上,往返操作(图 6-105)。

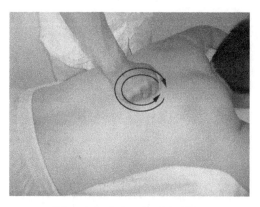

图 6-104　遍地开花(跪指揉法)

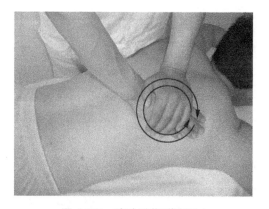

图 6-105　遍地开花(掌揉法)

3. 臂揉法:用前臂外侧旋转按揉背部肩胛、脊椎及腰部肌肉,由上至下,由下至上,往返操作(图 6-106)。

【操作要领】

一般先顺时针揉动几遍,再逆时针揉动几遍,动作要连续;要吸定皮肤着力带动皮下肌肉组织回旋转动,着力要均匀持续柔和,不可搓擦皮肤;移动位置时要缓慢连贯,避免触打或跳跃。施力的大小,频率快慢,旋转幅度大小要根据患者具体情况而定。

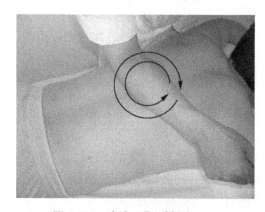

图 6-106　遍地开花(臂揉法)

【临床作用】

疏通经络,行气活血,软坚散结,祛风散寒,散瘀止痛,调和脏腑。

三、沙场点兵

【施治部位】

背部华佗夹脊穴、膀胱经上的脏腑俞穴。

【操作手法】

1. 指按法:医者站位,两手拇指指腹分别按于患者脊柱两侧 0.5 寸处的华佗夹脊穴,或者按于脊柱两侧 1.5 寸或 3 寸处的足太阳膀胱经上的穴位,用力由轻渐重进行按压揉动(图 6-107)。

2. 掌按法:医者站位,双掌重叠,一手掌叠在另一手掌上助力,逐掌按压患者背部脊柱两则至腰骶部,上下往返操作(图 6-108)。

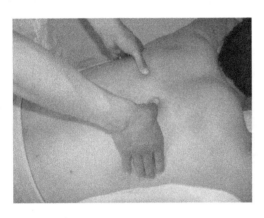

图 6-107　沙场点兵(指按法)

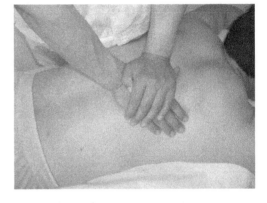

图 6-108　沙场点兵(掌按法)

3. 肘按法:医者站位或侧身坐在床沿上,用右臂肘部按压患者腰背部施治部位,按而留之(图 6-109)。

【操作要领】

肘按法便于加大按压力度,其力可深入脏腑,是一种重手法,使用时用力要由轻渐重,不可突然用力;结束操作时,要缓缓撤力,不可突然松开。

【临床作用】

背部膀胱经上的俞穴是脏腑经气输

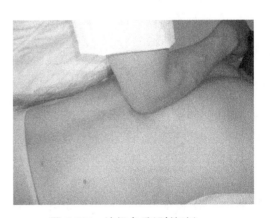

图 6-109　沙场点兵(肘按法)

注背腰部位的俞穴,与脏腑关系密切。当脏腑发生病变时,按压其背部的相应俞穴会有疼痛、酸胀、轻快的感觉,故此内经有"按其处,应在中而痛解"的记载。背部俞穴是治疗脏腑相应疾病的重要穴位,尤其是慢性甚或器质性疾病。故有"治脏者治其俞"的取穴原则。按法具有通经活络、散瘀除滞、驱风散寒、理气止痛的作用,是治疗脏腑病证时按摩腰背部的常用手法。

四、摇橹渡海

【施治部位】

背部的条索或硬结,脊椎两侧的膀胱经。

【操作手法】

1. 拇指拨法:医者站位,用单手拇指按在脊柱两侧的肌肉上进行弹拨,从肩部起,由上而下至腰骶部。也可重点弹拨条索或硬结部位(图 6-110)。

2. 掌指拨法:医者站位,左手按于右手拇指和大鱼际背侧,用拇指和大鱼际着力按于患者背部施治部位按而拨动(图 6-111)。

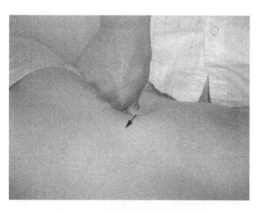

图 6-110 摇橹渡海(拇指拨法)

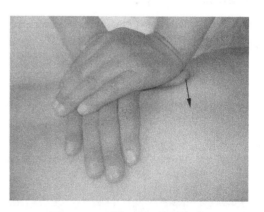

图 6-111 摇橹渡海(掌指拨法)

3. 肘拨法:医者侧身坐在床沿上,用右臂的肘部按于患者脊柱两侧的肌肉上进行拨动。从肩部至肩胛下角,肘由外向里拨动;从肩胛下角起至肾俞穴,肘由里向外拨动;从肾俞穴起至腰骶部,肘由外向里拨动(图 6-112)。

【操作要领】

操作部位要吸定皮肤,按而后拨,不能滑动,防止损伤皮肤,要做到使皮下肌肉或肌腱运动。拨动时指下肌肉以有弹

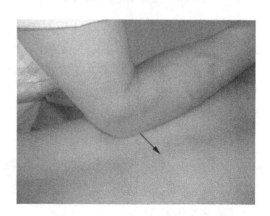

图 6-112 摇橹渡海(肘拨法)

动感为佳。

【临床作用】

拨法是刺激性很强的手法,作用于腰背部,可以疏通经络、畅通气血、软坚散结、解除痉挛、调和营卫、散寒止痛。通过对经络穴位的刺激,调节脏腑功能,是治疗脏腑病证时按摩腰背部常用的手法。

五、金牛犁地

【施治部位】

整个背部的皮肤、肌肉和经络。

【操作手法】

1. 滚推法:(1)医者站在患者头顶上侧,用双手抓住患者脊柱一侧的肌肤,由肩井穴滚推至肾俞穴。做完一侧,再做另一侧(图6-113)。

(2)医者站在患者一侧,用双手顺着背部肋骨的走向,由患者脊柱向胁肋部一手接一手地滚推肌肤。做完一侧,再做另一侧(图6-114)。

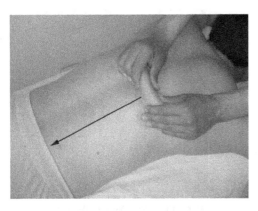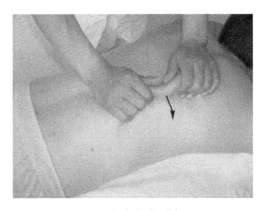

图 6-113　金牛犁地(滚推法 1)　　　　图 6-114　金牛犁地(滚推法 2)

2. 抓拿法:医者站位,用单手或双手将患者背部脊柱两侧的肌肉拿起,掌根与指端合力将肌肉紧缩攥压,边拿边放,反复操作(图6-115)。

3. 捏脊法:医者站位,用两手拇指桡侧面顶住患者脊柱两侧皮肤,食指和中指前按,与拇指相对,分别捏起脊柱上的皮肤,随捏随提,双手交替捻动并向前推进,即自龟尾穴起沿脊柱向上至大椎穴止,可反复操作(图6-116)。

【操作要领】

使用滚推法时,要边抓拿边向前移动;操作要缓和连贯,不可跳跃。使用抓拿法时,紧缩攥压肌肉的力度要适中,以患者能承受为准。

【临床作用】

调和营卫,疏通经络,行气活血,发汗解表,调和脏腑。

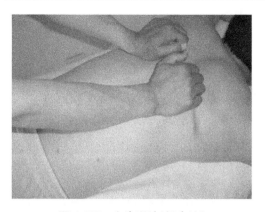

图 6-115　金牛犁地(抓拿法)

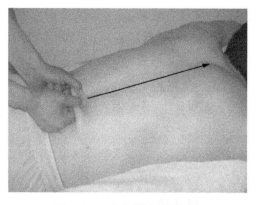

图 6-116　金牛犁地(捏脊法)

六、罗汉击鼓

【施治部位】

整个背部和腰骶部的肌肉及经络。

【操作手法】

1. 拳击法：医者站位，双手空心握拳，交替有节奏、轻巧灵活地捶击患者两肩胛部和脊柱两侧肌肉(图 6-117)。

2. 侧掌击法：医者站位，用双手小鱼际部交替击打患者背部膀胱经循行部位(图 6-118)。

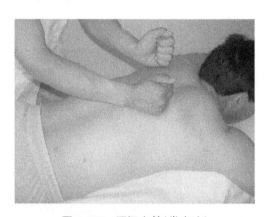

图 6-117　罗汉击鼓(拳击法)

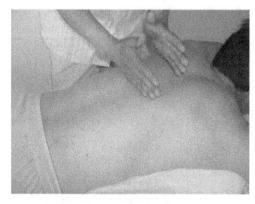

图 6-118　罗汉击鼓(侧掌击法)

3. 棒击法：医者站位，用木棒击打患者两肩胛部和脊柱两侧肌肉及膀胱经(图 6-119)。

【操作要领】

使用拳击法时，五指握拳要松软，起落要缓和而有节律，捶击要轻柔，切忌硬腕实拳、大力打击。使用棒击法时，木棒要在臂力的带动下，放松腕部，利用腕部摆动的惯性进行拍打,击打要有节奏,用力要快速而短暂。背部心脏和肾脏投影部位击打的力度要轻。

【临床作用】

疏通经络,行气活血,消肿止痛,振动脏腑,引邪达表,缓解痉挛,解除疲劳。

七、扳按整脊

【施治部位】

胸背部和腰背部的脊柱关节,骶髂关节。

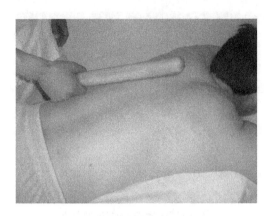

图 6-119　罗汉击鼓(棒击法)

【操作手法】

1. 侧扳法:患者侧卧,上腿屈曲,下腿伸直,医者面对患者而立,用一手或肘臂按压住患者肩前部,另一手或肘臂按压住患者髂臀部,医者两手或两肘向相反向同时用力扳动,使腰部产生扭转,待被动扭转到有阻力时,再用力扳动一下,一般可听到声响,然后用同样手法做对侧。适用于腰部(图 6-120)。

2. 扳腿法:患者俯卧,医者站在患者身侧,医者一手按住患者腰骶部,另一手托住患者对侧膝上部,两手协同向相反方向用力扳转,如此前手一提一放,后手的手法压力则一紧一松,逐渐增强扳动的强度,达到腰部后伸的作用,有时可触及响动,然后再以同手法做对侧。适用于腰骶部(图 6-121)。

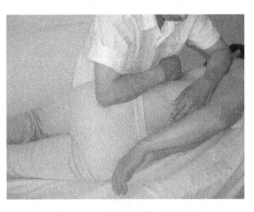

图 6-120　扳按整脊(侧扳法)

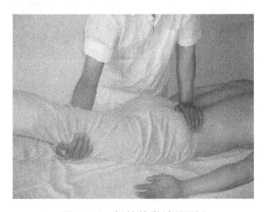

图 6-121　扳按整脊(扳腿法)

3. 扳肩法:患者俯卧,医者站在患者身侧,一手扳住患者对侧肩部,另一手掌根、鱼际或大拇指着力,按压住胸椎需扳动的节段。两手协同向相反方向用力扳动,并可听到响声,再以同样方法施于对侧。适用于胸椎(图 6-122)。

【操作要领】

扳按时，两手动作配合要协调，动作要缓和，用力要稳而巧，切忌粗暴硬扳。要掌握好关节旋转活动的最大限度，防治损伤脊柱关节和韧带。

【临床作用】

整复脊椎错位，滑利关节，解除粘连，可以治疗因脊柱关节错位压迫神经而导致的脏腑功能紊乱疾病。

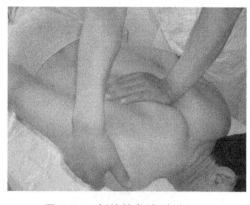

图 6-122　扳按整脊（扳肩法）

八、拿捏肩井

【施治部位】

肩井穴及颈肩部肌肉。

【操作手法】

拿法：医者站位，双手四指置于患者两肩前，拇指掌侧置于肩井穴处，拇指和四指同时相对用力拿捏，一紧一松，反复操作（图 6-123）。

【操作要领】

每次拿捏的力度要均匀，频率要适中；力度的大小以客人能接受为度。拿捏后，可用手掌轻轻地按揉，以消除拿捏的刺激。

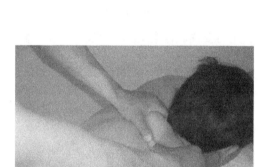

图 6-123　拿捏肩井（拿捏法）

【临床作用】

肩井穴为足少阳胆经在肩部的穴位。拿捏此穴具有疏经活络、理气止痛、调一身之气的作用。

九、强腰健肾

【施治部位】

腰部两侧肌群，志室和腰眼等腰部穴位。

【操作手法】

1. 拿法：(1)医者站位，双手虎口张开，拇指侧相并，用两拇指按于患者后腰右侧肌群部位，其余手指置于右软腰部位，两手同时拿捏腰肌（图 6-124）。

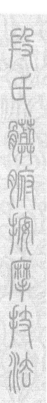

(2)医者站位,双手虎口张开,小鱼际侧相并,两拇指按于患者后腰左侧肌群部位,其余手指置于左软腰部位,两手同时拿捏腰肌(图6-125)。

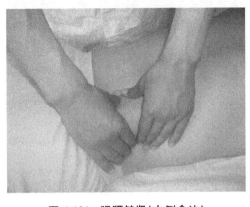
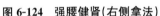

图6-124　强腰健肾(右侧拿法)

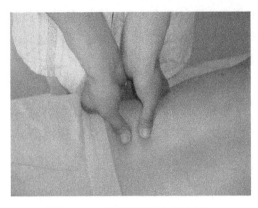

图6-125　强腰健肾(左侧拿法)

2. 肘按法:医者站位,用左前臂或右前臂的外侧着力按压患者腰部志室和腰眼穴部位,用力要由轻渐重,渗透持久。按完一侧,再按另一侧(图6-126和图6-127)。

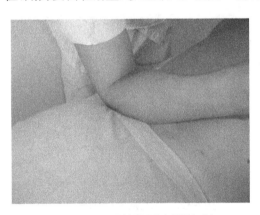

图6-126　强腰健肾(左侧肘按法)

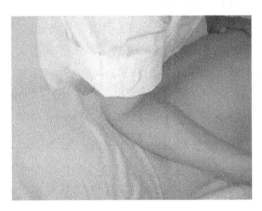

图6-127　强腰健肾(右侧肘按法)

3. 掌振法:医者站位,双手重叠,手掌平贴在患者后腰部,掌心对准第3腰椎,手部肌肉及臂部肌肉绷紧协同为一,将力集中在手掌做上下急骤的振动动作(图6-128)。

4. 掌擦法:医者站位,用一手掌按于患者腰部和骶部,横向着力来回擦拭,以皮肤有热感为佳(图6-129)。

【操作要领】

用振法时,振动幅度要小,频率要快,要带动腰部的着力点产生振动;手法为内动外不动,双臂不宜摆动;以施治部位产生振颤感和微热感为佳。

【临床作用】

腰为肾之外府,内藏五脏六腑之精华,通过在腰部使用不同的操作手法,产生的能量作用于肾,能起到调节肾功能、改善肾之阴阳气血状态的作用。按摩腰部是脏腑按摩中补益肾的重要方法。

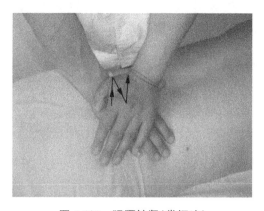

图 6-128　强腰健肾(掌振法)

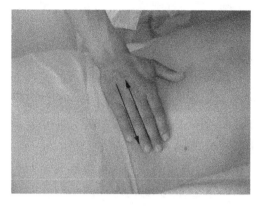

图 6-129　强腰健肾(掌擦法)

十、气归命门

【施治部位】

整个背部。

【操作手法】

1. 推擦法:医者站位,用左手掌按患者腰部命门处,用右手掌从左手上侧起向上推擦至患者右肩部,再原路向下擦回至左手掌,左手掌随即抬起,右手从其下穿过,左手接着按在原处。重复前面动作,从患者背部右侧至左侧,一手接一手地将背部全部推擦一遍(图6-130 和图 6-131)。

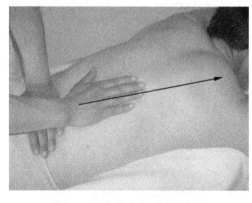

图 6-130　气归命门(推擦法 1)

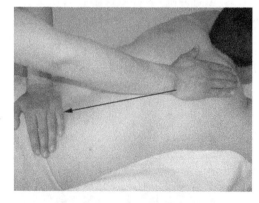

图 6-131　气归命门(推擦法 2)

2. 按法:医者站位,双手重叠,右手按在左手上辅助用力,按压患者腰部命门穴部位一会。此操作接推擦法一气呵成(图 6-132)。

【操作要领】

推擦的动作要连贯自然,力度不要太大,意到即可。本式的两个操作手法是连贯的,推擦完背部后,顺式接着按压命门部位,两个操作要一气呵成。操作要轻巧灵活,按压腰部命门穴时要有一定的力度。

【临床作用】

命门在左右两肾俞穴之中间。《内经》认为脐下肾间动气者,人之生命,十二经根本,故命门穴有壮命门真气的功能 ,主治肾亏腰痛及生殖系统方面的疾病。本操作为治疗腰背部后的结束手法,有将背部散开之气收归命门之意。

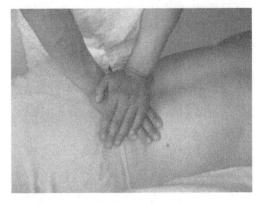

图 6-132 气归命门(掌按法)

第三节 头颈部按摩技法

一、点按睛明

【施治部位】

两眼内眦睛明穴。

【操作手法】

1. 患者仰卧,医者坐在患者头顶上侧,用双手中指指端分别点按患者两眼内眦处的睛明穴(图 6-133)。

2. 患者正坐,医者站在患者身前,双手四指分别扶在患者头部两侧,固定头部,用双手拇指指端点按两眼内眦处的睛明穴(图 6-134)。

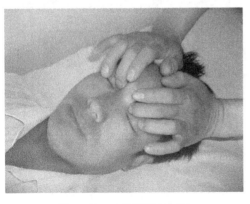

图 6-133 点按睛明(卧位)

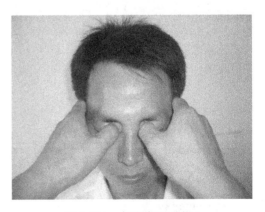

图 6-134 点按睛明(坐位)

【操作要领】

两指端要斜向鼻中间用力，不可按压眼球。点按后，可轻揉睛明穴部位，以消除点按后的不适感。点按时以有局部酸胀感为佳。

【临床作用】

睛明穴是足太阳膀胱经的起始穴位，是足太阳根结之结穴，点按此穴具有疏风清热、通络明目的功效。

二、轮推印堂

【施治部位】

眉心至额上前发际的印堂部位。

【操作手法】

1. 患者仰卧，医者坐在患者头顶上侧，双手四指分别扶在患者头部两侧，用双手拇指指腹交替从眉心由下向上抹至前发际（图 6-135）。

2. 患者正坐，医者站在患者身前，双手四指分别扶在患者头部两侧，固定头部，用双手拇指指腹交替轮推前额印堂部位（图 6-136）。

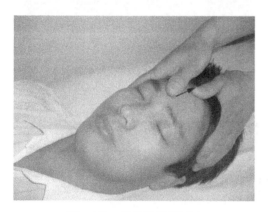

图 6-135　轮推印堂（卧位）

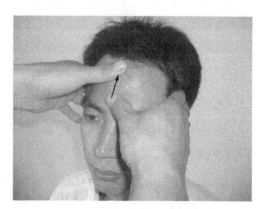

图 6-136　轮推印堂（坐位）

【操作要领】

无论轮推还是轮抹，用力要均匀一致，手法要轻巧灵活。治疗后以局部有温热感为佳。

【临床作用】

此法又称"开天门"。印堂为经外奇穴，对于外感或内伤引起的风热头痛头晕，施治印堂穴具有清热熄风、醒脑安神、散瘀止痛的作用。

三、分抹前额

【施治部位】

从前额中间至两侧太阳穴。

【操作手法】

1. 患者仰卧,医者坐在患者头顶上侧,双手四指分别扶在患者头部两侧,用双手拇指指腹同时从前额中间向两侧分抹至太阳穴(图6-137)。

2. 患者正坐,医者站在患者身前,双手四指分别扶在患者头部两侧,固定头部,用双手拇指指腹同时从前额中间向两侧分抹至太阳穴(图6-138)。

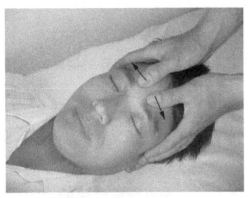

图6-137　分抹前额(卧位)

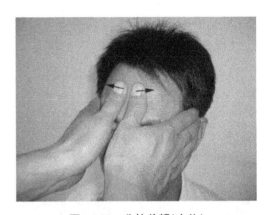

图6-138　分抹前额(坐位)

【操作要领】

双手拇指分抹时用力要均匀一致,柔和缓慢。分抹后前额以有微胀及舒适感为佳。

【临床作用】

此手法又称"分阴阳",具有清醒头目、开窍镇静、驱风散寒、行气止痛的作用。

四、按揉太阳

【施治部位】

两眉外端的后陷凹太阳穴。

【操作手法】

1. 患者仰卧,医者坐在患者头顶上侧,双手四指分别扶按患者头部两侧,拇指指腹分别按在两侧太阳穴处,同时用力对按,然后向后旋转按揉(图6-139)。

2. 患者正坐,医者站在患者身前,双手四指分别扶在患者头部两侧,固定头部,拇指指腹分别按在两侧太阳穴处,同时用力对按,然后向后旋转按揉(图6-140)。

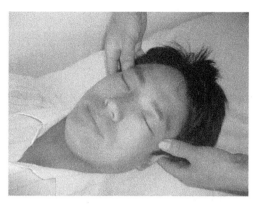
图 6-139　按揉太阳（卧位）

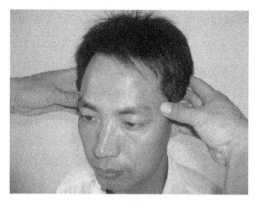
图 6-140　按揉太阳（坐位）

【操作要领】

点按时用力以客人能够接受为度。按揉时用力要轻揉，以有酸胀感为佳。

【临床作用】

太阳穴是头部重要的奇穴，是治疗头面部疾病的常用穴位，按揉其具有清头泻火、明目止痛功效。

五、横拨少阳

【施治部位】

头侧耳上颞部经脉。

【操作手法】

1. 患者仰卧，医者坐在患者头顶上侧，双手四指相并、指端并齐同时拨动患者头部两侧足少阳经脉循行部位（图 6-141）。

2. 患者正坐，医者站在患者身前，用双手拇指桡侧同时拨动患者头部两侧足少阳经脉循行部位（图 6-142）。

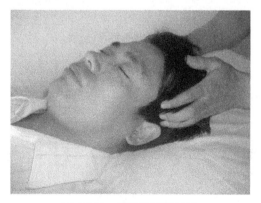
图 6-141　横拨少阳（卧位）

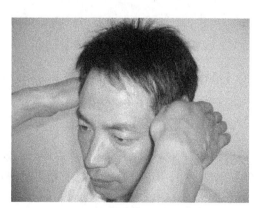
图 6-142　横拨少阳（坐位）

【操作要领】

要着力按住经脉,拨动时使其在指下产生滚动。

【临床作用】

头侧耳上颞部是足少阳胆经的循行部位,按摩其能够起到清热降火、通经活血、化瘀止痛的作用,常用来治疗头痛、头晕、牙痛等病证。

六、直推桥弓

【施治部位】

从颞骨乳突下前方至锁骨上窝,即胸锁乳突肌前缘。

【操作手法】

1. 患者仰卧,头部向一侧扭转倾斜,暴露施治部位。医者坐在患者头顶上侧,一手扶住患者头部,用另一手拇指指腹自上而下单方向推动桥弓部位,可推完一侧再推另一侧(图 6-143)。

2. 患者正坐,头部向一侧歪斜,暴露施治部位。医者站在患者身后,一手扶住患者头部,另一手食指和中指相并,用二指指腹自上而下单方向推动桥弓部位,可推完一侧再推另一侧(图 6-144)。

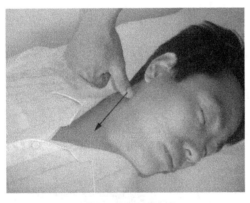 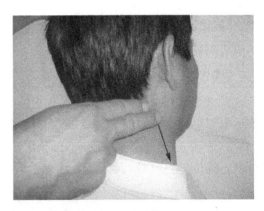

图 6-143　直推桥弓(卧位)　　　图 6-144　直推桥弓(坐位)

【操作要领】

直推动作要轻快灵巧,用力不要太大,不然会压迫颈动脉,影响头部供血。

【临床作用】

桥弓穴,是线状奇穴,其与足少阳胆经及足阳明胃经邻近,深部有重要的血管和神经分布,对高血病引起的眩晕头痛有很好的降压、清脑、安神、止痛效果。

七、按压头顶

【施治部位】

整个头顶的头皮。

【操作手法】

1. 患者仰卧,医者坐在患者头顶上侧,双手四指分别扶按患者头部两侧,从发际处开始沿头部正中线用双手拇指指腹交替向后逐指按压至百会穴。同法,用两手拇指指腹同时按压头部正中旁开一拇指外侧两线和头部正中线旁开三指外侧两线(图 6-145)。

2. 患者正坐,医者站在患者身后,一手扶住患者前额,另一手五指分开,拇指与其他四指成鹰爪状,从患者前发际开始,用五指指腹大力抓按头皮(图 6-146)。

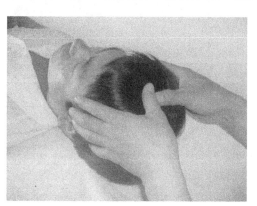　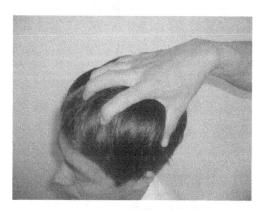

图 6-145　按压头顶(卧位)　　　　图 6-146　按压头顶(坐位)

【操作要领】

用拇指指腹交替按压时,动作要缓慢沉着,不可跳跃,用力可逐渐加大。按压后使头皮感到有灼热和舒适感为佳。

【临床作用】

疏风清热,健脑清神,行气活血,疏通皮部。

八、拨揉颈项

【施治部位】

后颈部两侧软组织及颈椎。

【操作手法】

1. 患者俯卧,暴露后颈。医者站在患者头顶上侧,用一手拇指指腹拨动后颈部肌群。依次从枕骨粗隆沿颈后棘突两侧软组织向下拨揉至肩胛内上角,向外下拨至肩井穴部位。从后发际起沿颈椎揉至大椎穴(图 6-147)。

2. 患者正坐,头部前倾,暴露后颈。医者站在患者身后,一手扶住患者头部,用另一手拇指指腹拨动后颈部肌群。依次从枕骨粗隆沿颈后棘突两侧软组织向下拨揉至肩胛内上角,向外下拨至肩井穴部位。从后发际起沿颈椎揉至大椎穴(图 6-148)。

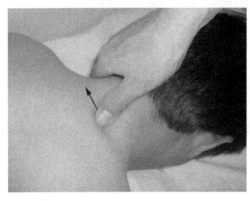
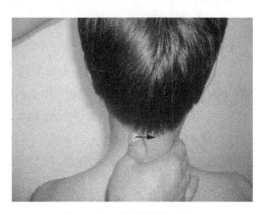

图 6-147　拨揉颈项(卧位)　　　　　图 6-148　拨揉颈项(坐位)

【操作要领】

手法要动作缓慢,用力要渗透柔和。切忌暴力,损伤皮肤。

【临床作用】

可以疏通颈部的气血,消除肌肉痉挛,驱散瘀滞在肌肉中的风寒,缓解颈部疼痛,有利于改善对头部的供血和防治颈椎病。

九、拿捏颈项

【施治部位】

后颈部颈椎两侧软组织。

【操作手法】

1. 患者俯卧,暴露后颈。医者站在患者头顶上侧,拇指与其他四指相对拿捏患者后颈部两侧肌群(图 6-149)。

2. 患者正坐,头部前倾,暴露后颈。医者站在患者身后,一手扶住患者头部,另一手拇指与其他四指相对拿捏患者后颈部两侧肌群(图 6-150)。

【操作要领】

拿捏时移动要缓慢,用力要均匀;以颈部肌肉有酸胀感为佳。

【临床作用】

疏通经络,行气活血,软坚散解,解经止痛,清醒头脑。

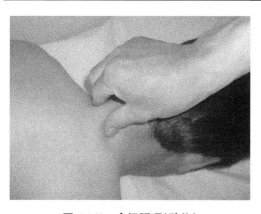

图 6-149　拿捏颈项（卧位）

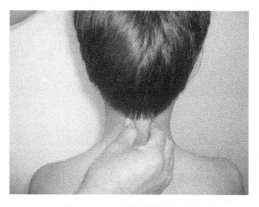

图 6-150　拿捏颈项（坐位）

十、按头部穴

【施治部位】

头颈部常用治疗穴位。

【操作手法】

患者坐位、仰卧或俯卧，医者选择合适的体位，用拇指、中指或食指点按百会、风府、大椎、风池、头维和翳风等头部常用治疗穴位，如点按百会和风池穴（图 6-151 和图 6-152）。

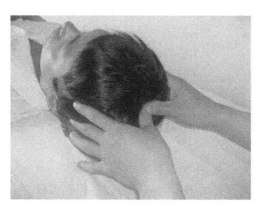

图 6-151　按头部穴（百会）

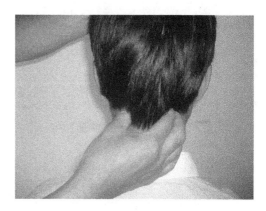

图 6-152　按头部穴（风池）

【操作要领】

点按时用力要由轻渐重，先按后揉。

【临床作用】

平肝熄风，开阳益气，醒脑宁神，清热开窍，聪耳明目。

第四节　四肢部按摩技法

一、滚搓上肢

【施治部位】

上肢内侧和外侧肌群,手三阳和三阴经。

【操作手法】

1. 患者仰卧,一侧上肢平伸,外侧在下,内侧在上平放在体侧床上(臂下可垫以薄枕)。医者站在患者侧面,用手掌横着滚搓患者上肢内侧肌群,由肩至腕(图 6-153)。

2. 患者俯卧,一侧上肢平伸,内侧在下,外侧在上(臂下可垫以薄枕)。医者站在患者侧面,用手掌横着滚搓患者上肢外侧肌群,由肩至腕(图 6-154)。

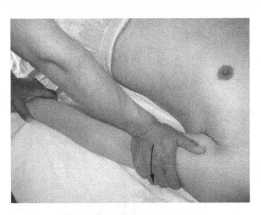
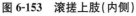

图 6-153　滚搓上肢(内侧)

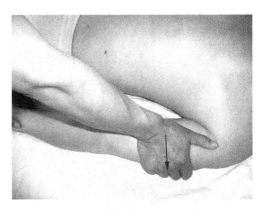

图 6-154　滚搓上肢(外侧)

【操作要领】

滚搓的速度一般应由慢而快,再由快而慢,力度要适中,切忌暴力,以免搓伤皮肤。

【临床作用】

舒筋通络,行气通关,调和气血,驱风散寒,解除痉挛。

二、拿捏上肢

【施治部位】

上臂三角肌、肱二头肌和肱三头肌以及前臂肌群。

【操作手法】

患者正坐或仰卧,上肢放松。医者站在患者侧面,一手握住患者手腕或手掌,将上肢抬起,另一手分别拿捏三角肌、肱二头肌、肱三头肌等上臂肌群。拿捏完上臂后再分别拿捏患者前臂尺侧和桡侧肌群(图 6-155～图 6-159)。

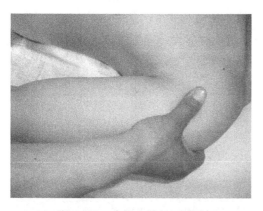

图 6-155　拿捏上肢(三角肌)

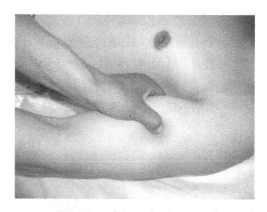

图 6-156　拿捏上肢(肱二头肌)

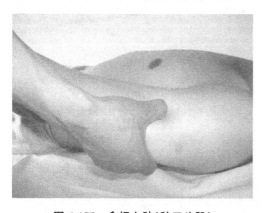

图 6-157　拿捏上肢(肱三头肌)

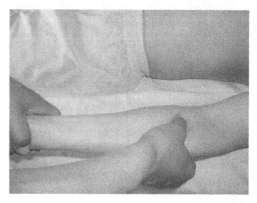

图 6-158　拿捏上肢(小臂桡侧)

【操作要领】

手腕放松,指腹用力,一挤一松,由轻渐重。拿捏下移时要缓慢而着力,移动位置时手法要连贯,不可跳跃。

【临床作用】

疏经活血,解除粘连,驱风散寒,解痉止痛。

三、拨手三阳

【施治部位】

手阳明、少阳和太阳经在上肢前臂的循行部位。

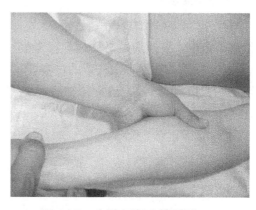

图 6-159　拿捏上肢(小臂尺侧)

【操作手法】

患者坐位或仰卧,被施治上肢自然放于体侧。医者位于患者被施治上肢一侧,一手握住患者手部,将上肢抬起,另一只手用拇指和其他四指相对呈钳状拿住患者前臂。

1. 医者调整患者上肢姿势并固定,用拇指指腹从曲池穴起至阳溪穴止逐指横拨患者前臂手阳明大肠经循行部位(图6-160)。

2. 医者调整患者上肢姿势并固定,用拇指指腹从天井穴起至阳池穴止逐指横拨患者前臂手少阳三焦经循行部位(图6-161)。

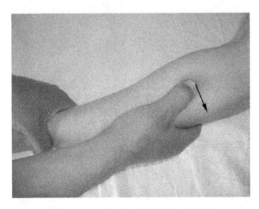

图6-160 拨手三阳(阳明大肠经)

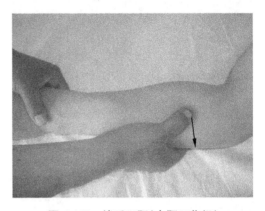

图6-161 拨手三阳(少阳三焦经)

3. 医者调整患者上肢姿势并固定,用中指指腹从小海穴起至阳谷穴止逐指横拨患者前臂手太阳小肠经循行部位(图6-162)。

【操作要领】

操作时,要调整好患者上肢的姿势,以便于施术。拨揉的经络循行部位要准确,要一指挨一指地移动按摩的位置,不可跳跃。拨揉时以有疼痛和麻胀感为佳。

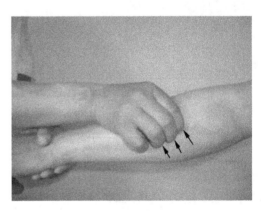

图6-162 拨手三阳(太阳小肠经)

【临床作用】

疏经通络,驱逐病邪,调和手三阳经所络属的脏腑功能,主治各经病证。

四、拨手三阴

【施治部位】

手太阴、厥阴和少阴经在上肢前臂的循行部位。

【操作手法】

患者坐位或仰卧,被施治上肢自然放于体侧。医者位于患者被施治上肢一侧,一手握住患者被施治上肢的手,将上肢抬起,另一手用拇指和其他四指呈钳状拿住患者前臂。

1. 医者调整患者上肢姿势并固定,用拇指指腹从尺泽穴起至太渊穴止逐指横拨患者前臂手太阴肺经循行部位(图 6-163)。

2. 医者调整患者上肢姿势并固定,用拇指指腹从曲泽穴起至大陵穴止逐指横拨患者前臂手厥阴心包经循行部位(图 6-164)。

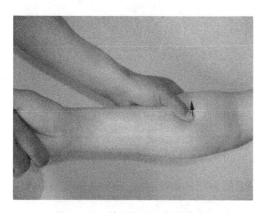

图 6-163　拨手三阴(太阴肺经)

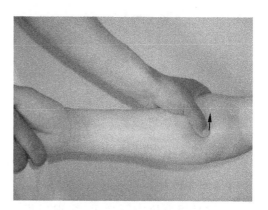

图 6-164　拨手三阴(厥阴心包经)

3. 医者调整患者上肢姿势并固定,用中指指腹从少海穴起至神门穴止逐指横拨患者前臂手少阴心经循行部位(图 6-165)。

【操作要领】

操作时,要调整好患者上肢的姿势,以便于施术。拨动的经络循行部位要准确,要一指挨一指地移动按摩的位置,不可跳跃。先拨后揉,拨中有揉。拨动时以有疼痛和麻胀感为佳。

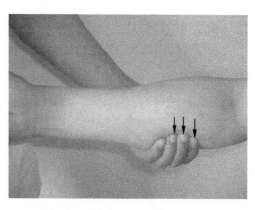

图 6-165　拨手三阴(少阴心经)

【临床作用】

通经活血,放松肌肉,驱逐病邪,调和各经所络属的脏腑功能,主治各经病证。

五、按上肢穴

【施治部位】

上肢的曲池、内关、合谷等治疗疾病常用穴位。

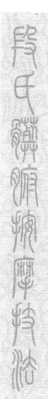

【操作手法】

患者坐位或仰卧,医者位于患者被施治上肢一侧,一手握住患者手掌抬起上肢,调整好姿势,用另一手的中指或拇指指端点按上肢穴位,如:按揉曲池穴、内关穴和合谷穴(图6-166～图6-168)。

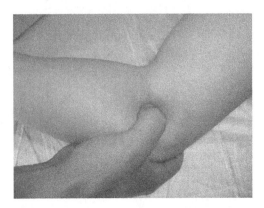

图 6-166 按上肢穴(曲池)

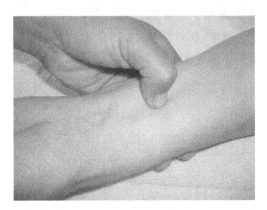

图 6-167 按上肢穴(内关)

【操作要领】

点按时用力要由轻到重,先点后揉,点揉结合。点按穴位时以有酸胀感为佳。

【临床作用】

疏通经络,运行气血,调和脏腑,治疗各穴主治病证。

六、滚搓下肢

【施治部位】

下肢的后面、内侧、外侧和前面的肌群,足三阳和三阴经。

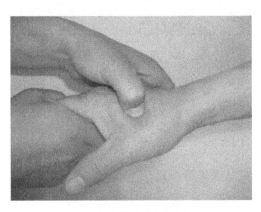

图 6-168 按上肢穴(合谷)

【操作手法】

1. 患者俯卧,两腿平伸,踝部下用枕头垫好。医者站在患者一侧或站在床上,用手掌、前臂或脚掌从患者股臀横纹起由上至下进行横向滚搓患者下肢后面肌肉至跟腱部(图6-169～图6-171)。

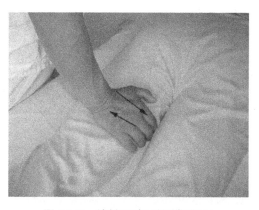

图 6-169　滚搓下肢（后面掌搓法）

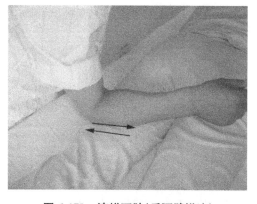

图 6-170　滚搓下肢（后面臂搓法）

2. 患者侧卧，下面腿伸直，上面腿卷屈，暴露下面腿的内侧。医者站在患者身后，用手掌从患者内侧腹股沟起沿下肢内侧由上而下横着滚搓至内踝上部（图 6-172）。

3. 患者侧卧，下面腿卷屈，上面腿直伸，医者站在患者身后，用手掌从患者上面腿臀大肌起沿下肢外侧由上而下横着滚搓至外踝上部（图 6-173）。

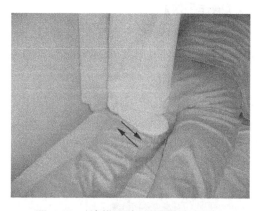

图 6-171　滚搓下肢（后面脚搓法）

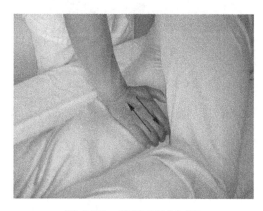

图 6-172　滚搓下肢（内侧）

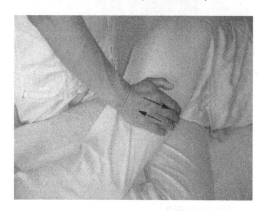

图 6-173　滚搓下肢（外侧）

4. 患者仰卧，两腿平伸，医者站在患者一侧，用手掌从患者腹股沟起由上而下横着滚搓下肢前面至踝部（图 6-174）。

【操作要领】

滚搓时施力要深沉，不可搓伤皮肤。在用脚掌搓时，脚跟或脚掌要紧贴施治部位，不可跳动，力量要沉稳均匀；特别是在支持体重的脚移动位置时，操作的脚要离开患者，不可一脚蹬在患者身体上,另一脚跳跃移动,以防压伤患者。

【临床作用】

舒筋活络,行气活血,疏通经脉,驱逐病邪,缓解疲劳,强健下肢,调和脏腑。

七、拿捏下肢

【施治部位】

下肢的后面、前面、内侧和外侧肌群。

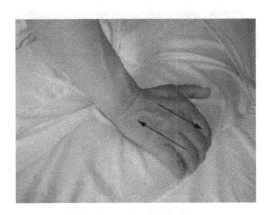

图 6-174　滚搓下肢(前面)

【操作手法】

1. 患者仰卧,下肢腿部肌肉放松,医者站在其侧,双手拇指与四指相对分别拿捏下肢大腿的内侧和外侧的肌群,拿捏大腿和小腿的前面肌群(图 6-175～图 6-177)。

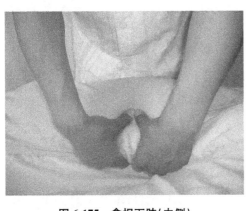

图 6-175　拿捏下肢(内侧)

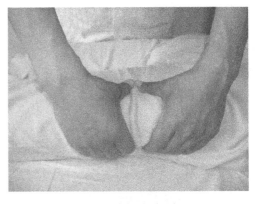

图 6-176　拿捏下肢(外侧)

2. 患者俯卧,医者站在其侧,双手拇指与四指相对,从患者股臀横纹起,自上而下拿捏大腿和小腿后面的肌群至足跟(图 6-178)。

【操作要领】

拿捏的动作要缓和连贯,用力由轻到重,不可突然用力;边拿边移动位置,不可跳跃。

【临床作用】

舒筋活血,解除痉挛,驱逐病邪,缓解疲劳,强健下肢,调和脏腑。

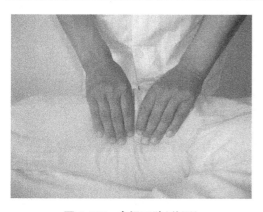

图 6-177　拿捏下肢(前面)

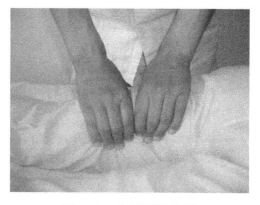

图 6-178　拿捏下肢(后面)

八、拨足三阳

【施治部位】

足阳明、少阳、太阳经在下肢小腿部的循行部位。

【操作手法】

1. 患者仰卧,被施治下肢自然平放,医者位于患者被施治下肢侧进行操作。医者双手拇指与其他四指相对,四指扶住患者小腿,两拇指指腹横拨足阳明胃经在小腿的循行部位,自足三里穴起,自上而下,经上巨虚、下巨虚至解溪穴止(图 6-179)。

2. 患者仰卧,被施治下肢自然平放,医者位于患者被施治下肢侧进行操作。医者双手拇指与其他四指相对,四指扶住患者小腿,双两手拇指沿足少阳胆经在小腿部的循行部位进行横拨,自阳陵泉穴起,自上而下,经阳交、光明至悬钟穴止(图 6-180)。

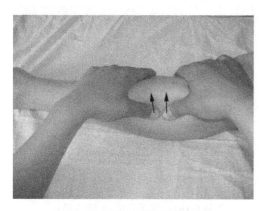

图 6-179　拨足三阳(阳明胃经)

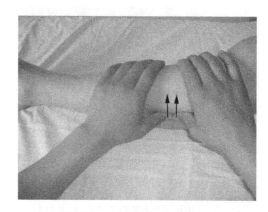

图 6-180　拨足三阳(少阳胆经)

3. 患者俯卧,被施治下肢自然平放,医者位于患者被施治下肢侧进行操作。医者双手拇指与其他四指相对,四指扶住患者小腿,两手拇指沿足太阳膀胱经在小腿部的循行部位进行横拨,自委中穴起,自上而下,经承山穴至昆仑穴止(图 6-181)。

【操作要领】

拨动时要重而缓慢,稳而准确,要一指挨一指地移动按摩的位置,连续而不跳跃。拨动时以有疼痛和麻胀感为佳。

【临床作用】

舒筋活络,行气活血,驱逐病邪,调和各经所络属的脏腑功能,主治各经病证。

九、拨足三阴

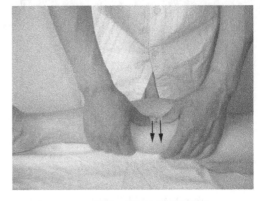

图 6-181　拨足三阳(太阳膀胱经)

【施治部位】

足太阴、厥阴、少阴经在下肢小腿部的循行部位。

【操作手法】

患者仰卧,被施治下肢自然放平,医者位于被施治下肢侧进行操作。医者用双手拇指与其他四指相对,双手拇指扶住小腿。

1. 医者用双手四指指腹沿患者足太阴脾经和足厥阴肝经在小腿部的循行部位(足太阴脾经和足厥阴肝经循行部位基本重合,此操作同时作用二经)逐指进行横拨,自阴陵泉起,自上而下,经地机、三阴交至商丘穴止(图 6-182)。

2. 医者用双手四指指腹沿患者足少阴肾经在小腿部的循行部位逐指进行横拨,自阴谷穴起,自上而下,经筑宾、复溜至太溪穴止(图 6-183)。

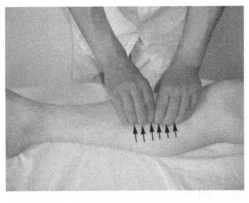

图 6-182　拨足三阴(太阴脾经和厥阴肝经)

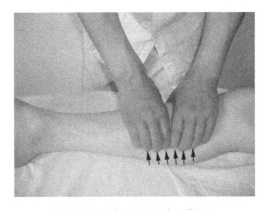

图 6-183　拨足三阴(少阴肾经)

【操作要领】

拨动时要重而缓慢,稳而准确;要一指挨一指地移动按摩的位置,连续而不跳跃;拨时以有疼痛和麻胀感为佳。

【临床作用】

舒筋活络,行气活血,驱逐病邪,调和脏腑,主治各经病证。

十、按下肢穴

【施治部位】

下肢的风市、血海、足三里、三阴交、承山等常用治疗穴位。

【操作手法】

患者仰卧或俯卧,医者位于患者施治一侧,选择合适的姿势,用食指、中指或拇指指端按揉患者下肢的穴位。如按揉承山穴、足三里穴和三阴交穴(图 6-184～图 6-186)。

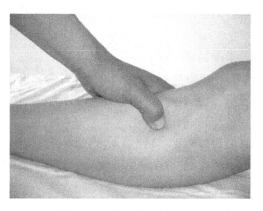

图 6-184 按下肢穴(足三里)

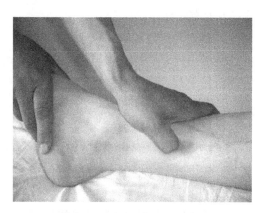

图 6-185 按下肢穴(三阴交)

【操作要领】

点按时用力要由轻到重,先点后揉。撤力后要轻揉点按部位,以消除不适感。点按穴位时以有酸胀感为佳。

【临床作用】

疏通经络,激发经气,强健下肢,调和脏腑,治疗各穴主治病证。

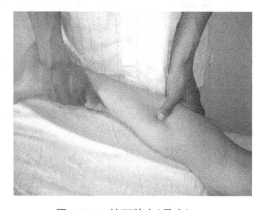

图 6-186 按下肢穴(承山)

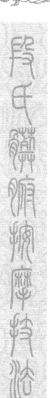

第五节 腹部常规按摩操作步骤

腹部常规按摩是医者在每次给患者进行脏腑按摩时,用来诊断了解患者腹部情况的操作步骤,整个操作需 5 分钟左右。在对患者腹部进行常规按摩时,医者要仔细触摸和感受患者腹部的情况,特别是病情的变化,操作结束后,就可以根据掌握的情况确定本次进行按摩治疗的方法、步骤和重点,以及治疗的力度、时间、手法等。

腹部常规按摩操作步骤如下:

患者仰卧,松开腰带,暴露腹部,两手自然放在身体两侧,全身放松,呼吸自然。医者站在患者右侧操作。

1. 首先轻抚患者腹部一遍。

2. 接上式,用"打开魄门"拨法拨揉乙状结肠半分钟(图 6-2)。

3. 接上式,用"疏通结肠"拨法分别拨揉降结肠、结肠左曲、横结肠、结肠右曲和升结肠各半分钟(图 6-5～图 6-9)。

4. 接上式,用"清理盲肠"揉法按揉盲肠半分钟(图 6-14 和图 6-15)。

5. 接上式,用"调和冲任"拨法拨动腹部任脉循行部位半分钟(图 6-21)。

6. 接上式,用"健运三经"拨法分别拨揉腹部两侧各半分钟,先按摩左侧,再按摩右侧(图 6-25 和图 6-26)。

7. 接上式,用"舒肝健胃"按法按压两季肋部半分钟(图 6-43)。

8. 接上式,用"翻江倒海"法按揉两季肋和上腹部半分钟(图 6-60 和图 6-61)。

9. 接上式,用"推波助澜"拨法推拨上腹部半分钟(图 6-63)。

10. 接上式,用"通调全腹"推搂法推搂整个腹部一遍(图 6-78 和图 6-79)。

11. 接上式,用"固肾培元"揉法分别沿顺时针和逆时针方向团揉脐部周围半分钟(图 6-55)。

12. 最后用"引气归元"法结束腹部常规按摩(图 6-99～图 6-101)。

第七章　段氏脏腑按摩手法运用原则

第一节　持久有力，深透柔和

按摩疗法是通过各种操作活动作用于人体，借以调动、增加机体的抗病能力，调整、理顺由于不同病因所导致的各种病理状况，以恢复其生理功能的一种中医外治方法。手法作为按摩治病的主要手段，其熟练程度，即如何适当地应用手法，是决定治疗效果好坏的关键。因此，熟练的按摩手法必须做到持久、有力、柔和、深透，才能起到防病治病，强壮保健的作用。所谓"持久"是指手法在操作过程中，要保持动作和力量的连贯性，并维持一定的时间，以使手法刺激足够积累到能产生良好的疗效。"有力"是指手法刺激必须具有一定的力度，力度的大小、方向要根据治疗对象、施术的部位和病症的性质而决定，决不能用蛮力，使患者不能忍受或出现意外损伤。"柔和"是指手法的动作要稳、柔、灵活，用力要缓和，使手法轻而不浮，重而不滞，才能使患者容易接受按摩疗法，也避免对软组织造成损伤。持久、有力、柔和是按摩治疗疾病的手段，"深透"才是手法作用的最终目的，只有"深透"的手法作用于体表，其产生的刺激和能量才能达至深层的筋脉骨肉，直至脏腑经络，才能调整其机能状态，使之气血和调，筋骨复旧，阴平阳秘，精神乃至。可见手法运用的几个方面是相辅相承，密不可分的。要想达到熟练的手法操作，术者必须经过长期的手法练习和临床实践，才能做到由生到熟，由熟生巧，乃至得心应手、运用自如的境界。

段氏脏腑按摩疗法是以腹部作为主要按摩部位的按摩疗法。腹部各个组织器官由里到外都由软组织构成，手法的运用既得做到"有力"，使力量直达脏腑或直达病灶，又必须做到"柔和"；既不伤外表皮肤肌肉，又不损体内的组织器官才为最佳。人有胖瘦，病灶有深浅，体质有强弱，疾病有虚实，所以在临床运用各种手法时，必须根据具体情况的不同，掌握好力度的大小，做到既不对患者造成损伤，又必须达到"深透"的目的，发挥最佳的治疗效果。这就要求医者在手法运用上既要有力又要柔和，做到"刚中有柔，柔中有刚，刚柔相济"，方为上乘。因此，医者在对患者按摩治疗时，不可在对疾病诊断不清、对患者的腹部情况了解不清的情况下，盲目使用手法和用力，不然轻则损伤皮肉，重者损坏脏腑组织器官，甚至危及患者生命，造成严重后果。

第二节　手随心转,法从手出

疾病的种类多种多样,致病因素也是千差万别,又有"同病不症,同症不同病"之说。在对疾病的治疗过程中,阴阳的转化、正邪的盛衰、虚实的变化在不断地发生着演化。因此,在正确诊断、明确治疗原则和主要治疗手法同时,要按照中医辨证论治的原则,随时根据病情的变化而改变治疗手法和施治方针,以取得最佳的按摩治疗效果。

医者在临床上,必须时刻了解和掌握患者的病情变化,特别是要通过手对患者腹部的触摸来感受体会,对病症的情况做到心中有数,不可盲目行事。要在微妙之中见真功,不可拘泥于一些固定的治疗方法和手法,要在错综复杂的病变中迅速捕捉信息,快速综合分析并选择出最佳的治疗方案和治疗手法,及时准确地辨证施术,才能做到手到病除。就如《医宗金鉴》一书中所讲的那样:"一旦临证,机触于外,巧生于内,手随心转,法从手出,内乎外应",只有将手法运用得出神入化,才能达到按摩治疗疾病的最高境界。

第三节　全神贯注,形神合一

段氏脏腑按摩作为一种治疗脏腑疾病的按摩方法,除了一些常用的按摩操作手法外,还有一些针对不同的治疗部位创建的一些特殊的治疗手法,医者要想使这些手法在治疗中能够真正地发挥作用,必须经过长期的艰苦锻炼和临床实践,才能到手形和手法的标准和运用自如,并在临证时做到聚精会神、专一贯注,使手法的运用与自己的心神高度融合统一,才能够具备按摩操作的内在功力,这种内在的功力既包括手法本身所具有的力度、柔韧度、深透度、熟练度、操作中的技巧及感知病变藏结的灵敏度,亦涵盖医者的精神信息与能量的有机结合产物。

医者只有做到手法与心神完美的结合,融为一体,使手法的运用成为心神的内在体现,才能最终达到在按摩治疗中的"形神合一"、也是按摩医师所追求的手心合一的境界。也只有这样才能够将手法所具有的力、能和信息传递给患者,深达于体内的脏腑、筋骨和病邪,并能通过经络系统传递到全身各处的组织器官,从而有效地改善脏腑组织器官的功能,调动机体的能量,化解和清除体内的病邪,强壮身体,恢复健康。

第四节　泻中有补,补中有泻

由于疾病的证候表现多种多样,病理变化极为复杂,且病情又有轻重缓急的差别,对不同的时间、地点和个体,其病理变化和病情转化也不尽相同,因此在治疗疾病时要善于从复杂多变的疾病现象中,抓住本质,做到治病求本,从而确定相应的治疗方法。

段氏脏腑按摩以"调理气机,平衡阴阳,扶正祛邪"作为临床治疗的基本原则,在对腹部脏腑进行按摩治疗时多采用"泻中有补,补中有泻"的治疗手法,把"扶正"和"祛邪"有机地结合在一个治疗过程中。因为许多慢性疾病多是虚实相杂的病情,在对腹部进行按摩时,一方面作用于腹部的病灶、邪气,通过按摩疏经通络、活血化瘀、消食导滞、逐饮化痰的作用,可将这些病理产物或致病因素化解并排出体外;另一方面通过调节脏腑的功能,促进脏腑气血的改善,激发和提高脏腑生理作用,使正气得到恢复,可提高机体抗病和胜邪能力。

要想达到"补虚泻实"的治疗目的,关键决定于手法的运用。手法作用的刺激量又决定了治疗的效果。按摩疗法补泻效果的实现主要与不同手法作用时间长短、力度大小、频率快慢、运动方向、施治部位及手法的类型有关。

一般同一个手法运用时间短为补,时间长为泻;力量大为泻,力量小为补;频率快为泻,频率慢为补。揉法、摩法等一般顺时针右转为补,逆时针左转为泻;推法一般顺经络而行为补,逆经络而行为泻。另外,在按法和点法的实际运用中,要以手下或指下产生的气感、力量深入到体内深浅、使体内气机是否产生运动作为衡量手法发挥作用的标准。

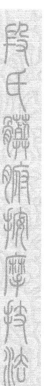

第八章　段氏脏腑按摩辅助疗法

　　刮痧疗法和拔罐疗法是我国古代劳动人民同疾病长期作斗争过程中积累起来的宝贵经验,是祖国医学宝贵遗产。其方法独特,简便安全,适应广泛,易学易用,疗效显著,是深受广大人民群众欢迎的两种物理疗法。

　　刮痧、拔罐和按摩疗法,都属于中医外治疗法,均属于纯自然物理疗法。在对疾病按摩治疗中随症结合施以刮痧或拔罐,可以充分发挥各自的治疗功效特长,往往会起到事半功倍的治疗效果。在段氏脏腑按摩临床中,根据患者病情,常在患者的胸腹部和腰背部采用刮痧与拔罐疗法配合按摩治疗,以提高疗效和缩短治疗时间,故刮痧和拔罐疗法是使用段氏脏腑按摩治疗疾病中两种不可缺少的辅助治疗方法。

第一节　刮痧疗法

　　刮痧疗法是指应用光滑的硬物器或用手指等在人体表面特定的部位,反复进行刮、挤、揪、捏等物理刺激,造成皮肤表面产生瘀血点、瘀血斑或点状出血等毛细血管破裂的融血现象,使腠理得以开泄,从而将充斥于体表的病灶乃至深层组织器官的风、寒、痰、湿、瘀血、火热、脓毒等各种邪气从皮毛通达于外,以达到疏通经络、行气活血、祛除邪气的作用。同时,通过刺激体表络脉,由表及里,还可以改善脏腑功能,鼓舞正气,加强驱除病邪之力,以促进病体的康复。

　　刮痧疗法适用于内、外、妇、儿等各科,主要用于治疗能在体表出现"痧象"的各种疾病。"痧象"指的是利用刮痧工具作用于体表后,皮肤便对这种刺激产生各种各样的反应,主要是颜色与形态的变化。常见的痧象包括体表局部组织潮红、紫红、紫黑、暗紫色瘀斑及米栗状疹点,与此同时还常伴有不同程度的热疼感。一般皮肤的这些变化可持续一至数天。临床如果痧色鲜红,呈点状,多为表证,表明病程短、病情轻;痧色暗红,呈斑片状或斑块,多为里证,表明病程长、病情重。随着刮痧的治疗,痧象颜色会由暗变红,由斑块变成散点,直至消失,说明病情在好转。一般情况,无病者经刮拭多无明显痧象。刮痧疗法对多种疾病具有一定治疗效果。

　　刮痧疗法作为脏腑按摩的一种辅助治疗方法,通常用于一些因慢性疾病或风寒湿邪侵袭滞留在肌肉筋骨而造成气血瘀滞症状的疾病,用此法治疗后往往能使病情症状很快得到有效改善。

一、刮痧方法

1. 刮痧法：用刮痧工具（刮痧板、铜钱、瓷匙等）蘸上刮痧介质（刮痧油、凉开水、植物油等），让患者选择合适的体位，暴露出治疗部位，用毛巾擦洗干净或者进行常规消毒后，医者手持刮痧工具，灵活地运用腕力、臂力，使刮具与皮肤成 45°角，采用均匀、适中的力量，有轻渐重，沿着肌肉或皮肤的分布方向，顺着一个方向反复刮拭，皮下出现微紫色或紫黑色痧点、斑块即可。刮完一处之后，再刮另一处。本法是常用的刮痧方法之一，一般在病邪较浅、痧象刮之即出的情况下选用（图 8-1）。

2. 扯痧法：又称"揪痧法"。医者五指屈曲，用食、中两指的第 2 指节相对一起把要揪痧部位的皮肤与肌肉用力夹住揪起，然后松开，使皮肤和肌肉从两指之间滑脱，这样一挟一放，反复进行，肌肉滑脱时大都会发出"叭叭"的响声，在同一个部位可以反复连续做6～7遍，直到治疗的部位出现痧痕为止。本法也是常用的方法，适用于皮肤松弛的部位；在病位较深，采用刮法效果不明显的情况下可以采用此法，效果较好（图 8-2）。

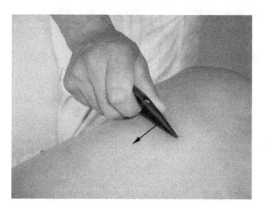

图 8-1　刮痧（刮痧法）

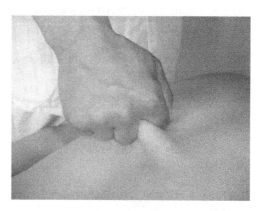

图 8-2　刮痧（扯痧法）

3. 挤痧法：医者用两手拇指或单手的食指和拇指，在患者要刮痧的部位用力挤压，连续挤出一块块或者一排排紫红色痧斑为止。本法适用于在皮肤较紧而光滑的部位操作（图 8-3）。

4. 挑痧法：医者先对施治部位进行常规消毒，然后用左手捏起要进行挑刺部位的皮肉，右手持经过消毒处理了的三棱针，轻快地刺入并向外挑，每个部位挑 2～3 下，然后用手挤出紫暗色的瘀血，最后用消毒棉球擦净即可。本法主要用于治疗暗痧、宿痧、郁痧、闷痧等病症，多用于腰背部（图 8-4）。

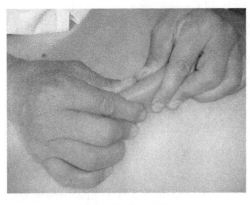

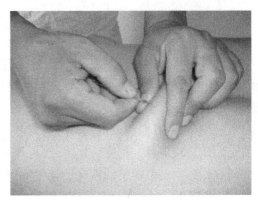

图 8-3　刮痧(挤痧法)　　　　　　　　图 8-4　刮痧(挑痧法)

二、注意事项

1. 刮痧疗法在临床运用中,应该根据患者的具体病症、临床症状以及患者的身体素质等情况来确定是否适合用此种治疗方法,然后选取治疗的部位,判断是否有痧存在,并选择合适的刮痧方法进行施治。

2. 治疗刮痧时应避风和注意保暖。室温较低时应尽量减少暴露部位,夏季高温时不可在电扇处或有对流风处刮痧。

3. 皮肤有化脓性炎症、溃疡、瘢痕,以及急性炎症红、肿、热、痛者或有肿瘤的部位禁刮。

4. 有出血体质的(容易出血不止)、病危的人要谨慎刮拭。

5. 妇女妊娠期禁刮。

6. 治疗刮痧后,为避免风寒之邪侵袭,须待皮肤毛孔闭合恢复原状或者痧象消退后,方可洗浴。

第二节　拔罐疗法

拔罐疗法是指运用燃烧、蒸煮或抽气的办法使罐内空气减少,当罐口紧贴皮肤时,由于罐内空气减少而产生负压,罐子吸拔在皮肤上进行治疗疾病的方法。拔罐用的罐子通常称为火罐,多用竹筒、陶瓷或者玻璃等制成。这种治疗方法主要是通过局部的温热和负压刺激作用而引起局部组织的充血和皮内轻微的瘀血,促使该处的经络畅通、气血旺盛,从而达到调节阴阳、除湿逐寒、散瘀止痛、扶正祛邪、强壮身体、防治疾病的目的,与刮痧疗法有异曲同工之妙,亦有其独到之处。

临床实践证明,拔罐疗法对人体具有双向调节的作用,强力拔罐,可使神经肌肉引起兴奋;轻而缓的拔罐,可使神经肌肉发生抑制。选择合适的拔罐方法,可以起到调节脏腑功能的作用。

使用拔罐疗法时,在拔罐时间上,一般认为病情重的留罐时间要长些;病情轻的留罐时间要短些;病情特别严重的留罐的时间要很短。皮肤面积大、肌肉丰厚的地方留罐可以时间长些;皮肤面积小、皮肉较薄的地方留罐时间就要相对短些。实证要泻,留罐时间就要长些;虚证要补,留罐时间就要短些。在拔罐的力度上,一般病情重的要力度大些;病情轻的力度要小些。肌肉丰厚的地方力度要大些;皮薄的地方力度要小些;实证泻时力度要大些;虚证补时力度要小些。总之,在实际运用中要根据患者的具体情况掌握好拔罐的力度和留罐时间的长短。一般吸拔时间应控制在 10～20 分钟为好,如果吸拔力度过大或者留罐时间太长,有时患者皮肤会出现水疱,不利于进一步治疗。现将常用的拔罐方法和方式介绍如下:

在对患者进行拔罐治疗时,应该先摆好患者的体位,以便于医者拔罐操作,并使患者被拔罐后感到舒适;其次要使施治的部位完全裸露,用湿毛巾擦净或者进行常规消毒,选择口径大小适宜的火罐,采用适当的拔罐方式,准确安全地将火罐吸拔在施治部位。等到留罐持续时间到后,用正确的起罐方法把火罐起下即可。

一、操作方法

1. 投火法:把纸片或者酒精棉球点燃后投入火罐内,迅速将罐扣在治疗部位上。这种方法只适宜火罐横着拔,否则燃烧的纸片或棉球落下很容易造成皮肤烫伤或烧伤。该方法一般吸力较强,刺激性较大,但也可以根据火焰的燃烧情况来调节吸力的大小,是一种方便常用的拔罐方法(图 8-5)。

2. 闪火法:用镊子夹着点燃着的酒精棉球、纸片或火柴,或者用点燃的酒精灯在罐内烧一下,然后立即将棉球、纸片或火柴棍抽出,并迅速地将罐子扣在要治疗的部位或者穴位处。此法一般不会烧伤患者的皮肤,容易控制罐子吸拔力的大小(图 8-6)。

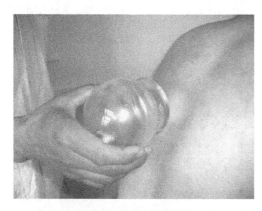

图 8-5　拔罐(投火法)

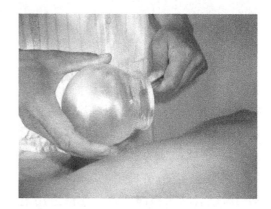

图 8-6　拔罐(闪火法)

3. 起罐法:一只手拿着罐子轻轻稍微向一个方向倾斜,另一只手则在罐子倾斜的对面火罐口附近的肌肉上,用手指缓缓按压,使罐子和皮肤之间形成一个空隙,让空气由这个空隙进入罐子里面,吸力就会很快消失,罐子就自然脱落下来。要避免强力取下,以防损伤皮肤,给患者带来痛苦(图8-7)。

二、拔罐方式

1. 留罐法:将火罐拔好后,使其在治疗部位上留置一段时间,这是最常用的一种拔罐方式,一般留置时间为 10～20 分钟。如果火罐的吸拔力较大,留置的时间可短些;如果火罐的吸拔力较小,留置的时间就可长些(图8-8)。

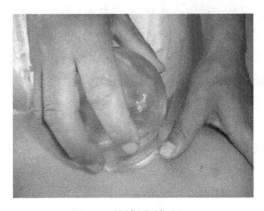

图8-7 拔罐(起罐法)

2. 走罐法:先在患者的治疗部位的皮肤上涂上一层凡士林油或者刮痧油、水等一些介质,也可以在罐子中倒入少许的水或者刮痧油,待将火罐吸拔皮肤后,一手扶住罐底,一手扶罐体,在皮肤上进行上下、左右的慢慢移动,直到皮肤出现渐红或出现瘀血等痧象为止。此法常用来治疗麻痹、风湿痛等疾病,多用于腰背部(图8-9)。

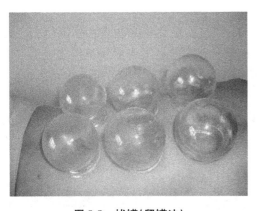

图8-8 拔罐(留罐法)

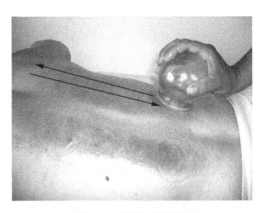

图8-9 拔罐(走罐法)

3. 刺血拔罐法:又叫刺络拔罐。医者先将施治部位选定,常规消毒后,用三棱针或者梅花针刺破皮肤(图8-10),注意针刺面积要小于罐口,再将火罐罩在点刺的部位上,通过火罐的吸拔力使之出血,一般留罐 10～15 分钟即可。起罐后,用消毒棉球或者纱布擦净血迹。此法适用范围较广,各种疾病都可使用。

三、注意事项

1. 在临床运用中,首先应该根据患者

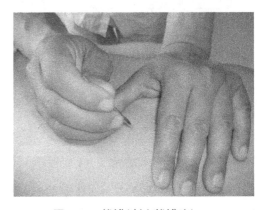

图8-10 拔罐(刺血拔罐法)

的病症作出诊断,确定是否可以使用拔罐疗法治疗,然后在选定出拔罐的具体方法,进行辨证施治。

2. 在对火罐内部加热的时候,注意不要烧到火罐口的边缘,以防火罐口的边缘烫伤皮肤。

3. 拔罐结束后如果发现皮肤起泡或者破皮,为预防感染,需保持局部清洁干净,或涂抹紫药水促进水的吸收和伤口的愈合。

4. 在拔罐治疗中,如果患者出现头昏、恶心、面色苍白、四肢发凉等症状,应立即取下火罐,让患者卧床休息,注意保暖,喝一杯热糖水。

5. 要选好拔罐的部位,不要在血管多、骨凸起、有毛发的部位,心搏动处,眼、耳、口、鼻等处拔罐。

6. 对身体虚弱乃至全身极度消瘦和皮肤失去弹性、患出血疾病的、有广泛皮肤病的、心力衰弱的、易发生危险的患者必须禁止使用拔罐疗法。

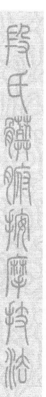

第九章　段氏脏腑按摩诊断方法

段氏脏腑按摩疗法是以中医理论为指导的治疗方法,在对疾病的诊断中离不开中医的"望、闻、问、切"四诊合参的诊断原则。但由于其特殊的治疗手段,决定了其在诊断疾病中特殊的诊断方法,应以中医"切诊"中的"按诊"作为主要诊断手段。按诊,这一诊断方法在使用按摩疗法治疗疾病中起着重要的作用,通过按诊所得出来的结果,在进行按摩治疗时对决定合适的治疗原则,选择合适的治疗手法,以及治疗所能达到的预期效果提供了重要的依据。它在诊断中与"四诊"的作用是相辅相承的,两者可相互印证,作为互为治疗的依据,同时参考现代医学的诊断结果也是非常必要的。

现将段氏脏腑按摩疗法多年来在临床实践上积累的按诊方法和对疾病的诊断依据进行介绍,作为学习脏腑按摩的参考。因为疾病在发生发展过程中是千变万化的,中医早有"同病不同症,同症不同病"之说,因此,术者须经过大量的实践积累经验,才能做到"机触于内"而得心应手,在临床中对疾病做出正确无误的诊断,以提高按摩治疗的疗效。

第一节　中医腹部四诊简介

一、望诊

望腹部的形态、丰隆畸形、凹陷或扁平,来判断虚实或患病部位,一般丰隆者为实,凹陷者为虚,或高或凹的畸形部位可能是腹腔内部患病部位。望腹部皮肤色泽滋润或干燥,显明或晦暗,来判断患者的气血盈亏。

二、闻诊

听腹部发出的声音,患者腹部有时会发出"汩汩"的声音,若声音夹杂水动音,则腹腔内瘀滞之邪较深,正气虚;若发出的声音"啪啪"做响,而且响后会从肛门排除浊气,则说明正气盛,浊气浅。用手指扣击患者两胁肋和上腹部时,若发出"咚咚"如敲鼓声,则说明病邪较盛;若发出如叩石之声,则说明脏腑功能较好。

三、问诊

询问患者腹部是否有疼痛部位？胀满？气逆？胸肋胀痛？胸腹憋闷？大便干结或溏

稀？按压腹部时有无压痛感？压痛是刺痛还是胀痛,有无放射痛？疼痛感向哪个部位放射？按压腹部时有什么感受？是喜按还是拒按？等等。

四、按诊

(一)按诊手法

让患者选择一种合适的诊断姿势,全身放松。医者选择合适的位置,平心静气,思想集中,右(左)手的食指、中指、无名指和小指四指并拢,用四指指腹触摸按压患者身体的诊断部位,面积小的部位可用食指或中指单指操作。触摸按压时,力量要由轻到重,由浅入深,医者要细体会手指下的感觉,观察或聆听患者的反应。医者要感觉手指下患者皮肤的冷热、润燥,肌肉有无条索、硬结,体内有无硬块、水音、气音,患者是否有异常痛感、敝胀等其他不良反应。对判断不准的部位可反复触摸或询问患者来断定。

(二)按诊的目的

通过按诊可以了解患者腹部肌肤的冷热、润燥,肌肉的软硬、板滞,腹内的结块、条索、压痛点、气液的分布及多少等,从而诊断疾病的表里、寒热、虚实、阴阳及对每个脏腑器官产生的影响及产生的疾病症状;判定是否适合运用按摩疗法、按摩治疗所能达到的预期效果和治疗过程中产生的正常和非正常病理反映等;有利于医者对疾病治疗方法的确立和手法的选择,在施治过程中做到心中有数,有的放矢。

(三)人体各部位按诊的操作顺序

1. 胸腹部诊断

患者仰卧,两腿伸直、两臂自然放在体侧,解衣宽带、暴露腹部,全身放松,呼吸自然。医者位于患者右侧,用手掌轻扶患者胸腹一遍,使患者对按摩产生适应,作好思想准备。然后医者用右手的食、中、无名指的指腹以一定的力度触摸胸部肌肤、肋间隙、腋窝、腋下等部位,以察心肺。在腹部诊断时,从乙状结肠开始,依次为降结肠、左肋弓下、胃脘、心窝、横结肠、右肋弓下、升结肠、盲肠、左腹部腹直肌上端向下至脐左侧到耻骨处、右腹部腹直肌的上端向下至脐右侧到耻骨处、胸骨剑突下沿腹中线向下至耻骨处。最后用揉法按揉两季肋和上腹部,结束腹部诊断操作。

2. 腰背部、头部和四肢的诊断

背部诊断,一般是从颈椎开始,沿脊椎正中和两侧由上向下逐节触摸至尾椎,然后再由上向下沿足太阳膀胱经内侧线按压揉动,重点按压触摸脏腑俞穴部位。

头部及四肢要根据患者的反映,确定诊断部位进行仔细触摸按压即可,同时可运用常用的肢体关节检查方法对四肢关节部位进行诊断。

第二节　胸腹部按诊临床运用

本部分内容介绍的是临床实践中取得的按诊经验,由于患者疾病和胸腹部症状的多样性、复杂性,诊断病证的细微之处很难全面准确描述,所以胸腹部按诊结果并不能完全作为诊断疾病的惟一依据,只能作为医者诊断疾病的参考和脏腑按摩治疗疾病的施治依据。

按诊时,为了便于对胸腹各部位置的具体描述,中医学将人体胸腹部划分成了以下区域:膈上为胸,膈下为腹。侧胸部腋下至十一、十二肋骨的区域为胁。左乳下心尖搏动处为虚里。腹部剑突下方位置称为心下。胃脘相当于上腹部。大腹为脐上部位,小腹在脐下,少腹即小腹之两侧。

胸腹部位划分如图9-1所示。

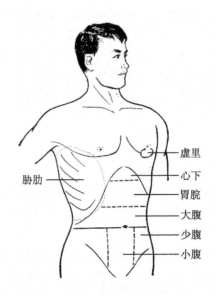

图9-1　胸腹部位划分

一、胸胁部按诊

1. 部位:整个前胸(图9-2)。

按诊:胸部肌肉有明显触痛或压痛,皮肤干燥无泽。

症状:常见气喘、胸闷、呼多吸少、体质虚弱等症状。

病证:一般认为肺脏多患有慢性疾病,如哮喘、肺心病、肺结核、肺炎等。

2. 部位:乳下虚里(图9-3)。

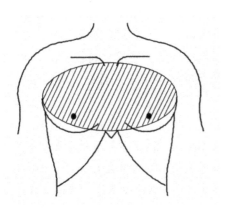

图9-2　整个胸部

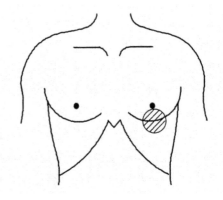

图9-3　乳下虚里

按诊:正常情况下,虚里按之应手,动而不紧,缓而不急。其动微而不显的,为不及,是宗气内虚;若动而应衣,是为太过,是宗气外泄之象。按之弹手,洪大而搏,属于危重的证候。

症状:常见胸闷、呼吸急促、心律不齐、心动过缓、心动过速等症状。

病证:多为心脏功能的盛衰,脏腑疾病发展到一定程度后影响心脏功能而表现出的证候。

3. 部位:左胸胁部(图9-4)

按诊:有触痛或肌肉硬结板滞。

症状:心前、肩胛、腋窝、左胁部和上肢内侧按压时发生放射性疼痛。

病证:可疑为患有冠心病,心绞痛,心肌炎等心脏病变。

4. 部位:右胁肋处(图9-5)

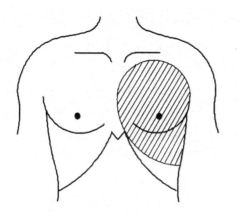

图 9-4　左胸胁部

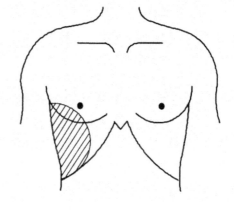

图 9-5　右胁肋处

按诊:肌肉板滞,按压有胀痛感。

症状:胁肋胀痛,按之患者有不适感或者有热感。

病证:多为肝气郁结或肝脏病,如慢性肝炎、肝硬化、肝痈、胆囊炎等。

二、腹部按诊

1. 部位:整个腹部(图9-6)

(1)按诊:按之硬且满,按而不下,如充气的皮球,充实而有弹性,患者且有压痛或憋闷感。

症状:常见便秘、气喘、头晕心累、肢体疲乏无力等症状。

病证:多为心脑血管、腹胀、便秘、糖尿病初期、慢性肾病等。

(2)按诊:按之柔软虚弱,无弹性,腹部凹陷。

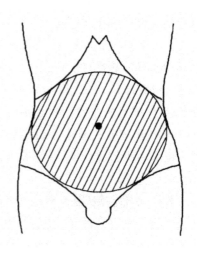

图 9-6　整个腹部

症状：一般患者体质虚弱，常见食少纳嗟、呃逆呕酸、头晕乏力、少气懒言等症状。

病证：多见慢性胃炎、胃下垂、气喘、头痛眩晕、遗精、经血不足、腹部隐痛、大便无力、泻泄等。

（3）按诊：整体凹陷，虚空，软弱无力，喜按多为虚证；整体膨满，充实，按之有力或者有压痛，拒按多为实证。

症状：虚证多有少气懒言、身疲力乏、消化不良等症状。实证多为腹胀、腹痛等症状。

病证：一般上腹部多为肠胃病；下腹部多为妇科或男性病；脐部周围多为肾虚腰痛病。

（4）按诊：触有由细小条索构成的网状物布满整个腹部，且腹部皮肤粗糙无华。

症状：患者多见脾病之候、体质虚弱、身疲力乏、消化不良、腹胀、腹痛。

病证：多为腹胀、脾胃不和、消渴、痹证、痿证等。

（5）按诊：腹部高度膨大，形如鼓之状，称为臌胀。以手分置腹之两侧，一手轻拍，另一手可触到波动感，同时，按之如囊裹水，且腹壁有凹痕者，为水臌；以手叩之如鼓，无波动感，按压腹壁无凹痕者，为气臌。

症状：水臌者，常见体弱、胸中堵闷，面部四肢有浮肿，小便不利等症状；气臌者，常有腹胀难卧、胸闷、嗳气、气喘、胃不受纳等症状。

病证：水臌多为肝硬化腹水、急慢性肾炎、血液回流不畅、癃闭等；气臌多为气滞、喘证、脾胃不和等。

（6）按诊：腹内肿块，有积和聚之别，按之有形而不移动的为积；痛无定出，按之无形，聚散不定的为聚。

积为脏腑所生，其病不离其位，为久病所成。心积位于脐上心下，肝积位于左胁下，肺积位于右胁下，脾积位于胃脘，肾积位于脐周围，胃积位于中脘穴处，大肠积位于左天枢穴下方，小肠积位于右天枢穴下方，三焦积位于石门穴处，膀胱积位于中极穴处。

症状：积，病属血分，为血瘀所致，不易去；聚，病属气分，为气滞所致，易去。患病的相应脏腑反映的一些疾病症状。

病证：常见于与脏腑的各类"积聚"疾病。

2. 部位：上腹胃脘（图 9-7）

按诊：胃脘胀闷，按之则痛者为小结胸；胸脘腹硬满疼痛且拒按者，为大结胸。

症状：常见胸中气闷堵塞、胃脘胀满、饮食不下、腹部疼痛、大便不畅等症状。

病证：结胸证。

3. 部位：腹部左侧（图 9-8）

按诊：肌肉发硬且板滞，或左季肋下有痞块。

症状：常见胸闷、心慌、心悸、左侧肢体麻木、胃疼、肋痛等症状。

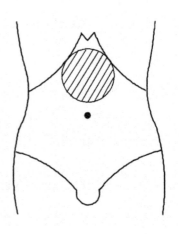

图 9-7 上腹胃脘

病证:多为心绞痛、心律不齐、慢性胃炎、胃溃疡、半身不遂、偏头痛等。一般影响心、胃、左肾功能。

4.部位:腹部右侧(图9-9)

按诊:肌肉发硬且板滞,或右季肋下有硬块或条索。

症状:常见胁肋胀痛、巅顶痛、口苦、消化不良、呕气等症状。

病证:多为中风后遗症、十二指肠溃疡、头痛、眼疾、肾虚腰痛。一般影响肝胆和右肾功能。

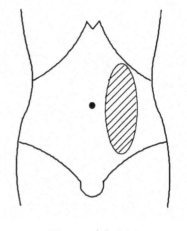

图 9-8　腹部左侧

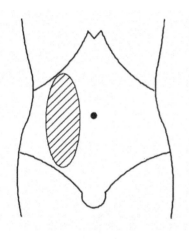

图 9-9　腹部右侧

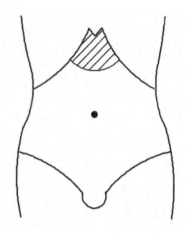

图 9-10　心下部位

5.部位:心下部位(图9-10)

按诊:有硬块或条索,伴有压痛。

症状:常见胸闷、上腹部胀满、食入不化、呕气吐酸、咳喘、头晕等症状。

病证:多为心下痞硬、心或胃的功能减弱形成的心脏或胃功能失常性病证。

6.部位:左季肋下(图9-11)

按诊:胃部区域有横的条索或硬块,按压有痛疼或憋闷感。

症状:常见消化不良、呕气吐酸、胃痛等症状。

病证:多为胃脘痛、腹胀、脾胃虚弱、头痛、神经衰弱等。

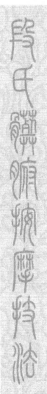

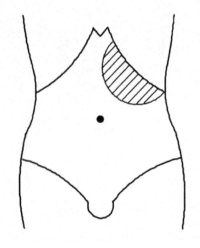

图 9-11　左季肋下

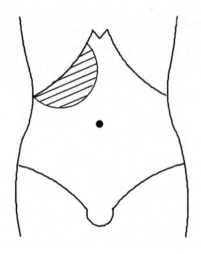

图 9-12　右季肋下

7. 部位:右季肋下(图 9-12)

按诊:沿右肋弓下缘有横条索,肌肉板滞,按压有憋胀感;若肝脏肿大,在肋弓下缘处可扪及或软或硬的肝体边缘。

症状:常见头痛、头晕、胁肋胀满疼痛、口苦、厌油腻食物等症状。

病证:多为肝气郁结、高血压、中风后遗症、胁痛、肝炎肝硬化、肝肿大、肝癌等。一般影响肝胆的正常生理功能。

8. 部位:腹部中线(图 9-13)

按诊:沿任脉有硬条索。

症状:脐上常见头晕、目眩、消化不良、喘气等症状;脐下常见经血不调、腰酸背痛、下肢乏力、遗精等症状。

病证:多见胃脘痛、十二指肠溃疡、梅核气、脾胃不和、心脏病;女子常见痛经、闭经、带下、经血不足;男子常见遗精、阳痿以及肾虚腰痛等。

9. 部位:腹部两侧(图 9-14)

按诊:季肋下直达耻骨上缘的腹部肌肉紧张,按压有痛感。

症状:常见耳鸣、耳聋、失眠、口苦等症状。

病证:多为肾虚耳鸣、不寐、健忘、神经衰弱等。

10. 部位:两侧腰肌(图 9-15)

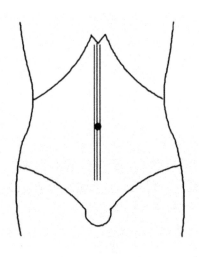

图 9-13　腹部中线

按诊：一侧或两侧腰部肌肉触之硬结。

症状：常见小便频数、经血不调、腰酸痛等症状。

病证：多为腰痛、痛经、闭经、带下、尿频等。

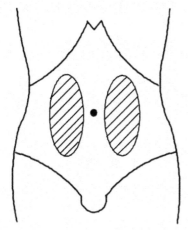
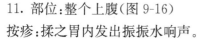

图 9-14　腹部两侧

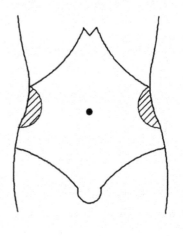

图 9-15　两侧腰肌

11. 部位：整个上腹（图 9-16）

按疹：揉之胃内发出振振水响声。

症状：常见胃腹胀满、食少不化、失眠、多梦、少气懒言等症状。

病证：多为脾胃虚弱、水湿内停、胃下垂、神经衰弱等。

12. 部位：腹部中间（图 9-17）

按诊：按压有痛感，肠道内伴有"咕咕"的声响。

症状：常见胃脘疼痛、胀满、泄泻等症状。

病证：多为冷饮冷食或腹部感受风寒、寒凝气滞腹痛、肠炎、伤热等。

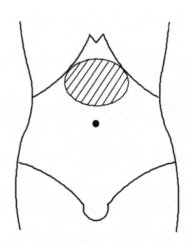

图 9-16　整个上腹

13. 部位：整个下腹（图 9-18）

按诊：按之硬满，轻按之即凹陷，有压痛感。

症状：常见气喘、少腹坠胀、头晕、腰痛等症状。

病证：多为癃闭、腹水、腰痛等。

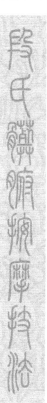

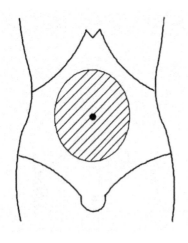

图 9-17 腹部中间

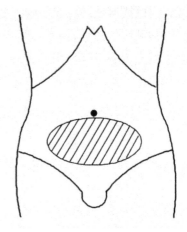

图 9-18 整个下腹

14．部位：小腹部位（图 9-19）

按疹：有痞块，按压时有疼痛或不适感。

症状：常见少腹痛、腰酸、经血不调等症状。

病证：多为女子经痛、经闭、赤白带下、经血不调等；男子阳痿、遗精、性功能障碍等。

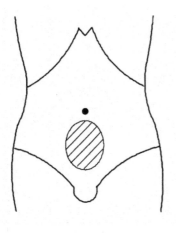

图 9-19 小腹部位

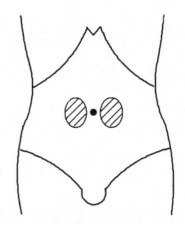

图 9-20 脐部两侧

15．部位：脐部两侧（图 9-20）

按诊：肌肉板滞，有硬块，按压有疼痛感。

症状：常见腰酸肢软、吸少呼多、浑身乏力、月经不调等症状。

病证：多为腰痛、腹痛、糖尿病、性功能障碍等。一般为"久病及肾"所致，多为慢性疾病。

16．部位：脐上部位（图 9-21）

按诊：有结块或条索状物，见腹白线增宽和增粗。

症状：常见腹胀、腹痛、消化不良等症状。

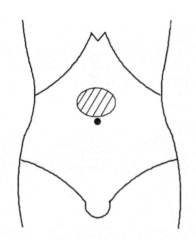

图 9-21　脐上部位

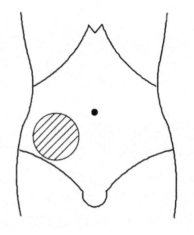

图 9-22　右侧少腹

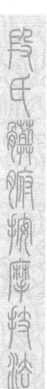

病证：多为慢性腹泻、顽固性腹胀、脾胃不和等。

17. 部位：右侧少腹（图 9-22）

按诊：肌肉板滞，按压有刺痛感。

症状：常见腰腿痛、腹刺痛、经血不调等症状。

病证：多为阑尾炎、疝气、闭经、痛经、赤白带下等。

18. 部位：左侧少腹（图 9-23）

按诊：按压有疼痛感。

症状：常见大便秘结、大便不成型、左侧少腹痛等症状。

病证：多见结肠炎、泄泻、便秘等。

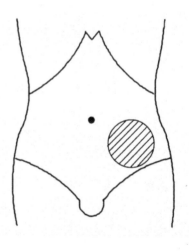

图 9-23　左侧少腹

三、腰背部按诊

腰背部诊断以脊柱和背部足太阳膀胱经上脏腑精气所输注的俞穴为主。用手触摸按压背部这些区域或部位，患者即觉痛、酸麻、胀等感觉，或在皮下有结节状或条索状物，并常伴有压痛，有的脊椎棘突会发生凹陷、后突或偏歪现象。通过患者的反映和反映物所分布的部位和穴位，可以判断其所对应脏腑功能是否正常，如胃脘痛者常可在背部脾俞、胃俞穴附近发现结节或条索，并常伴有压痛。腰背诊断常和胸腹诊断相结合，以进行对疾病的确诊。

第十章　禁忌证和适应证

每种治疗疾病的方法都有一定的治疗范围,段氏脏腑按摩疗法也不例外。段氏脏腑按摩疗法虽然能对多种疾病具有治疗效果,但也不能包治百病,是有其局限性的。通过大量的临床实践,段氏脏腑按摩主要适用于因脏腑功能失调而引起的一些慢性疾病,如心脏病、糖尿病、慢性胃肠病以及妇科疾病等。对一些轻度器质性病变也有一定的治疗效果,如肝肿大、胃与十二指肠溃疡、慢性浅表型胃炎、轻度萎缩性胃炎等。一般对一些急性突发症和疾病发病后期出现危险证候的重型疾病,如中风、癌症、急性出血症等病证不易进行治疗。另外对于骨伤科病证也具有其独特的治疗效果,如软组织损伤、风寒湿痹证(肩周炎、坐骨神经痛、关节炎等)等。但对一些陈旧性损伤或关节重度粘连变形者,治疗难度较大,效果不太理想,但如果坚持长时间治疗,也能获得一定疗效。

第一节　脏腑按摩疗法临床常见适应证

一、常见内科疾病

(1)感冒;(2)头痛;(3)失眠;(4)牙痛;(5)呃逆;(6)腹痛;(7)腹胀;(8)肋痛;(9)痹证;(10)痿证;(11)泄泻;(12)便秘;(13)癃闭;(14)慢性支气管炎;(15)支气管哮喘;(16)胃与十二指肠溃疡;(17)慢性胃炎;(18)胃下垂;(19)胃肠神经官能症;(20)肠道易激综合征;(21)高血压;(22)中风后遗症;(23)心绞痛;(24)冠心病;(25)心肌炎;(26)心脏神经官能症;(27)肺心病;(28)糖尿病;(29)肝硬化;(30)慢性肝脏病;(31)慢性胆囊炎;(32)慢性胰腺炎;(33)慢性肾炎;(34)遗精;(35)阳痿;(36)早泄;(37)前列腺炎等一些慢性疑难杂症。

二、常见妇科疾病

(1)闭经;(2)痛经;(3)月经不调;(4)月经前后诸症;(5)带下;(6)盆腔炎;(7)乳腺炎;(8)更年期综合征等。

第二节　脏腑按摩禁忌证及不适宜人群

1. 急性传染性疾病、急性骨髓炎、结核性关节炎。
2. 传染性皮肤病，皮肤湿疹，水火烫伤，皮肤溃疡，以及癣、疱疹、脓肿、各种疮疡等症。
3. 各种恶性肿瘤疾病。
4. 精神病：如癫痫、疯狂等。
5. 有出血性素质的人或按摩后可能引起出血的疾病，急性腹膜炎、急性化脓性腹膜炎、急性阑尾炎患者。
6. 妇女经期，孕妇禁用按摩疗法。
7. 病情危重患者，某些久病过分虚弱的、素有严重心血管病的或高龄体弱的患者。
8. 骨折、骨裂等骨伤疾病。
9. 胃、十二指肠急性穿孔等疾病。
10. 脏腑器官发生器质性病变者。

第三节　脏腑按摩临床运用注意事项

1. 医者按摩前要修整指甲，热水洗手，同时将指环等有碍操作的物品预先摘掉。
2. 医者态度要和蔼，严肃细心，要耐心地向患者解释病情，争取患者合作。
3. 患者与医生的位置要安排合适，特别是患者坐卧等姿式，要舒适而又便于操作。
4. 按摩手法要轻重合适，并随时观察病人表情，使患者有舒服感，便于接受。
5. 一般患者腹部组织比较娇嫩，在初次接受脏腑按摩时，手法宜轻柔缓慢，以防损伤皮肤和软组织。
6. 按摩时间，每次以 30～60 分钟为宜，最多不超过 2 小时。一般每天按摩 1 次为宜，有的可根据病情酌情增加，10 次为 1 个疗程。
7. 患者在大怒、大喜、大恐、大悲等情绪激动的情况下，不要立即按摩。
8. 患者饱食之后，不要急于按摩，一般应在饭后 2 小时左右或饭前为宜。
9. 患者不信任医者，不能很好配合治疗的，一般不宜按摩。
10. 按摩时，有些患者容易入睡，应取毛巾盖好，以防着凉，注意室温。当风之处，不要按摩。

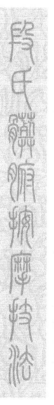

临

床

篇

引　子

按摩疗法的适应证比较广泛,涉及到内、妇、外、伤、儿等科领域,各科在病机和病理等方面都存在不同的差异,因此按摩疗法在运用中的治疗原则、方法和手法也不尽相同,特别是在治疗内脏腑功能失调引起的内、妇科疾病与因损伤或劳损引起的骨伤疾病在实际治疗中差别更大。骨伤科疾病的发病部位多为四肢关节、脊柱等,在治疗时主要是通过手法的作用达到正骨理筋、舒筋活络、散瘀止痛、驱风散邪的目的。因此,骨伤科的按摩手法对经络、穴位、肌肉、神经、血管、骨胳的刺激一般不会较多地影响人体气机,特别是脏腑气机的强烈变化。而由于各种病因导致的脏腑功能失调或气血运行紊乱产生的内、妇科等脏腑病证的征象错综复杂,千变万化,其病机也变化多端,如人体内正与邪的转归、阴阳的消长、气血的盛衰、气机的升降出入等等变化是非常玄妙的,这些东西的改变直接影响着疾病是好转还是恶化,而脏腑按摩就是通过治疗手法直接或间接对人体这些东西的变化进行控制,达到调和脏腑、调畅气机、扶正祛邪、平衡阴阳的目的。因此在临床运用时,医者要在掌握疾病病理病机的基础上,运用正确适当的治疗方法和手法,有效控制人体内气机的变化,才能有利于疾病的治疗、身体的康复。对于这一点,医者在运用脏腑按摩疗法治疗疾病时,要时刻掌握人体气机的变化,做到小心谨慎,心中有数。

"同病不同症,同症不同病"道出了疾病的复杂性,因此运用脏腑按摩疗法治疗疾病时,很难制定出一套固定不变的治疗方法来治疗某种疾病。医者必须在准确诊断疾病的前提下,遵循"辨证论治"的原则,做到"机触于外,巧生于内,随心所欲,法从手出"来对付各种类型的疾病及疾病不同阶段的复杂变化。因此,在本篇各章节的按摩操作的叙述中没有对各种手法操作的时间作出具体要求。在临床中,需要医者根据患者不同的病证和针对疾病不同的治疗阶段所采用的手法操作时间自行灵活掌握。

对于段氏脏腑按摩治疗疾病过程中采用的刮痧和拔罐两种辅助疗法的运用,应该根据患者胸腹和腰背部是否存在瘀象而确定是否采用。如果根据患者病证,查看到某一部位存在瘀象,在按摩治疗的初期,应该先采用适当的刮痧或拔罐方式对施治部位进行刮痧或拔罐治疗,待瘀象消退后再次施治,直到不再出现瘀象为止。在本篇章节中不再对这两种辅助疗法的运用进行赘述。

段氏脏腑按摩疗法不仅仅限于治疗脏腑病,也适用于妇科、儿科,以及五官、四肢疾病的治疗。本篇着重列举了一些常见内、妇科疾病的治疗方法,这些治疗方法和步骤都是通过对前辈留下的大量临床资料和笔者的临床实践经验总结整理出来的,是基本的治疗操作过程,对治疗各类疾病具有重要的实用价值和临床指导意义。段氏脏腑按摩的治疗适应证相当广泛,不可能一一讲述,就是对某种疾病的整个施治过程,其复杂的变化,以及治疗中疾病产生的某种现象的具体施治方法也很难详尽阐述,因为这些情况都因病、因症、因人而异,千差万别,各不相同。因此学者要通过学习这些疾病基本的治疗方法,去领悟它的精神实质,从而在临床中能够做到灵活运用。本书前后3篇前呼后应,上下贯通,学者在学习这一按摩疗法时万万不可孤立于学习某一节或某一章,必须通读全书,深刻理解其治疗原理和原则,掌握它的治疗方法和手法,在实践中感悟它的奥妙所在,方熟能生巧,达到"法无定法"的至高境界,才能充分发挥这一按摩疗法在治疗脏腑疾病方面的独特优势,治病救人。

第十一章　常见内科病的脏腑按摩治疗

第一节　支气管哮喘

支气管哮喘是一种发作性的支气管过敏反应性疾病。该病可发于任何年龄,一年四季都能发病,以秋冬季为多,临床特征是发作性的、伴有哮鸣音的、以呼气性为主的呼吸困难。该病常期发作,可并发慢性支气管炎,肺气肿及肺源性心脏病等。

该病属于祖国医学的"哮证"范畴。

【病因病理】

支气管哮喘的病因目前尚不完全清楚,但已肯定大多数与过敏反应有关。外源性哮喘,常有过敏性体质,吸入过敏源,如花粉、灰尘、真菌孢子及动物毛屑等引起支气管平滑肌痉挛。黏膜充血水肿,黏液腺分泌增加,使细支气管管腔狭窄,肺的通气不畅而发生以呼气性为主的呼吸困难,哮喘发作;内源性哮喘常由于呼吸道感染,寒冷空气,刺激性气体,生物、物理、化学或精神刺激等因素所诱发,引起支气管平滑肌痉挛,黏膜充血水肿,黏液腺分泌增加而导致哮喘发作。

祖国医学认为该病发病多与肺、脾和肾三脏有关,但其发作主要病变在肺,因屡感风寒,经常饮食生冷,伤及肺气凝聚而成寒痰,内伏肺与膈上;或饮食酸咸甘肥太过,伤及脾胃,内酿痰热,上干于肺,而导致宿痰内伏于肺。复外感风寒暑湿,饮食酸咸甘肥,生冷海腥,恼怒气逆,劳倦乏力,可使气升降发生逆乱,触动肺中伏痰,痰随气升,气因痰阻,互相搏击,阻塞气道,肺气升降不利,以致呼吸困难,气息喘促,喉中伴有痰鸣而发病。该病长期发作,导致肺气日益耗散,累及脾肾,使脾虚津液不化,肾虚气失摄纳,更易遇感而发,不易根除。

【临床表现】

哮喘发作前,多有鼻痒、喷嚏、咳嗽、胸闷等先兆症状,随即引起发作。急性发作时胸闷窒息,喉中哮鸣,呼吸困难,张口抬肩,不能平卧。严重者面色苍白,唇指紫红,大汗淋漓,四肢冰冷,甚至出现危重征候。一般持续数分钟,几小时或更长,发作停止前开始咳嗽,咳出痰后,呼吸逐渐通畅,哮喘停止。哮喘缓解期,一般表现为肺虚、脾虚、肾虚。临床典型症状为:肺虚者,平常怯寒自汗,如因气候变化而发作,发作前喷嚏、鼻塞、流青涕;脾虚者,平常咳嗽痰多,食少脘痞,倦怠乏力,大便不实,或食油腻海腥易腹泻腹痛,可因饮食不当而诱发哮喘;肾虚者,平常短气,动则息促,腰酸肢软,怯寒神疲,或盗汗,手足心觉热。

祖国医学根据辨证将哮喘分为热哮和冷哮两大类。

冷哮:在寒冷季节及气候急剧变化时突然发作,呼吸急促,喉中哮喘,痰白而黏,或稀薄多沫,胸膈满闷,面色晦滞带青,口不渴,或渴喜热饮,舌苔白滑,脉象浮紧,或兼有头痛、发热、恶寒、无汗等表证。

热哮:因遇热或伤酒伤食即发,呼吸急促,喉中哮鸣,胸高气粗,咳逆阵作,痰稠黄胶黏,咳吐不利,烦闷不安,汗出,口渴喜饮,舌质红,苔黄腻,脉滑数,或兼头痛、发热、微恶风的表证。

本节重点讨论哮喘缓解期的按摩防治。

【临床按诊】

中老年支气管哮喘反复发作患者,腹部一般消瘦干瘪,皮肤干燥;胸部有明显触痛或压痛;脐部周围肌肉多板滞;乙状结肠发硬并呈条索状;按揉上腹部胃脘内有振振水音。前胸部及背胸两肩胛内缘处有瘀象或压痛点。

【治疗原则】

根据哮喘发作时攻邪为主、缓解期扶正为主的原则。在哮喘发作阶段,宜温肺化痰或清肺化痰,以降逆平喘。在缓解阶段,根据患者具体病情,应从调理肺、脾和肾三脏入手,分别施以补肺固表、健脾化痰、益肾固本等法,以减轻和控制发作,达到防治的目的。

【辨证施治】

一、基本操作

1. 胸腹部

腹部常规按摩一遍,以诊查病情,确定治疗方案。

用"打开魄门"拨法施治乙状结肠,用"疏通结肠"拨法施治降、横、升结肠,用"清理盲肠"揉法和拨法重治盲肠部位,以通畅病邪排出通道、增强大肠传导功能、调理肺的肃降功能。用"健脾和胃"按法和拨法施治胃脘,用"定海神针"按法施治梁门、中脘和巨阙穴,以健脾利湿、生化气血、补中益气。用"固肾培元"按法或拨法施治脐部周围硬块,用"定海神针"按法施治气海和关元穴,以活血化瘀、扶正培元、补肾纳气。用"翻江倒海"揉法施治胃脘部,用"推波助澜"拨法施治上腹部,以活散膈下痰饮,促其下行。用"宽胸理气"推法施治胸部及侧胸部,拿法施治胸部和两胁肋肌肤,按法施治胸部肋间隙,点法施治天突、膻中、中府和云门穴,以宣肺平喘、祛痰降气。最后用"引气归元"法结束胸腹部操作。

2. 腰背部

用"仙人推背"平推法和分推法施治背部两肩胛及脊柱两侧膀胱经,用"摇橹渡海"肘拨法施治脊椎两则膀胱经循行部位,用"沙场点兵"拇指按法施治风门、肺俞、膏肓、脾俞、肾俞和命门穴,用"金牛犁地"抓拿法和捏脊法分别施治背胸部肌肉和督脉,以调补肺、脾和肾3脏,补益正气,增强体质,祛除病邪。最后用"拿捏肩井"和"气归命门"法结束腰背部操作。

3. 四肢部

上肢:用"滚搓上肢"法施治上肢内侧,用"拨手三阴"法施治前臂手三阴经,按揉尺泽、太渊、列缺和内关穴,以通经活络、宣肺理气、降逆利水、调和脏腑。

下肢:用"滚搓下肢"法重点施治下肢内侧,用"拨足三阴"法施治小腿足三阴经,按揉足三里、阴陵泉和丰隆穴,以疏经活络、调理气血、化痰祛湿、扶正培元。

二、辨证加减

冷哮:治以宣肺平喘,温肺散寒。按摩背部时,加按风池、风门和大椎穴。

热哮:治以宣肺清热,化痰降逆。按摩背部时,加按大椎穴和"拿捏肩井"法。按摩上肢时,加按曲池和合谷穴。按摩下肢时,重按丰隆穴。

【治疗说明】

1. 按摩疗法对支气管哮喘有一定疗效,患者在病情缓解期接受按摩治疗,能增强脏腑功能,改善体制,提高抗病能力,有效防治疾病的发作。哮喘患者病情发作,出现危重症状时,应及时到医院进行综合治疗。

2. 慢性哮喘患者大都病史较长,正气不足,体质虚弱,按摩时手法操作要以补为主,且需要较长时间的治疗才能显效。在按摩治疗过程中,可适当配以药物治疗。长期服药者,在按摩治疗见效后应逐渐减少用药量。

3. 患者在按摩治疗过程中,膈上伏痰往往从呼吸道吐出,膈下痰饮下去以瘀积形式排出体外。

4. 患者平常要加强体育锻炼,增强抗病能力。忌食生冷、肥甘厚味等食品,戒烟酒,节性欲,防止过度疲劳及情绪不稳。

5. 可参照该病的按摩治疗方法,辨证治疗慢性支气管炎、肺气肿、肺心病及咳嗽等肺部疾病。

第二节　冠心病

冠心病即冠状动脉粥样硬化性心脏病,是指冠状动脉因发生粥样硬化而产生了管腔狭窄或闭塞导致心肌缺血、缺氧而引起的心脏病。

冠心病的心绞痛和心肌梗塞归属祖国医学的"胸痹"、"真心痛"、"厥心痛"等范畴。

【病因病理】

动脉粥样硬化的原因现在尚未完全明了,总的来说体内脂质代谢调节紊乱和血管壁正常机能结构的破坏是发生动脉粥样硬化的主要原因。动脉粥样硬化常见于主动脉、冠状动脉、肾动脉等动脉的动脉壁。冠状动脉粥样硬化形成后,冠状动脉壁的硬化斑常呈环形或偏心性增厚,引起管腔狭窄且凹凸不平,导致血流减慢,极易继发血栓形成。硬化的冠状动脉,更易受激惹而发生血管痉挛,引起心肌缺血、缺氧,轻者发生心绞痛,重者导致心肌缺血、坏死,形成心肌梗塞。

祖国医学认为,该病的发生与年老体衰、肾气不足,膏粱厚味、损伤脾胃,七情内伤、气滞血瘀,思虑劳倦、伤及心脾,寒邪侵袭、胸阳痹阻等因素有关。由于心、脾、肾的亏损或脉络痹阻,导致气滞血瘀、痰浊内生、脉络不通,不通则痛。因此,在该病的发病过程中,心、脾、肾亏虚是病之本,气滞、血瘀、痰浊、阴寒是病之标,在临床上常常虚实互见,表现为本虚标实。

【临床表现】

冠心病根据临床表现,可分为隐性冠心病、心绞痛、心肌梗塞、心肌硬化4种类型。

1. 隐性冠心病:患者一般无症状,亦无体征,有的患者有胸闷、心悸、心前区刺痛等非特异性症状。经心电图负荷试验,心电图有心肌缺血表现。该型患者临床虽无冠心病的症状表现,但冠状动脉的粥样硬化已经形成,其可能突然转变为心绞痛、心肌梗塞,甚者出现心肌硬化或突然猝死。

2. 心绞痛冠心病:典型的心绞痛为突然发生疼痛,疼痛位于胸骨后上中段或心前区,可放射到左肩臂、左颈部。疼痛的性质多为绞痛,并带有压榨性、窒息性或闷胀性疼痛,疼痛持续时间一般为数秒钟至5秒钟,很少超过15分钟。含用硝酸甘油或休息后消失。发作时常伴有面色苍白,重者出冷汗、呼吸困难。诱发因素多为劳累、兴奋、饱食或受寒等。临床注意与心肌梗塞相鉴别。

3. 心肌梗塞型冠心病:一般发病急剧,疼痛类似心绞痛,但较为剧烈而持久,持续时间可达数小时甚至1~2天,甚者出现休克。患者表现为面色苍白、烦躁不安、出冷汗、血压下降,甚至昏厥。或左心衰竭,患者表现为呼吸困难或端坐呼吸、紫绀、咳嗽,重者发生急性肺水肿,需及时中西医结合进行抢救。

4.心肌硬化型冠心病:由于冠状动脉粥样硬化,使心肌长期缺血,导致心肌纤维化,临床可表现为心脏扩大、心力衰竭、严重心律失常及心功能不全。

本节重点介绍冠心病患者缓解期的按摩防治。

【临床按诊】

部分隐型、心绞痛型和心肌梗塞型患者恢复期临床按诊时,患者心前区或左胸部、左胁肋部、左臂内侧、背胸部伴有压痛感,严重者右侧相同部位也会有压痛感,背部脊柱或两侧有明显压痛点。患者腹部心下区肌肉板滞硬结,伴有压痛感,甚者右侧腹直肌发生板滞,伴有压痛感。肾亏虚者,脐部两侧或一侧肌肉板滞,伴有压痛感;肝气郁滞者,右胁肋肌肉有硬结,伴有压痛感;脾胃虚弱者,胃脘部揉之有振振水音。前胸和胸背部有痧象。

【治疗原则】

冠心病在临床上常常虚实互见,表现为本虚标实。治则应疏经通络、活血化瘀、通阳宣痹、疏肝理气、健脾化痰、扶正培元、补泻结合、标本兼治。

【辨证施治】

一、基本操作

1.胸腹部

腹部常规按摩一遍,以诊查病情,制定治疗方案。

用"宽胸理气"推法施治胸部及侧胸胁肋部,拿法施治胸大肌及左胸部、左胁肋部皮肉,按法施治左侧肋间隙,点法施治膻中和乳根穴,以活血化瘀、理气止痛。用"打开魄门"拨法施治乙状结肠,以引邪外出。用"疏肝利胆"按法施治右季肋及右肋弓下缘部位,用"健运三经"拨法施治腹部右侧,以活血化瘀、疏肝解郁、调畅气机。用"健脾和胃"按法施治左季肋及胃脘部,用"健运三经"拨法和按法施治腹部左侧,用"心下破积"拨法和按法施治心口窝部位,用"调和冲任"推法和按法施治腹中线,用"定海神针"按法施治中脘和建里穴,以活血化瘀、化痰降逆、生化气血、理气止痛。用"固肾培元"按法和拨法施治脐部周围,对压痛部位重点治疗,以益气养阴、扶正培元。最后用"引气归元"法结束胸腹部操作。

2.腰背部

用"仙人推背"推法施治背部两肩胛及脊柱两侧膀胱经,用"遍地开花"掌揉法重点施治胸背部脊柱两侧肌肉,用"沙场点兵"拇指按法施治大椎、肺俞、心俞、厥阴俞、膈俞、至阳

和阿是穴,用"摇橹渡海"拨法重点施治肩胛内三角区,以宽胸理气、疏通经络、活血化瘀、理气止痛。最后用"气归命门"法结束腰背部操作。

3. 四肢部

上肢:治疗以左上肢内侧为主,用"拿捏上肢"法施治上肢肌群,用"滚搓上肢"法施治上肢内侧,用"拨手三阴"法重点施治前臂手少阴心经和手厥阴心包经循行部位,按揉神门、内关和极泉穴,以疏经活血、调和心脏功能。

下肢:用"滚搓下肢"法施治下肢内侧,用"拨足三阴"法施治小腿足三阴经,按揉阴陵泉和三阴交穴,以调补肝肾、疏通经络、行气活血。

二、辨证加减

心血瘀阻:心为血瘀阻滞,心悸刺痛者,治以活血化瘀、疏经通络、解痉止痛。按摩背部时,加"摇橹渡海"掌指拨法重点施治左肩胛内缘。按摩上肢时,加按内关和外关穴。

脾虚痰湿:心阳被痰浊阻滞,胸膈憋闷疼痛,头蒙如裹,咳嗽痰稀者,治以化痰祛湿、升清降浊。按摩腹部时,重点用"健脾和胃"拨法和按法施治胃脘部。按摩背部时,重按脾俞和胃俞穴。按摩下肢时,加按丰隆穴。

肝肾两虚:心胸憋闷,头昏目眩,低热盗汗,腰膝酸软者,治以活血化瘀、滋补肝肾、扶正培元。按摩腹部时,重点用"疏肝利胆"拨法施治右季肋弓下缘部位,用"固肾培元"拨法施治脐部两侧。按摩背部时,加按肝俞、胆俞、肾俞、命门和腰眼穴。

【治疗说明】

1. 按摩对隐型冠心病、心绞痛和心肌梗塞防治效果比较显著。通过按摩患者胸部、背部及腋下,臂内侧疼痛、胸闷心悸、头昏等临床症状可以得到缓解或消失,能够有效预防冠心病的发生。

2. 在按摩治疗冠心病的初期,应以胸、背和左上肢内侧治疗为主,腹部治疗为辅,手法要轻揉缓和,治疗时间不宜太长,以消除心脏周围压痛,调和心脏功能为主。应避免过度刺激,使患者情绪紧张,心功能失常而发生危险。心功能调和正常,不易发生危险后,再加大手法力度和治疗时间,此时要以腹部按摩为主,以调和六腑、健运脾胃、扶正培元、祛除病邪为目的,从而达到标本兼治的效果。

3. 冠心病患者平时要注意休息,不要劳累过度,保持心情开朗,情绪稳定,参加适当体育锻炼,提高身体素质,防止饱食或受寒诱发冠心病。若病情发作应及时采取急救措施或入院综合抢救。

4. 按摩治疗冠心病的时间宜选在每天下午 2～6 时,因为经医学临床统计冠心病患者在这个时段病情一般比较稳定,突然发作的几率较低,因此选择这个时段给患者按摩治疗不易发生危险。

5. 可参照该病的按摩治疗方法,辨证治疗心肌炎、风湿性心脏病、肺心病等心脏疾病。

第三节　心脏神经官能症

心脏神经官能症,是由植物神经功能紊乱引起心脏血管功能失常的一种临床综合征。心脏一般无器质性病变,但有心悸、胸痛、疲乏和神经过敏的突出表现,多见于青壮年女性。

根据该病临床症状,可归属于祖国医学的"惊悸"、"怔忡"、"胸痹"范畴。

【病因病理】

现代医学认为该病是由于患者神经比较脆弱,遇到紧张刺激和精神负荷,往往不能适应,而造成神经、体液、血液循环等严重失调产生的神经官能症状。

祖国医学认为该病的形成常与精神因素、心血不足、心阳衰弱、水饮内停、瘀血阻络等有关。平素心虚胆怯或大怒伤肝、大恐伤肾,怒则气逆于止,恐则精却于下,动撼心神,发为惊悸;痰热内蕴,复因郁怒之后,胃失和降,痰火互结,上扰心神,心气不宁而发;久病血亏或思虑过度,劳伤心脾,即耗伤心血,又影响脾胃生化之源,心血不足,心失所养而发病;久病体虚,或虚劳过度,伤及肾阳,使水不济火,虚火妄动,上扰心神而致;脾肾阳虚,不能蒸化水液,停聚而为饮,饮邪上化,心阳被抑而引发;心阳不振,血行不畅或心脉痹阻,营血运行不畅而致。

本节讨论内容只限于心脏无器质性改变的功能性病证。

【临床表现】

体力活动少而脑力活动为主的人该病多见。由于突受刺激或神经过分紧张,而引起心动过速,心室率每分钟 160～220 次,突然发生,突然终止,每次发作持续时间数分钟,数小时或数日,并伴有疲乏、心前区疼痛、心悸、呼吸困难等症状。平素常见头晕、头痛、失眠、易激动、多梦、食欲不振、腋部出汗、手掌湿冷等其他神经官能症状,且在劳力或劳神后症状加重,时好时坏,无一定规律,平素心脏 X 线检查及心电图常无异常改变。

祖国医学根据临床辨证,分为以下几种类型。

1. 心虚胆怯:心悸,善惊易恐,坐卧不安,舌苔薄白,脉象虚数或结代。

2. 痰火上扰:心悸善惊,烦躁痰多,食少泛恶,舌苔黄腻,脉滑数。

3. 阴虚火旺:心悸不宁,心烦失眠,头晕目眩,手足心热,耳鸣腰酸,舌质红,脉细数。

4. 饮邪上犯:心悸眩晕,胸脘痞满,形寒肢冷,小便短少,或下肢浮肿,渴不欲饮,恶心吐涎,舌苔白滑,脉象弦滑。

5. 瘀血阻络:心悸不安,胸闷不舒,心痛时作或唇甲青紫,舌质紫暗或有瘀斑,脉涩或结代。

【临床按诊】

患者心下区有硬块和压痛感，一般左腹直肌板滞硬结。脐部周围硬结或有压痛感，脐上部腹内沿任脉有条索且压痛感明显。痰饮盛者，按揉上腹部有振振水响声。肝气郁滞者，右肋弓下缘部为有硬块或条索，并伴有压痛，右腹直肌板滞。背部心俞穴周围有压痛感或有其他压痛点。有的患者颈部、胸部和胸背部有痧象。

【治疗原则】

该病以虚证为多，往往虚中挟实，其发病多与肝、脾、肾三脏功能失调密切相关，而致心血、心气不足，或痰饮上扰。治则应疏肝利胆，健脾和胃，滋阴清火，理气降逆，镇惊定志，活血通络，补养心血，养心安神，从而达到扶正祛邪、平衡阴阳、标本兼治的目的。

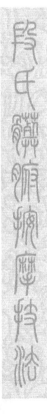

【辨证施治】

一、基本操作

1. 胸腹部

腹部常规按摩一遍，诊查病情，制定施治方案。

用"打开魄门"拨法施治乙状结肠，用"疏通结肠"拨法施治结肠，用"清理盲肠"揉法和拨法施治盲肠，以疏通肠道、顺气行积。用"健脾和胃"按法和拨法施治胃脘部位，用"调和冲任"按法和拨法施治任脉，用"定海神针"按法施治中脘穴、任脉部位的条索和硬块，用"心不破积"按法和拨法施治心下区的硬块，以益气健胃、生化气血、和胃降逆、清热化痰、散瘀除滞、补益心血。用"疏肝利胆"按法和拨法分别施治右季肋和右肋弓下缘部位，以理气降逆、养心安神。用"固肾培元"按法和拨法施治脐部周围，重点施治脐部硬结及压痛部位，用"定海神针"按法施治气海和关元穴，以温补心阳、养心安神、扶正祛邪。用"宽胸理气"推法、揉法和拿捏法施治胸部，按揉膻中穴，以活血化瘀、调和心脏功能。最后用"引气归元"法结束胸腹部操作。

2. 腰背部

用"遍地开花"揉法施治腰背部，用"沙场点兵"拇指按法施治厥阴俞、心俞、肝俞、脾俞、肾俞、压痛点及华佗夹脊穴，用"摇橹渡海"肘拨法施治脊柱两侧肌肉，重点施治肩胛内三角区，用"金牛犁地"抓拿法施治腰背部肌肉，以通经活络、行气活血、调和脏腑、养心安神。最后用"拿捏肩井"和"气归命门"法结束腰背部操作。

3. 四肢部

上肢:用"滚搓上肢"法重点施治上肢内侧,用"拨手三阴"施治前臂手三阴经,按揉内关和神门穴,以通经活络、调和脏腑、镇惊安神。

下肢:用"滚搓下肢"法重点施治下肢内侧,用"拨足三阴"法施治小腿足三阴经,按揉三阴交和足三里穴,以调和脏腑、健运脾胃、补益气血。

二、辨证加减

头晕失眠:治以清脑安神。加头颈部按摩,用"轮推印堂"、"分抹前额"、"横拨少阳"、"按压头顶"、"直推桥弓"和"拨揉颈项"法施治头颈部。按摩背部时,加"金牛犁地"捏脊法施治督脉。

痰火上扰:治以健脾利湿,和胃降逆,清热化痰,养心安神。按摩腹部时,加"翻江倒海"揉法施治上腹部,加"健运三经"拨法施治腹部两侧腹直肌,加"定海神针"按法施治上、中、下三脘。按摩下肢时,加按阳陵泉和丰隆穴。

水饮停阻:治以补助肾阳,利尿消肿,通调水道。按摩腹部时,加"海底捞月"按法和揉法施治下腹部,加"定海神针"按法施治天枢、水分和归来穴。按摩背部时,加"强腰健肾"按法和擦法施治腰部的肾俞、膀胱俞及八髎穴。按摩下肢时,加按太溪穴。

瘀血阻络:治以活血化瘀,疏经通络,解痉止痛。按摩上肢时,加按内关和外关穴。按摩背部时,重点按揉左肩胛内缘。

【治疗说明】

1. 按摩治疗心脏神经官能症,能够使各种症状明显得到改善,疗效较好。若患者病情较重,不宜按摩治疗。

2. 在按摩治疗初期,对患者腹部压痛部位治疗时手法要轻揉,不可重按,防止疼痛放射至心脏,导致患者胸痛、心跳加速或出现休克。

3. 患者平素要保持良好的心情,注意适当休息,睡眠要充足。注意饮食的调摄,增加营养,补益心血。参加适当的体育锻炼,增强体质。

4. 可参照该病的按摩治疗方法,辨证治疗房颤、心律失常、心悸、怔忡等心脏功能失常性病证。

第四节　高血压病

高血压病又称原发性高血压,是以动脉血压增高,尤其是舒张压持续升高为特点的全身性、慢性血管疾病。高血压患者一般在安静休息时,血压长期超过 18.7/12.7 kPa,并伴有头痛、头晕、耳鸣、健忘、失眠、乏力等症状。晚期可导致心、肾、脑等器官病变。

根据该病的临床表现,可归属于祖国医学的"眩晕"、"头痛"、"肝阳"、"肝风"等范畴。

【病因病理】

高血压病的病因和发病原理目前尚未明确。一般认为由于长期强烈的刺激或长期的精神紧张,使大脑皮层功能发生紊乱,下丘脑植物性神经中枢兴奋性提高,通过脑垂体使肾上腺皮质激素分泌增多,使血管系统对各种加压物质的敏感性增高,从而导致细小动脉的痉挛、硬化,使血压升高。其次年龄、职业、环境影响及家族性高血压史、肥胖和超重体型、高脂质和高钠盐食谱、嗜烟酒等因素的影响,促使高血压病发病率增高。

祖国医学认为该病是由情志失调、饮食不节、内伤虚损等因素引起,并与肝、肾等脏密切相关。长期精神紧张或恼怒扰思,肝气郁滞,郁久化火,肝火上扰清窍,而致头晕头痛。先天不足,年老体衰或劳伤过度,肾阴虚损,肝失所养,肝阳不足,阴不敛阳,肝阳偏亢,上扰清窍,而见头晕头痛。恣食肥甘或饮酒过度,损伤脾胃,脾失健运,湿浊壅遏,久蕴化火,火灼津成痰,痰浊内蕴,挟肝风上扰清窍,而作头痛头晕。故该病的发生,可以说其变动在肝,而根源在肾。肝肾阳虚,肝阳上亢,证见头痛、头晕、耳鸣、失眠等,虚上实的病理现象。严重时出现肝火或动风的表现,进一步发展为阴阳两虚。若肝阳暴亢,扰动心神,则发生中风昏厥等证候。

【临床表现】

根据病程进展快慢,高血压病可分为缓进型和急进型两类,以缓进型多见。急进型高血压病不属于本节讨论内容。

根据高血压病的病情发展,可分为早、中、晚期3个阶段。

早期病人血压高、波动性大,无心、脑、肾、血管等器质性病变。临床上常表现为头痛、头晕、耳鸣、健忘、失眠、乏力、心悸等一系列神经功能失调。但症状的轻重与血压高低不成比例。

中晚期病人血压持续增高,尤其以舒张压增高更为明显。由于全身细小动脉长期反复痉挛,以及脂类物质在管壁沉着引起管壁硬化,可造成心、脑、肾等重要脏器的器质性病变。其症状明显,还可出现左心功能不全、肾功能减退、脑溢血及脑动脉栓塞等脏器的临床表现。

祖国医学根据其临床表现辨证,常分为以下几种类型。

1. 肝火亢盛:头痛眩晕,面红目赤,口苦咽干,烦恼易怒,便秘尿黄,舌红苔黄,脉弦数。

2. 痰浊中阻:头痛头晕,头重昏蒙,胸脘痞满,呕恶痰涎,心悸食少,肢体沉重,苔白腻,脉弦滑。

3. 阴虚阳亢:头痛眩晕,耳鸣目眩,头重脚轻,腰膝酸软,五心烦热,心悸失眠,舌质红,苔薄,脉弦细而数。

4. 阴阳两虚：头痛眩晕，心悸耳鸣，失眠健忘，腰酸腿软，头面上肢浮肿，舌质淡红，苔白，脉弦细或沉紧。

【临床按诊】

高血压病患者，一般脐部两侧有肌肉发硬，并伴有明显压痛感，右肋弓下缘即肝脏边缘下方多有硬块或条索。有的患者腹部整体硬而满，按之有憋闷感。部分患者右季肋、后颈部和脊柱两侧有痧象。

【治疗原则】

高血压病的临床症状的头晕、头痛最为多见。多为肝火偏亢，气血上冲，肝肾阳虚，下虚上盛，痰湿中阻，清阳不升所致。治则宜育阴潜阳，益气养血，平肝泻火，祛痰化湿。

【辨证施治】

一、基本操作

1. 胸腹部

腹部常规按摩一遍，以诊查病情，确定治疗方案。

用"打开魄门"拨法施治乙状结肠，用"清理盲肠"揉法和拨法施治盲肠部位，以疏通肠道、畅通腑气。用"健脾和胃"按法和揉法施治胃脘部，用"调和冲任"拨法和推法施治腹部任脉循行部位，用"定海神针"按法施治左梁门和中脘穴，以健脾胜湿、生化气血。用"疏肝利胆"按法和拨法分别施治右季肋和右肋弓下缘的硬块或条索，以疏肝解郁、平肝泻火、调畅气机、降低血压。用"固肾培元"按法和拨法重点施治脐部周围压痛部位，用"定海神针"按法施治气海和关元穴，以育阴潜阳、扶正培元。最后用"引气归元"法结束胸腹部操作。

2. 腰背部

用"遍地开花"揉法施治腰背部，用"沙场点兵"肘按法施治膈俞、心俞、肝俞、胆俞、肾俞和命门穴，用"摇橹渡海"肘拨法施治重点脊柱两侧膀胱经的肝俞和胆俞穴部位，用"强腰健肾"按法和擦法分别施治腰部和骶部，用"金牛犁地"捏脊法施治督脉，以疏肝利胆、潜阳熄风、补肾益气、滋阴壮阳。最后用"气归命门"法结束腰背部操作。

3. 头颈部

用"点按睛明"、"轮推印堂"、"分抹前额"、"按揉太阳"、"横拨少阳"、"直推桥弓"、"按压头顶"、"拨揉颈项"和"拿捏颈项"法施治头颈部，点按百会、风池、风府、大椎及血压点（第 6 颈椎旁开 2 寸），以平肝熄风、清热开窍、醒脑安神、通经活络、降压止晕。

4. 四肢部

上肢:用"拨手三阳"施治前臂手三阳经,按揉曲池、内关和神门穴,以调和脏腑、宁心安神、疏经活络。

下肢:用"滚搓下肢"重点施治下肢内侧,用"拨足三阴"法施治小腿足三阴经,按揉阳陵泉、足三里、太溪、太冲和涌泉穴,以疏肝利胆、健脾和胃、滋阴补肾、清热利湿、引火归原。

二、辨证加减

痰浊中阻:治以健脾利湿,和胃化痰,分清别浊,驱除病邪。按摩腹部时,加"心下破积"按法和拨法施治心下区部位,加"健运三经"拨法施治腹部两侧,加"翻江倒海"揉法施治上腹部,加"通调全腹"推搓法施治全腹。按摩背部时,加按肺俞、脾俞和胃俞穴。按摩下肢时,加按丰隆和三阴交穴。

肝火亢盛:治以滋补肾阴,平肝泻火。按摩腹部时,重点用"疏肝利胆"按法和拨法施治右季肋和肋弓下缘部位,加"定海神针"按法施治右幽门和右梁门穴,加"固肾培元"按法和拨法重点施治脐部右侧。

阴虚阳亢:治以育阴潜阳,平肝熄风。按摩腹部时,重点用"固肾培元"拨法和揉法施治脐部周围。按摩背部时,加"强腰健肾"肘按法施治肾俞、腰眼和命门穴。按摩下肢时,重点按揉血海和悬钟穴。

阴阳两虚:治以健脾和胃,生化气血,滋阴补阳,恢复元气。按摩腹部时,重点用"健脾和胃"按法施治胃脘部和"健运三经"拨法施治腹部两侧,加"固肾培元"按法和揉法施治脐部周围,加"定海神针"按法施治气海和关元穴。按摩下肢时,加按三阴交和足三里穴。

肥胖患者:治以消脂减肥。按摩腹部时,加"抓拿腹壁"抓拿法施治腹壁脂肪。按摩腰背时,加"金牛犁地"滚推法和抓拿法施治背部肌群。

【治疗说明】

1. 按摩疗法对高血压病的早、中期患者,有很好的降压和减轻症状效果,适宜长期治疗。对于高血压发展为高血压危象时,不宜使用按摩疗法。

2. 患者血压升高、头痛头晕时,重点应以头颈部和腰背部治疗为主,以降低血压、缓解症状。症状缓解后,平素以腹部和背部按摩为主,以治病求本、调和脏腑、消除病邪。

3. 患者要保持足够的睡眠,参加适当的体育锻炼,增强体质,经常能够自我保健按摩,平素应注意避免精神刺激及过度疲劳,忌食甘肥、烟酒,体重超重者要进行减肥。

4. 可参照该病的按摩治疗方法,辨证治疗头痛、头晕、心悸、失眠等病证。

第五节　中风后遗症

中风又称为"脑卒中"或"脑血管意外",是一种常见的急性非外伤性脑系疾病,该病以突然昏仆、半身不遂、口舌歪斜、言语謇涩或不语、偏身麻木为主要临床表现的病证。该病多见于中老年人。四季皆可发病,但以冬春两季最为多见。中风后遗症是指中风患者急性期过后,遗留的包括肢体瘫痪、口眼歪斜、语言障碍,并可伴有颜面麻木、手足麻木、沉重或手指震颤、疼痛等一系列症状。

【病因病理】

中风临床表现与西医所称的脑血管病相似。脑血管病主要包括缺血性和出血性两大类型。出血性脑血管病变包括脑出血和蛛网膜下腔出血;缺血性脑血管病变包括脑血栓形成和脑栓塞。

祖国医学认为该病是由于患者脏腑功能失调,气血素虚或痰浊、瘀血内生,加之劳倦内伤、忧思恼怒、饮酒饱食、用力过度、气候骤变等诱因,而致瘀血阻滞、痰热内蕴,或阳化风动、血随气逆,导致脑脉痹阻或血溢脉外,引起昏仆不遂,发为中风。

无论是缺血性和出血性脑血管病变,急性期过后,由于患者患病轻重或对脑神经损害的部位和程度不同,有些患者经过恢复,一些症状会减轻或消失,愈后较好;有些患者就会遗留不同程度的肢体瘫痪、口舌歪斜和言语障碍等症状。

【临床表现】

半身不遂,轻者仅见偏身肢体力弱或活动不利,重者则完全瘫痪;有两个肢体力弱或瘫痪者,也有一侧肢体瘫痪不遂者;患肢强痉挛缩,尤以手指关节僵硬、屈伸不利最为严重。口舌歪斜,多与半身不遂共见,伸舌时多歪向瘫痪侧肢体,常伴流涎。言语障碍,轻者,仅见言语迟缓不利,吐字不清,患者自觉舌体发僵;重者不语。

【临床按诊】

患者左季肋下有条索或硬块,伴有压痛感;腹部右侧肌肉板滞;脐部两侧有硬块,伴有压痛感。部分患者上腹部揉动时,有"汩汩"声响。背部和右胁肋有瘀象。

【治疗原则】

该病后遗症多为本虚标实或虚实夹杂，在本为肝肾阴虚，气血衰少；在标为瘀血阻滞，经脉受阻。治疗应采用取通经活络、活血化瘀、滑利关节为主，并施以平肝熄风、通腑化痰、益气活血、补肾益气之法，来补气养血、扶正祛邪、填精生髓，促进肢体的康复。

【辨证施治】

一、基本操作

1. 胸腹部

腹部常规按摩一遍，以诊查病情，确定治疗方案。

用"打开魄门"拨法施治乙状结肠，用"疏通结肠"拨法和推法施治结肠，用"清理盲肠"拨法施治盲肠部位，以疏通肠道、畅通腑气。用"调和冲任"拨法施治腹部任脉，用"健脾和胃"按法和拨法施治胃脘部，用"定海神针"按法施治左梁门和中脘穴，以健脾胜湿、和胃化痰、生化气血、强壮身体。用"疏肝利胆"按法和拨法分别施治右季肋及右肋弓下缘的硬块或条索，以疏肝解郁、平肝熄风、调畅气机。用"固肾培元"按法和拨法施治脐部周围，用"定海神针"按法施治气海和关元穴，以育阴潜阳、扶正培元。用"舒肝健胃"按法施治两季肋部位，用"翻江倒海"揉法和"推波助澜"拨法分别施治上腹部，以驱邪下行。最后用"引气归元"法结束胸腹部操作。

2. 腰背部

用"遍地开花"掌揉法施治腰背部，用"沙场点兵"肘按法施治心俞、肝俞、脾俞、肾命和命门穴，用"摇橹渡海"肘拨法施治脊柱两侧膀胱经，用"金牛犁地"抓拿法和捏脊法分别施治背部肌肉和督脉，用"强腰健肾"拿法、按法和搓法分别施治腰部，以调和脏腑、清心安神、潜阳熄风、补肾益气。最后用"气归命门"法结束腰背部操作。

3. 头颈部

用"点按睛明"、"轮推印堂"、"分抹前额"、"按揉太阳"、"横拨少阳"、"按压头顶"、"拨揉颈项"和"拿捏颈项"法施治头颈部，点按百会、风池、风府和大椎穴，以疏风清热、通经活络、聪耳明目、醒脑安神、健脑开窍。

4. 四肢部

上肢：用"滚搓上肢"、"拿捏上肢"、"拨手三阳"和"拨手三阴"法分别施治上肢肌肉和经络，按揉曲池、外关、内关和合谷穴，以调和脏腑、活血通络、强健筋骨。

下肢：用"滚搓下肢"、"拿捏下肢"、"拨足三阴"和"拨足三阳"法分别施治下肢肌肉和经络，按揉风市、委中、承山、血海、足三里、三阴交和涌泉穴，以疏经通络、行气活血、强健筋骨。

二、辨证加减

风痰上扰：治以健脾利湿，和胃化痰，分清别浊，驱除病邪。按摩腹部时，加"心下破积"按法和拨法施治心下区部位，加"推波助澜"拨法施治上腹部。按摩背部时，加按肺俞、脾俞和胃俞穴。

风火上扰：治以平肝熄风，清热活血，补益肝肾。按摩腹部时，重点用"疏肝利胆"按法和拨法施治右季肋和肋弓下缘部位，加"健运三经"施治腹部右侧，加"固肾培元"拨法重点施治脐部右侧，加"定海神针"按法施治右幽门、右梁门和气海穴。

气虚血瘀：治以健运脾胃，滋阴补阳，活血化瘀。按摩腹部时，重点用"健脾和胃"按法和拨法施治胃脘部。按摩背部时，加按肾俞和命门穴。按摩下肢时，加按血海、三阴交和足三里穴。

【治疗说明】

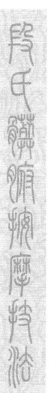

1. 按摩疗法是治疗中风后遗症的一种行之有效的康复疗法。脏腑按摩内外同调，标本兼治，疗效更加显著。

2. 中风患者病情稳定后，2周至3个月内为最佳康复治疗阶段，在这个阶段就可以选择康复按摩治疗。

3. 该病的治疗时间较长，在治疗过程中应根据患者病情变化而改变操作手法的刺激量、治疗时间和重点治疗部位等。

4. 患者增强战胜疾病的信心，积极配合治疗，并加强康复训练，促进功能恢复。

5. 可参照该病的治疗方法，治疗一些因脏腑功能失调导致的肢体麻木、半身不遂等病证。

第六节　慢性胃炎

慢性胃炎是以胃黏膜的非特异性慢性炎症为主要病理变化的慢性胃病。临床主要表现为慢性上腹部疼痛及消化不良等症状。是常见病、多发病之一。

慢性胃炎属于祖国医学的"胃痛"、"胃脘痛"范畴。临床不要与心脏疾患引起的"真心痛"相混淆。

【病因病理】

慢性胃炎的病因和发病原理，目前尚不十分清楚。但认为其病因与不良饮食习惯、口腔、鼻腔和咽喉部的慢性感染的细菌或其毒素有关，另外，中枢神经功能失调，或自体免疫反应及急性胃炎绵延不愈等都与慢性胃炎的发病有密切关系。

祖国医学认为该病的发病为饮食与情志所伤。嗜食辛辣,长期饮酒,过食生冷,或暴饮暴食,损伤脾胃,脾胃失和,肾气不降而致胃脘痛;忧思恼怒,气郁伤肝,肝失疏泄,横逆犯胃,胃失和降,而致胃痛。但饮食与情志所伤,往往相互影响。患病初期,病在气,久痛入络,脉络受损,气血失和而致瘀血作痛;病久不愈,脾胃虚弱,中气不足,往往虚实互见。可见慢性胃炎其病变在脾胃,但与肝、肾密切相关。

【临床表现】

慢性胃炎根据胃镜和胃的活组织检查,可分为浅表性胃炎、萎缩性胃炎和肥厚性胃炎3种类型。

1. 浅表性胃炎:一般表现为饭后上腹部感觉不适,有饱闷及压迫感,嗳气后自觉舒服,有时还有恶心呕吐、吐酸及一时性胃痛,无明显体征。

2. 萎缩性胃炎:主要症状是食欲减退,饭后饱胀,上腹部纯痛以及贫血、消瘦、疲倦和腹泻等全身虚弱的表现。常有浅表性胃炎转化而成。

3. 肥厚性胃炎:上腹部顽固性疼痛,但疼痛无节律性,有饥饿痛及吐酸等,部分患者可有上腹部及左上腹轻度压痛,或上消化道反复出血现象。

祖国医学根据其临床表现进行辨证,常分为以下几种类型。

1. 肝胃气滞:胃脘胀痛,饱闷不适,食后尤甚,痛无定处,攻撑连肋,遇情志不遂则重,嗳气频作,矢气较舒或恶心呕吐,泛酸,苔薄白,脉沉弦。

2. 胃热阴虚:胃脘疼痛,并有烧灼感,痛无定时,但下午或空腹较重,得食较缓,口干而苦,颧红,心烦易怒,纳食少,或有吐血,苔黄少津,舌质红,脉弦细而数。

3. 脾胃虚弱:胃脘隐隐作痛,喜食热饮,按之较舒,纳呆,食是胃胀满,或呕吐清涎,面色不华,神疲乏力,肢末不温,舌质淡,苔白,脉沉细无力。

【临床按诊】

慢性胃炎患者,一般胃脘部有压痛感,拒按者多属实证和瘀血证,喜按者多属虚寒证,疾病迁延日久不愈,则腹部干瘪,肌肉板滞硬结,甚则肠道变细变硬。萎缩性胃炎和肥厚性胃炎患者胃体触之发硬或有条状硬块,伴有压痛或憋闷感,按揉胃脘部有振振水音,肠道内伴有"咕咕"的声响。背部第7胸椎至第12胸椎附近两侧有压痛点或肌肉板滞。大部分患者背部和腹部皆有痧象。

【治疗原则】

慢性胃炎多为气滞血瘀、食滞中阴和脾胃阳虚,治则以活血化瘀、消食导滞、理气止痛、温补脾阳、益胃养阴、扶正祛邪为主。

【辨证施治】

一、基本操作

1. 胸腹部

腹部常规按摩一遍，以诊查病情，确定治疗方案。

用"打开魄门"拨法施治乙状结肠，用"疏通结肠"拨法和推法施治降、横和升结肠，以活血化瘀，改善大肠功能。用"疏肝利胆"按法和拨法施治右季肋和肋弓下缘部位，以疏肝和中、调和胃气。用"健运三经"和"调和冲任"按法和拨法着重施治整个上腹部，用"定海神针"按法施治上、中、下三脘，以软坚散结、活血化瘀、健脾和胃、升清降浊。用"固肾培元"按法和拨法施治脐部周围，用"定海神针"按法施治天枢、关元和气海穴，以补肾益气、扶助脾阳。用"健脾和胃"按法和揉法轻轻施治胃脘部位，以补中益气、散瘀止痛。用"舒肝健胃"按法施治两季肋部位，用"翻江倒海"揉法和"推波助澜"拨法施治上腹部，以活动积滞病邪，驱邪下行。最后用"引气归元"法平补平泻结束胸腹部操作。

2. 腰背部

用"遍地开花"掌揉法施治整个背部，用"摇橹渡海"肘拨法施治脊柱两侧膀胱经，用"沙场点兵"肘按法和拇指按法分别施治肝俞、脾俞、胃俞、肾俞、压痛点和脊柱两侧华佗夹脊穴，用"金牛犁地"捏脊法施治督脉，以舒筋活血、疏肝利胆、健运脾胃、调和脏腑、理气止痛。最后用"拿捏肩井"和"气归命门"法结束腰背部操作。

3. 四肢部

上肢：用"拨手三阳"法施治前臂手三阳经，按揉手三里、内关和合谷穴，以通畅经络、清肠和胃、调和脏腑。

下肢：用"拨足三阳"法重点施治小腿足阳明胃经，用"拨足三阴"法重点施治小腿足太阴脾经，按揉足三里、地机和太冲穴，以健脾和胃、调理气血、扶正培元。

二、辨证加减

浅表性胃炎：患者经按摩治疗，腹部调和，症状减轻后，应重点用"健脾和胃"按法和拨法施治胃脘部，以活血化瘀、行气通血、濡养胃体、改善病变。

萎缩性和肥厚性胃炎：按摩腹部时，应重点用"健脾和胃"拨法治疗胃脘部位，以活血化瘀、软坚散结。

急性胃痛（新病）：多为偶感风寒、饮食不当或郁怒伤肝所致。治则应首先在患者背部找到敏感点，用"沙场点兵"肘按法进行重力点压，待疼痛缓解或消失后，再按摩治疗腹部。患者下走稀便或矢气后症状就会明显减轻或痊愈，一般1～2次治疗即可痊愈。

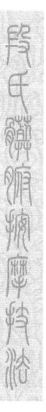

【治疗说明】

1. 对于慢性胃炎,通过按摩治疗,效果显著,可消除疼痛,消化不良等症状,恢复脾胃机能,但需要较长的治疗时间。对于年老,或体质过度虚弱者疗效更缓慢,治疗难度较大。胃炎并发出血者,不适宜按摩治疗。

2. 该病的前期治疗以增进腹部器官组织功能,调畅气机,疏经活血,扶正培元为主,对胃体的按摩手法要轻揉。待患者气血旺盛、症状减轻后,再对胃体使用重手法加强治疗,以消除胃体病变。

3. 在治疗过程中,患者一般会下走瘀积或矢气。排出瘀积和矢气后症状就会明显减轻。

4. 患者平时生活要有规律,防止过饥或过饱,避免过度疲惫和受寒及烟酒等刺激性物质刺激胃部,要保持良好的心态,避免精神过度紧张,积极配合治疗。

5. 可参照该病的按摩治疗方法,辨证治疗胃脘痛、痞满、腹痛、腹胀、便秘、泻泄、消化不良、胃下垂和肠道激惹综合征等消化系统病证。

第七节　胃与十二指肠溃疡

胃与十二指肠溃疡即消化性溃疡,是指胃肠道与胃液接触部位的慢性溃疡,该病的形成和发展与酸性胃液和胃蛋白酶的消化作用有关。临床以慢性周期性发作并有节律的上腹部疼痛为特点。该病可发生于任何年龄,但以青壮年为多,男性较女性多。溃疡病如果防治不当可并发大出血、胃穿孔或幽门梗阻等症。

据溃疡病的临床特点,该病可归属于祖国医学的"胃脘痛"、"心痛"、"吐酸"、"嘈杂"等范畴。

【病因病理】

胃与十二指肠溃疡病的病因和发病原理比较复杂,至今尚未明确。一般认为溃疡的形成主要是由于各种不良精神因素的影响或内环境的失调,导致大脑皮质调节机能紊乱,使皮质下中枢脱离了皮质的控制。造成皮质下中枢的兴奋性增高和植物神经中枢的机能亢进,引起胃肠壁肌肉和血管的痉挛,促进胃酸和胃蛋白分泌增多,导致胃肠壁供血不足,细胞营养不良,局部胃肠黏膜抵抗力降低,形成自家消化和对胃肠黏膜及肌层起到腐蚀作用,形成溃疡。溃疡又反作用于大脑皮质,如重皮质病理状态,皮质活动机能进一步障碍,又进一步加重了胃和十二指肠溃疡。胃溃疡多发生在胃小弯和幽门部,以后壁为多。十二指肠溃疡多发生在十二指肠球部,以前壁为多。

　　祖国医学认为该病多因情志不畅,肝气犯胃或饮食不节损伤脾胃所致;忧思恼怒,久郁不解,伤及于肝,肝气不舒,横逆犯胃,胃气失其和降所引起的;饥饱不常或暴饮暴食,损伤脾胃,脾不运化,胃气不降,气机阻滞所致。

【临床表现】

　　该病以上腹部疼痛为突出症状。疼痛呈隐痛、钝痛、胀闷而痛、灼热样痛、饥饿样痛,甚则刺痛、绞痛难忍样感觉。疼痛有周期性和节律性。疼痛周期性发作多出现于每年秋冬季节,每次发作时间有的是几天,有的是几个星期、而缓解期则是几个星期,几个月或者几年。随着病情的加重,每次发作时间慢慢延长,缓解期则慢慢缩短,每天疼痛有节律性,胃溃疡疼痛多位于剑突下正中或偏左,多在进食后有舒适感,约过 0.5～2 小时后发作,持续 1～2 小时后缓解,其疼痛规律为:进食—疼痛—缓解。十二指肠溃疡疼痛多位于上腹部偏右,进食后舒适感持续时间在胃溃疡长,约在 2 小时至 4 小时后发作,进食后疼痛缓解,其疼痛规律为:疼痛—进食—缓解。少数不典型病例,没有明显的上腹部节律性疼痛症状,直致发生溃疡出血,甚至穿孔时才被发现。该病常伴有嗳气,反酸,流涎,恶心,呕吐,上腹闷胀,烦躁,失眠和多汗等消化系统和全身症状。

　　祖国医学根据临床辨证,分为以下几种类型。

　　1. 脾胃气滞:胃脘胀痛,连及两胁,吐酸,嗳气,嘈杂如饥,胸闷善怒,喜叹气,食欲不振,每因情绪波动而症状加重,舌苔薄白,脉弦。

　　2. 肝胃郁热:胃脘疼痛,并有灼热感,进食后疼痛无明显缓解,口干而苦,吞酸,嘈杂,心烦易怒,舌红苔黄,脉象弦数。

　　3. 脾胃虚寒:胃脘隐痛,喜暖喜按,受冷或劳累后易发病或加重,面色苍白,神疲乏力,四肢欠温,泛吐清涎,大便稀薄,舌质淡,脉沉细。

【临床按诊】

　　溃疡病患者胃脘部一般有明显压痛。胃溃疡患者压痛部位在剑突下中部或偏左;十二指肠溃疡患者在上腹部偏右有明显压痛。慢性溃疡病患者,一般腹部肌肉板滞发硬,其肠道触之变细变硬,并伴有压痛感,尤其是脐部周围肌肉硬结,在脐右下方部位有压痛点。背部肝俞和脾俞附近有压痛点。背部肝俞、脾俞和胃俞附近或整个背部脊柱及两侧膀胱经循行部位和上腹部胃脘部位均有瘀象。

【治疗原则】

　　胃与十二指肠溃疡主要病变在肝、脾、胃。该病迁延日久不愈,则累及于肾。治则当疏肝利胆,健脾和胃,扶正培元,活血化瘀,理气止痛。

【辨证施治】

一、基本操作

1. 胸腹部

腹部常规按摩一遍,以诊查病情,确定施治方案。

用"打开魄门"按法和拨法施治乙状结肠;用"疏通结肠"拨法和推法施治降、横、升结肠;用"清理盲肠"揉法和拨法施治盲肠部位,以活血化瘀、软坚散结、疏通肠道,为病邪排出体外开通道路。用"健脾和胃"按法和揉法施治胃脘部胃,用"定海神针"按法施治左梁门和中脘穴,以调理脾胃、和胃降逆、解痉镇痛。用"疏肝利胆"按法施治右季肋及肋弓下缘部位,以疏肝解郁、调畅气机。用"固肾培元"按法和拨法施治脐部周围硬结或压痛点,用"定海神针"按法施治气海、关元和天枢穴,以软坚散结、祛郁消肿、理气消积、扶正祛邪。用"翻江倒海"揉法和"推波助澜"拨法分别施治上腹部,以活散积滞、驱邪下行。用"抓拿腹壁"拿法施治整个腹部肌肤,以通经活络、行气活血、调和脏腑、温通皮部。最后用"引气归元"法结束胸腹部操作。

2. 腰背部

用"遍地开花"掌揉施治整个腰背部,用"沙场点兵"肘按法施治肝俞、胆俞、脾俞、胃俞、肾俞及压痛点,用"摇橹渡海"肘拨法施治脊柱两侧膀胱经循行部位,以通经活络、行气活血、理气止痛、调理脏腑、祛邪扶正。用"金牛犁地"滚推法施治腰背部肌肤,以温通皮部。最后用"拿捏肩井"和"气归命门"法结束腰背部操作。

3. 四肢部

上肢:用"滚搓上肢"法施治上肢外侧,用"拨手三阴"法施治前臂手三阴经,按揉手三里、内关和合谷穴,以清肠和胃、疏经活络。

下肢:用"拨足三阳"法重点施治足阳明胃经,按揉血海、足三里、三阴交、阳陵泉和太溪穴,以健脾和胃、调补肝肾、行气活血、疏经通络。

二、辨证加减

胃溃疡:按摩腹部时,加"健运三经"拨法和按法重点施治腹部左侧,加"定海神针"按法施治左天枢穴。治疗后期,应用"健脾和胃"按法和揉法重点施治胃小弯部位。

十二指肠溃疡:按摩腹部时,加"健运三经"拨法和按法重点施治腹部右侧,加"定海神针"按法施治右天枢穴。治疗后期,应用右手大鱼际重点按压十二指肠部位。

【治疗说明】

1. 按摩治疗胃与十二指肠溃疡疗效显著,能够解除疼痛,增进食欲,改善体质,促进溃疡面愈合,但需要较长的治疗时间。对于已有出血、幽门梗阻、急性穿孔等并发症时,不适宜按摩治疗。

2.按摩治疗初期,以调理肝胃、生化气血、补益肾气、扶正培元为主。待患者饮食改善、气血旺盛后,再重点施治溃疡部位,以消除溃疡,最终达到根治的目的。

3.在治疗一段时间后,患者有下走瘀积和矢气现象,这时患者各种症状会明显得到改善。

4.在治疗期间,患者要保持精神舒畅,积极锻炼身体,增强体质,以提高抗病能力;应注意饮食定时,避免粗糙、生硬、过冷过热和刺激性饮食;应戒除烟酒。

第八节　胃肠神经官能症

胃肠神经官能症是由高级神经功能紊乱引起的消化系统功能性障碍,属无器质性病变的一类综合征。该病起病大多缓慢,病程可经年数月,有的呈持续性,也有的呈反复发作。

根据该病的临床表现,可归属于祖国医学的"郁证"、"肝气犯胃"、"肝脾不和"等范畴。

【病因病理】

一般认为,该病的发病原因主要与长期不良的精神刺激和劳累过度有密切关系。因为上述因素干扰了高级神经的正常活动,造成兴奋和抑制的过程紊乱,进而引起胃肠功能障碍。由于个体刺激的耐受限度和反应方式不同,因此某些人表现出神经功能紊乱的症状,同时身体的内在刺激也可影响中枢神经系统,使高级神经活动发生障碍而发病。

祖国医学认为情志失调、心情抑郁或郁怒伤肝,导致气体紊乱,是发生该病的重要因素。郁怒伤肝,肝失条达,横逆犯胃,气机不畅通,而引发该病;忧思伤脾或肝气郁结,横逆犯脾,导致脾失健运,清浊不分而致;饮食不节,劳倦内伤或久病缠绵,使脾胃虚衰,胃失受纳,脾失运化,而致该病。

【临床表现】

胃神经官能症:以胃部症状为主,胃部常表现为反酸、嗳气、厌食、恶心、呕吐、心下灼热、食后腹胀、上腹不适或疼痛等症状,同时多伴有失眠、焦虑、精神焕散、神经衰弱、头痛和心悸等神经官能症状。舌质淡红,苔薄白,脉弦。

肠神经官能症:以肠部症状为主,患者常有腹痛或不适、腹胀、腹泻或便秘。在小腹功能障碍的主要表现为水样腹泻,伴脐周不适或陈发性疼痛和肠鸣亢进。在结肠功能障碍的主要表现为陈发性肠绞痛,主要位于左下腹,腹痛可扪及痉挛的肠曲,进食或冷饮后加

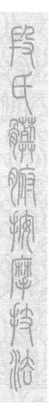

重,在排便、排气后减轻,有时可便秘及腹泻交替出现。常伴有上腹不适、厌食、嗳气、心悸、胸闷或手足多汗等其他植物神经功能紊乱的表现。病情常因情绪波动而诱发或加重。舌质淡红,苔薄黄,脉弦。

【临床按诊】

患者整个腹部有压痛或不适感,按之柔软虚弱,无弹性,腹部凹陷整体凹陷、虚空,软弱无力,喜按多为虚证;整体膨满,充实,按之有力或者有压痛,拒按多为实证。沿任脉有硬结或硬条索。脐部周围有硬块或条索,并伴有压痛感,见腹白线增宽和增粗。按揉胃脘部有振振水音,按揉腹部肠道有明显的肠鸣音。乙状结肠部位有压痛感。背部脊柱两侧有索条硬结或明显压痛点,并有痧象。

【治疗原则】

该病的发病主要在肝、脾、胃及肠道,常常虚实相兼。治则应舒肝扶脾、调和肠胃、滋补肾阳、理气行滞、平衡阴阳,以恢复胃肠的正常受纳与排泄功能。

【辨证施治】

一、基本操作

1. 胸腹部

腹部常规按摩一遍,以诊查病情,确定施治方案。

用"打开魄门"按法或拨法施治乙状结肠,用"疏通结肠"拨法施治降、横、升结肠,用"清理盲肠"揉法和拨法施治盲肠部位,以调和大肠、畅通腑气。用"疏肝利胆"按法施治右季肋和肋弓下缘部位,用"健脾和胃"按法和拨法施治胃脘部位,以疏肝解郁、调畅气机、扶肝健脾、和胃降逆。用"固肾培元"按法和拨法施治脐部周围的硬块及压痛部位,用"定海神针"按法施治气海和关元穴,以温肾健脾、扶正培元、平衡阴阳。用"舒肝健胃"按法施治两季肋部位,用"翻江倒海"揉法和"推波助澜"拨法分别施治上腹部,用"通调全腹"推搂法和提拿法施治整个腹部,以活散积滞、驱邪下行。最后用"引气归元"法结束胸腹部操作。

2. 腰背部

用"仙人推背"平推法和分推法施治腰背部,用"摇橹渡海"掌指拨法或肘拨法肘部重点施治肝俞至大肠俞段膀胱经,用"沙场点兵"肘按法施治肝俞、脾俞、胃俞、肾俞、大肠俞和阿是穴,用"金牛犁地"捏脊法施治督脉,以疏肝利胆、调和脏腑、调畅气机、通经活络。用"遍地开花"掌揉法施治整个腰背部,缓解重手法的刺激。最后用"气归命门"法结束腰背部操作。

3. 四肢部

上肢:用"滚搓上肢"法施治上肢外侧,用"拨手三阴"施治前臂手三阴经,按揉曲池、内关和合谷穴,以疏通经络、调和脏腑。

下肢:用"滚搓下肢"法施治下肢内侧和前面,用"拨足三阴"法施治小腿足三阴经,按揉足三里、三阴交、上巨虚和下巨虚穴,以疏通经络、调理肠道、健运脾胃。

二、辨证加减

胃神经官能症:若患者以脘胁胀痛、嗳气、呃逆、嘈杂、吞酸症状为主者。按摩腹部时,重点用"疏肝利胆"按法和拨法施治右季肋和肋弓下缘部位,用"健脾和胃"按法施治胃脘部,加"心下破积"肘按法施治膻中及心下区,加"健运三经"拨法施治腹部左侧。按摩腰背部时,加按大椎和膈俞穴。按摩下肢时,重点拨揉足阳明和足太阳经,加按太冲穴。

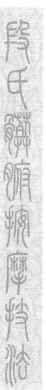

肠神经官能症:患者以腹泻、腹胀、便秘症状为主者。按摩腹部时,重点用"打开魄门"、"疏通结肠"和"清理盲肠"拨法施治大肠,用"固肾培元"拨法施治脐部周围,用"海底捞月"揉法施治下腹部。按摩腰背时,加"沙场点兵"肘按法重点施治大肠俞和八髎穴。

头晕、失眠和多梦者:治以醒脑止晕,清脑安神。加头颈部按摩,用"轮推印堂"、"分抹前额"、"横拨少阳"、"按压头顶"和"拨揉颈项"施治头颈部,点按百会、风池和风府穴。

【治疗说明】

1. 按摩疗法对胃肠神经官能症的治疗效果显著,能很快减轻各种症状,治愈率高,复发率低,无副作用。对于出现严重症状的患者应及时采用中西医相结合进行治疗,病情稳定后,可进行按摩辅助治疗。

2. 患者在接受按摩治疗过程中,会出现下走瘀积和矢气现象,这时病情会明显减轻。

3. 患者平素要坚持适当的体育锻炼,避免过度劳累,稳定心理状态,增强抗病能力。

4. 对于因情志不遂而致病的患者,在按摩治疗过程中,对其可采用适当的心理疗法,用语言进行开导,消除患者致病精神因素,对疾病的治疗有事半功倍的效果。

5. 可参照该病的按摩治疗方法,辨证治疗胃痛、呃逆、泄泻、腹痛、肠炎等消化系统疾病。

第九节 习惯性便秘

便秘是指由于粪便在肠内停留过久,以致大便次数减少、大便干结、排出困难或不尽。一般两天以上无排便,可提示便秘存在。平常因饮食、运动等因素,偶有大便燥结与便次减少,不属病态,如长期便次减少而成习惯,称"习惯性便秘"。

【病因病理】

现代医学认为便秘的原因颇多,主要分为结肠便秘和直肠便秘两类。前者系指食物残渣在结肠中运行过于迟缓而引起的便秘,后者指食物残渣在结肠内运行正常并及时到达直肠,但在直肠滞留过久,所以又称为排便困难。

祖国医学认为便秘的基本病变,虽属大肠传导失常,但与脾胃肝肾等脏腑的功能失调有关。饮食入胃,通过脾的运化,吸收其精微之后,最后由大肠将糟粕传送而出。如果胃肠功能正常,则大便通畅。若肠胃受病,或因燥热内结、津液干涸,或肝脾郁结、气滞不行,或因乳食积滞、传导失常,或中焦湿郁、升降失调,或因血虚、肠失濡润,或因气虚、传送无力,或因阳虚寒凝、通降失职,均可以导致各种不同性质的便秘。

【临床表现】

便秘依临床表现分为急性便秘和慢性便秘。急性便秘多由肠梗阻、肠麻痹、急性腹膜炎、脑血管意外、急性心肌梗塞、肛周疼痛性疾病等急性疾病引起,主要表现为原发病的临床表现。慢性便秘多无明显症状,但神经过敏者,可主诉食欲减退、口苦、腹胀、嗳气、发作性下腹痛、排气多等胃肠症状,还可伴有头昏、头痛、易疲劳等神经官能症症状。由于粪便干硬,或呈羊粪状,患者可有下腹部痉挛性疼痛、下坠感等不适感觉。有时左下腹可触及痉挛的乙状结肠。

祖国医学根据其临床辨证,分为以下几种类型:

1. 燥热内结:大便排出涩滞,粪便成块,色多褐黑,味臭量少,口臭唇疮,舌干口燥,头昏头痛,小便短赤,心烦易怒,五心烦热,心悸失眠,消瘦贫血,食少腹胀,舌红少津,脉滑数。

2. 气机郁滞:粪便排出困难,但不结燥,虽感腹胀,肛门下坠,但蹲厕后无粪便,或排不干净,或排出后仍感坠胀,胸胁痞满,纳食减少,头重昏闷,倦怠身困,腹胀肠鸣,屁多,嗳气,苔多薄腻,脉弦。

3. 脾肾双虚:粪蓄肠间而无便意,虽有便意而临厕努挣,终难于排出,排时汗出短气,便后疲乏不堪,头眩耳鸣,气喘心悸,腰酸背痛,腹胀喜暖,小便清长,纳呆食少,舌淡苔厚腻,脉弱。

4. 阴寒凝滞:大便艰涩,排出困难,小便清长,面色暗,四肢不温,畏寒喜暖,腹中冷痛,腰背冷重,舌淡苔白,脉沉迟。

因其他疾病引起的便秘不属本节讨论内容。

【临床按诊】

按压时患者腹部整体膨满,有充气感,有的按之有力或者局部有压痛感,大多拒按。脾肾虚弱者多腹部柔软,喜按。左腹股沟乙状结肠处多有硬块,并伴有压痛感。一般腰骶部两侧肌肉有压痛点或条索。背部和腹部皆有痧象。

【治疗原则】

慢性习惯性便秘多以肠胃不和、腑气不通为主,治则宜先调和胃肠,通畅腹气。燥热内结型,应以通腹泻热为主;气机郁滞型,应以疏肝理气为主;脾肾双虚型,应以健脾和胃、益气养血为主;阴寒凝滞型,应以温阳通便为主。

【辨证施治】

一、基本操作

1. 胸腹部

腹部常规按摩一遍,以诊查病情,确定治疗方案。

用"打开魄门"按法和拨法施治乙状结肠,用"疏通结肠"拨法和推法施治降、横和升结肠,用"清理盲肠"揉法和拨法施治盲肠,以活血化瘀、润肠通便。用"健运三经"按法和拨法施治腹部两侧,用"调和冲任"按法和拨法施治上腹部任脉部位,以改善肠道功能、调畅腹部气机、促进肠道蠕动。用"疏肝利胆"按法施治肝胆,以疏肝解郁、调和胃气。用"健脾和胃"按法施治胃脘部位,用"定海神针"按法施治中脘、天枢和气海穴,以益气养血、升清降浊、畅通腹部。用"翻江倒海"揉法施治上腹部,用"通调全腹"推搂法和提拿法施治整个腹部,以活动积滞病邪、驱邪外出、调和气机。最后用"引气归元"法平补平泻结束胸腹部操作。

2. 腰背部

用"遍地开花"掌揉法施治整个背部,用"摇橹渡海"掌指拨法施治脊柱两侧膀胱经,用"沙场点兵"肘按法施治肝俞、脾俞、胃俞、大肠俞及压痛点,以舒筋活血、疏肝利胆、健运脾胃、调气通便。最后用"拿捏肩井"和"气归命门"法结束腰背部操作。

3. 四肢部

上肢:用"拨手三阳"法重点施治前臂手阳明大肠经,用"拨手三阴"法重点施治前臂手太阴肺经,按揉曲池、内关和合谷穴,以通畅经络、清热宣肺、清肠和胃、调和脏腑。

下肢:用"拨足三阳"法重点施治小腿足阳明胃经,用"拨足三阴"法重点施治小腿足太阴脾经,按揉足三里、三阴交和上巨虚穴,以健脾和胃、益气养血。

二、辨证加减

燥热内结：治以养阴清肺，通调水道。按摩胸腹部时，加"宽胸理气"推法、拿法和揉法施治胸部和胁肋部。

气机郁滞：治以疏肝开结，理气通便。按摩胸腹部时，重点用"疏肝利胆"按法和拨法施治右季肋和肋弓下缘部位。按摩下肢时，重按太冲穴。

脾肾双虚：治以益气养血，润肠通便。按摩腹部时，加"固肾培元"拨法施治脐部两侧，加按气海和关元穴。

阴寒凝滞：治以除寒祛湿，温阳通便。按摩背部时，加"金牛犁地"捏脊法施治督脉，加"强腰健肾"擦法施治腰骶部。

【治疗说明】

1. 按摩疗法对脏腑功能失调引起的各类便秘均有较好的治疗效果。实证患者一般通过几次治疗，便秘情况就会得到改善。虚证患者则需要较长时间的调理，待到正气恢复后，便秘症状就会自然消失。各类便秘患者在接受脏腑按摩治疗时，只要有信心和恒心，都会取得很好的疗效的。

2. 单纯性便秘患者应多进食，且食物不宜过细少渣，宜多吃蔬菜水果，多饮水。应养成每天按时排便的习惯，以建立起良好的排便条件反射。

3. 腹肌功能衰弱者，应多从事体力劳动或体育锻炼，以增强腹肌、膈肌、提肛肌等肌力。

4. 可参照该病的按摩治疗方法，辨证治疗因肠道功能失常引起的腹胀、腹痛、气聚、食滞等病证。

第十节　溃疡性结肠炎

溃疡性结肠炎通常称为慢性非特异性溃疡性结肠炎，是一种病变主要在大肠黏膜和黏膜下层，可形成糜烂、溃疡、原因不明的弥漫性、非特异性炎症，可反复发作。该病可发生于任何年龄，以 20～25 岁为多见。

该病属于祖国医学的"泄泻"、"痢疾"等范畴。

【病因病理】

现代医学认为导致该病的因素有很多，归纳起来主要有两种，一种是由于肠道感染了细菌、霉菌等病毒，使肠道长期处于炎症状态；另一种是由于该病患者大都表现情绪紧张，神经过敏,而发病和疾病的复发或恶化又往往和精神创伤密切相关,因此认为神经精神因素也可能为该病的病因。其主要病变,以溃疡为主,多在结肠的下段为最显著,但也有遍及整个结肠甚至回肠末端的,炎性反映为非特异性。

祖国医学认为该病的形成多为脾失健运,湿浊内生,郁而化热;或感受外邪,损伤脾胃,酿生湿热,而导致湿热蕴结大肠,腑气不利,气血凝滞,壅而为脓而致本证。情志不畅,郁怒伤肝,肝失疏泄,横逆犯脾,导致肝脾不和,腹痛腹泻,便下脓血,经久不愈而致本证。病情迁延,脾气受损,脾阳不足,运化失常,水谷留注,日久脾病及肾,脾肾阳虚,清阳下陷,魄门失主,则泻下无度而致本证。可见该病与脾胃、肝、肾功能的失调有着密切关系。

【临床表现】

除少数患者起病急骤外,一般起病缓慢,病情轻重不一。症状以腹泻为主,轻者每日排便 3～4 次,重者排便次数频繁,每 1～2 小时即排便 1 次。粪便多呈糊状,混有黏液、脓血,亦可只排黏液、脓血而无粪便。一般有轻度至中度腹痛,常为绞痛性质,多限于左下腹及下腹,亦可遍及全腹,有疼痛—便意—便后缓解的规律,伴有腹胀。粪便检查无特异病原体发现。

祖国医学根据临床表现辨证,大致分为以下几种类型:

1. 湿热下注:多见于该病初期或发作时,症见腹痛,里急后重,便下脓血,肛门灼热,小便短赤,舌质红,苔黄腻,脉滑数。

2. 脾胃虚弱:常见于病情反复发作患者,肠鸣腹泻,大便溏薄,粪有黏液,不思饮食,食后脘腹不舒,面色萎黄,肢倦乏力,舌质淡,苔白,脉濡滑。

3. 脾肾阳虚:多见于病程迁延日久者,黎明之前脐腹作痛,继则肠鸣而泻,质稀薄或完谷不化,甚则滑脱不禁,缠绵不愈。兼见食少神疲,四肢欠温,腰痛怕冷,舌淡苔薄白,脉沉细而弱。

4. 肝郁脾虚:泄泻发作常与情志因素有关,腹鸣攻痛,腹痛即泻,泻后痛减,矢气频作,伴胸胁胀痛,脘痞纳呆,舌淡红,苔薄白,脉弦细。

【临床按诊】

患者腹部多虚偏瘦弱,乙状结肠部位按压有压痛感,触之呈细条索状。有的患者整个结肠循行部位在按压时均伴有压痛感。按揉上腹部会发出"咕咕"声响。小腹部和腰背部均有痧象。

【治疗原则】

该病急性期发作以清热化湿为主,缓解期以健脾益气为主。由于该病病程长,缠绵难

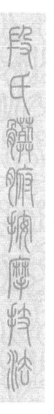

愈的特点,多属本虚标实,并有寒热错杂之证。所以补脾与去邪,调气与行血,导滞与固涩等多法应相兼而用。

【辨证施治】

一、基本操作

1.胸腹部

腹部常规按摩一遍,以诊查病情,确定治疗方案。

用"打开魄门"按法和拨法重点施治乙状结肠部位,用"疏通结肠"拨法施治降、横和升结肠,用"清理盲肠"拨法施治盲肠,以活血化瘀、改善大肠功能。用"健运三经"拨法施治腹部两侧,用"调和冲任"拨法着重施治腹部任脉,以改善肠道功能、调畅腑气、补益气血。用"健脾和胃"按法施治胃脘部位,以益气养血、升清降浊。用"定海神针"按法施治中脘和气海穴,以调和气机、畅通腹部。用"舒肝健胃"按法施治两季肋部位,用"翻江倒海"揉法施治上腹部,用"通调全腹"推搂法和提拿法施治整个腹部,以活动积滞病邪、驱邪外出。最后用"引气归元"法平补平泻结束胸腹部操作。

2.腰背部

用"遍地开花"掌揉法施治整个背部,用"摇橹渡海"肘拨法施治脊柱两侧膀胱经,用"沙场点兵"肘按法施治肝俞、脾俞、胃俞、肾俞、大肠俞及压痛点,用"强腰健肾"擦法施治命门和八髎穴部位,以舒筋活血、温经散寒、调和脏腑、补气止泻。最后用"气归命门"法结束腰背部操作。

3.四肢部

上肢:用"拨手三阳"法重点施治前臂手阳明大肠经,按揉内关和合谷穴,以通畅经络、清肠和胃、调和脏腑。

下肢:用"拨足三阳"法重点施治小腿足阳明胃经,用"拨足三阴"法重点施治小腿足太阴脾经,按揉足三里、阴陵泉和上巨虚穴,以健脾和胃、益气养血。

二、辨证加减

湿热下注:治以活血散瘀,清热利湿。按摩腹部时,加"疏通结肠"推法施治大肠,加"调和冲任"拨法施治腹部任脉,加"健运三经"拨法施治腹部两侧。按摩下肢时,加按丰隆穴。

脾胃虚弱:治以健脾和胃,补气养血。按摩腹部时,加"健运三经"和"调和冲任"按法施治整个腹部。

脾肾阳虚:治以益气养血,温阳止泻。按摩腹部时,加"固肾培元"拨法施治脐部两侧,加"定海神针"按法施治气海和关元穴。按摩腰背部时,加"强腰健肾"按法和拿法施治腰部,加按命门穴。

肝郁脾虚：治以疏肝解郁，调畅气机。按摩胸腹部时，重点用"疏肝利胆"按法施治右季肋和肋弓下缘部位，加"舒肝健胃"按法施治两季肋部位。

【治疗说明】

1. 按摩结肠时，开始应以按法为主，手法要轻揉，等病情减轻后再加大操作的力度，使用拨法治疗。

2. 患者应保持乐观情绪，树立战胜疾病的信心。

3. 患者注意腹部保暖，避免受凉，控制情绪。饮食要有规律，宜进营养丰富而又较清淡的软食，避免辛辣刺激性及生冷硬食，忌饮酒。急性发作期可进无渣流食，暴发型或重症患者可禁食，给以肠道外营养。

4. 可参照该病的按摩治疗方法，辨证治疗因肠道功能失常引起的泄泻、慢性肠炎等病证。

第十一节　糖尿病

糖尿病是一种常见的代谢内分泌疾病，由于体内胰岛素的绝对或相对的分泌不足而引起糖、蛋白质、脂肪等代谢紊乱的全身性疾病。主要临床表现为多饮、多食、多尿、消瘦、尿糖及血糖增高。

该病属于祖国医学的"消渴"或"消瘅"范畴。

【病因病理】

糖尿病病因可分为原发性和继发性两大类，原发性者占大多数，其病因不明，但其基本病理生理就是胰岛素的绝对或相对的分泌不足而引起的代谢紊乱。继发性糖尿病占极少数，病因清楚。根据病因可分为胰源性、内分泌源性和药源性三大类。其基本病理是直接破坏胰岛素细胞或破坏胰岛素的作用或拮抗胰岛素的激素分泌过多，致使胰岛素水平下降，作用减小或丧失，从而发生糖尿病。继发性糖尿病不属于本节按摩治疗论述内容。

祖国医学认为，该病主要由于素体阴虚，复因饮食不节，情志失调，劳欲过度而致；长期过食肥肉，醇酒厚味，致脾胃运化失职，积热内蕴，化燥伤津，而发为消渴；长期的精神刺激，导致气机郁结，进而化火，火热炽盛，消烁肺胃阴津，发为消渴；素体阴虚，复因劳欲过度，耗伤阴津，肾阴亏损，阴虚火旺，上蒸肺胃，遂致肾虚与肺燥，胃热俱现，而发为消渴。可见燥热偏盛，阴津亏耗是导致消渴的主要病理，"阴亏阳亢"是该病的特点，而以阴虚为本，燥热为标。病变的脏腑着重在肺、胃、肾三脏，临床上虽可有所侧重，但往往又互相影响，致肺燥、胃热、肾虚常可同时存在，多饮、多食、多尿等症状往往同时并见。消渴病初期以阴虚为主,迁延日久,阴损及阳,可造成气阴两伤或阴阳俱虚证。

【临床表现】

(一)根据病情轻重,临床可分为轻、中、重3种类型

1. 轻型:临床起病缓慢,无症状或症状较轻,无酮中毒,空腹血糖低于低于8.4 mmol/L(150 mg/dl),尿糖可用饮食疗法控制,称为稳定型糖尿病。

2. 中型:临床症状明显,多饮、多食、多饮或兼见消瘦,偶尔可发生酮中毒,空腹血糖在8.4~14 mmol/L(150~250 mg/dl),尿糖呈阳性。

3. 重型:临床症状显著,容易发生酮中毒,可出现多种并发症,空腹血糖在14mmol/L(250mg/dl)以上。发病多见于儿童和青年患者。

(二)祖国医学根据症状的轻重主次的不同,将消渴症分为上消、中消和下消3种类型

1. 上消:其病变主要在肺,肺热津伤,故症见烦渴多饮,口干舌燥,舌边失红,苔薄黄,脉洪数。

2. 中消:其病变主要在脾胃,胃热炽盛,故症见消谷善饥,形体消瘦,大便秘结,舌苔黄燥,脉滑实有力。

3. 下消:其病变主要在肾,肾阴亏虚,故症见小便频数,混浊如脂膏,或尿甜、唇燥,口干舌红,脉沉细数,若症见面色熏黑,耳轮焦开,浮肿腹泻,阳痿怯寒,舌淡苔白,脉沉细无力,为阴损阳所致阴阳俱虚之证。

【临床按诊】

患者整个腹部按之硬且满,按而不下,如充气的皮球,充实而有弹性,且有压痛或憋闷感。病久者脐部周围肌肉硬结或伴有压痛。背部的胰脏对应部位有明显压痛点或条索。背部多有痧象。

【治疗原则】

糖尿病的基本病理就是胰岛素的绝对或相对的分泌不足而引起代谢紊乱。治则当增强胰脏功能,恢复胰岛功能,促进胰岛素分泌,并使其作用增强。该病按照中医辨证,虽有上、中、下三消之分,但三消症往往同时存在,病理均以阴虚为本,燥热为标,治疗时当以清热泻火、滋阴补肾、标本兼治为主。

【辨证施治】

一、基本操作

1. 胸腹部

腹部常规按一遍,以诊查病情,确定治疗方案。

用"打开魄门"拨法重点施治乙状结肠,用"疏通结肠"拨法重点施治降、横和升结肠,用"清理盲肠"拨法施治盲肠,以润肠通便、通畅腑气、清热降火。用"健脾和胃"按法施治胃脘部,用"调和冲任"拨法施治腹中线上的条索,用"定海神针"按法施治中脘和建里穴,以益胃阴、降胃火。用"宽胸理气"推法和按法施治前胸及胸胁部,以清热润肺、生津止渴。用"舒肝健胃"按法施治两季肋部位,用"疏肝利胆"按法施治右季肋和肋弓下缘部位,以增强肝脏疏泄功能,调畅全身气机,使气血和调、经络通利。用"固肾培元"按法和拨法施治脐部周围的肌肉硬结或压痛部位,并按揉气海和关元穴部位,以活血化瘀、滋阴固肾、培补元气、扶正祛邪、平衡阴阳。最后用"引气归元"法平补平泻结束胸腹部操作。

2. 腰背部

用"仙人推背"直推和分推法施治肩胛部及脊柱两侧膀胱经,用"摇橹渡海"肘拨法上下反复滚拨脊椎两侧膀胱经,用"沙场点兵"拇指按法施治肺俞、胰俞、肝俞、胃俞、脾俞、肾俞和压痛点,以达到养阴清热、生津止渴、理气和胃、滋阴壮阳、补肾益气的作用。最后用"气归命门"法结束腰背部操作。

3. 四肢部

上肢:用"滚搓上肢"法施治上肢内侧,用"拨手三阴"法施治前臂手三阴经,按揉曲池、内关、合谷和太渊穴,以清热宣肺、清泄阳明、理气和胃、调和气血。

下肢:用"滚搓下肢"法施治下肢肌群,用"拨足三阴"法重点施治小腿足三阴经,按揉足三里、三阴交和太溪穴,以健脾和胃、清肺止渴、滋阴补肾。

二、辨证加减

上消:治以清热宣肺,补虚益损。按摩胸腹部时,加"宽胸理气"拿法施治胸大肌和两胁肋皮肉,加按中府、云门、天突和廉泉穴。按摩腰背部时,加"沙场点兵"肘按法重点施治百劳、膏肓、心俞和腰俞穴。

中消:治以健运脾胃,清胃泻火,升清降浊。按摩胸腹部时,重点用"健运三经"拨法施治腹部两侧,用"调和冲任"按法施治腹部中间,用"定海神针"按法施治中脘、建理和梁门穴。按摩背部时,加"沙场点兵"肘按法重点施治脾俞、胃俞和肝俞穴。

下消:治以补肾填精,扶正培元。按摩胸腹部时,加"固肾培元"按法和揉法重点施治脐部周围,加"定海神针"按法施治气海、关元和中极穴。按摩腰背部时,加按命门和志室穴,加"金牛犁地"捏脊法施治督脉。

【治疗说明】

1. 按摩疗法适用于有一定胰岛功能的轻型及中型糖尿病患者,具有很好的治疗效果。按摩治疗后可以将尿糖、血糖降到正常水平,改善"三多"症状,预防并发症。若患者遇到急性并发症应立即到医院抢救治疗。对重型糖尿病患者可以作为辅助疗法使用。

2. 糖尿病患者如果治疗前已用药物治疗,则应继续使用药物,同时密切注意血糖、尿糖和症状的变化,随着按摩治疗效果的产生,根据病情减轻的程度,按医者的要求,逐渐减少用药量。

3. 糖尿病患者要控制饮食,少食甘肥之品;嗜烟酒者,应戒之。加强体育锻炼,增强体质,保持良好的心态,树立治疗信心,主动配合医者治疗。

4. 糖尿病病理以阴虚为本,治则以补为主,因此手法要揉和轻缓。据临床经验,糖尿病患者在按摩治疗过程中会走大量瘀积和矢气。

第十二节　肝硬化

肝硬化是一种肝脏损害为主要表现的慢性全身性疾病,是各种致病因素持久或反复地损害肝脏组织,引起肝细胞变性、坏死,肝小叶正常网状纤维支架结构被破坏及形成假小叶,扰乱了肝内的正常结构,使肝脏变形、质地变硬。

祖国医学很早对该病就有一定的认识,从临床表现来看,在"膨胀"、"单腹胀"、"癥瘕"等证候门中可见到有关该病的记载。

【病因病理】

该病以病毒性肝炎所致的最为常见,其外因血吸虫病、酒精中毒、营养不良及药物刺激等因素引起的较少。病毒性肝炎(乙型肝炎)因迁延不愈,而发展成为慢性肝炎;再因失于正确的治疗、适当的饮食与合理的休息等而多逐渐发展成为门静脉性肝硬化。由于肝细胞变性和坏死,再生肝细胞小结和纤维组织压迫,使门静脉细小分支逐渐闭塞,或肝内结构紊乱,血液循环发生障碍,使肝动脉血液流入门静脉,均可导致门静脉压力增高。此外,由于肝细胞变性和坏死,总细胞数减少而新生肝细胞的功能又不完善,同时部分门静脉血流绕过肝脏而经侧支循环直接进入体循环,故肝脏的代谢作用及解毒功能均受影响,结果导致肝功能减退。因此门静脉性肝硬化临床表现为由肝功能减退和门静脉高压所引起的一系列症状和体征。

祖国医学认为该病由于肝、脾、肾受病,气滞、血瘀、水蓄而成。情志抑郁,饮食不节,嗜酒过度或感染病毒等因素损伤肝脾,肝失疏泄,致肝气郁结,横逆犯脾,使脾失健运,形成肝郁脾虚。肝郁气滞,则血行不畅,致肝之脉络为瘀血所郁结,浸渐而影响肾,三脏俱病,而成鼓胀。可见肝硬化的早期,多属于肝脾气滞和血瘀,中期腹水形成,多属气血凝滞,阻于肝脾之脉络,水湿停滞不化,而显"本虚标实",至末期,多累及于肾,而形成脾肾阳虚和肝肾阴亏。

【临床表现】

肝硬化在临床上一般分为肝功能代偿期和肝功能代偿不全期。

1. 肝功能代偿:为肝硬化早期,临床表现为食欲不振、胸腹闷胀、嗳气不舒、厌油,或偶有恶心、呕吐、便溏等症状,检查可见肝轻度肿大、表现光滑,脾中度肿大,肝功能大多正常。

2. 肝功能代偿不全期:为肝硬化中、晚期,肝功能减退和门静脉高压,症状突出,常见消瘦、低热、营养差、皮肤干燥、面色灰暗黝黑、厌食、鼻衄及龈出血、蜘蛛痣、肝掌等症状,体征可见脾肿大、食管及胃底静脉曲张、腹水、肝呈结节状等,常见的并发症有上消化道出血、感染、肝性昏迷、肝肾综合征、电解质紊乱、原发性肝癌等。

祖国医学根据临床辨证,分为以下几种类型:

1. 肝郁脾虚:食欲减退,胸腹闷胀,嗳气不舒,两肋胀痛,或偶有恶心,呕吐,便秘,乏力,苔白滑,脉弦。

2. 气滞血瘀:除有肝郁脾虚症状外,尚有肝脾肿大、两肋下胀闷疼痛、蜘蛛痣、肝掌等。舌苔薄或腻,舌质红,舌边有紫斑,脉弦细。

3. 水湿内阻:腹臌如鼓,按之坚满,脘闷纳呆,恶心呕吐,小便短少,苔薄舌质红,脉弦细或弦紧。

4. 脾肾阳虚:除水湿内阻的症状外,尚有面色萎黄,畏寒肢冷,神倦便秘,舌质淡胖,脉沉细无力等。

5. 肝肾阴虚:除水湿内阻的症状外,尚有面色黧黑、唇干口燥、潮热心烦、鼻衄牙宣、舌红绛或光剥、脉细数等。

本节主要讨论肝硬化早期和中期的按摩治疗方法。

【临床按诊】

患者一般两胁肋有压痛,右肋弓下缘可触及积块,按之不移伴有压痛感。右腹直机板滞,脐部两侧有压痛。患病初期腹大按之不坚,中期患者腹大如鼓,按之如囊裹水。肝肿大者在右胁弓下缘可触及肿大的肝脏。背部的至阳穴附近有压痛或明显压痛点。背部和右季肋部有瘀象。

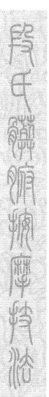

【治疗原则】

该病的早期多属肝郁脾虚及气滞血瘀,中期腹水形成,则为水湿内阻,临床多见,本虚标实、虚实夹杂,治则应标本同治、攻补兼施。对早期患者,应以补肾健脾、疏肝理气、治血化瘀为主。中期患者,应在补肾健脾、活血化瘀的基础上,化湿行水,消除肿胀。

【辨证施治】

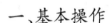

一、基本操作

1. 胸腹部

腹部常规按摩一遍,以诊查病情,确定施治方案。

用"打开魄门"按法和拨法施治乙状结肠,为病邪排出疏通道路。用"健运三经"和"调和冲任"按法和拨法施治整个上腹部,用"定海神针"点法施治中脘和上脘穴,以消积化滞、理气化湿、行气通腑。用"固肾培元"拨法和按法施治脐部周围,用"定海神针"按法重点施治水分、关元和气海穴,以通利水道、扶正培元、升阳补气。用"健脾和胃"按法施治胃脘部,以健运脾胃、升清降浊、利湿行水。用"疏肝利胆"按法和拨法分别重点施治右季肋和右肋弓下缘部位,以疏肝理气、活血化瘀、消滞破积。用"舒肝健胃"按法施治两季肋部位,用"翻江倒海"揉法和"推波助澜"拨法分别施治上腹部,以消散积滞、驱邪下行。最后用"引气归元"法结束胸腹部操作。

2. 腰背部

用"遍地开花"掌揉法施治整个背部,用"摇橹渡海"肘拨法施治背部两侧膀胱经的肝俞至肾俞段,用"沙场点兵"肘按法施治肝俞、胆俞、脾俞、胃俞、肾俞及阿是穴,用"金牛犁地"捏脊法施治督脉,以通经活络、疏通气血、调和脏腑。最后用"气归命门"法结束腰背部操作。

3. 四肢部

上肢:以"拿捏上肢"和"滚搓上肢"法施治上肢肌群,按揉曲池、内关和合谷穴,以疏通络、调和脏腑。

下肢:用"拿捏下肢"和"滚搓下肢"法施治下肢前、后、内、外肌群,用"拨足三阴"法重点施治小腿足三阴经,按揉足三里、阴陵泉、阳陵泉和太冲穴,以健脾利湿、疏肝利胆、通利三焦。

二、辨证加减

腹水:治以湿补肾阳,通调膀胱,利水消肿。按摩腹部时,加"固肾培元"拨法重点施治脐部周围,加"定海神针"按法施治中极、水分和归来穴。按摩腰背部时,加按肾俞、命门、膀胱俞和八髎穴。

气逆于胸:治以理气降逆。按摩胸腹部时,加"压胸降逆"按法施治膻中、气户和大包穴。

胁肋痛:治以疏经活络,行气止痛。按摩胸腹部时,加"开胸顺气"拿法和按法施治两胁肋肌肤和肋间隙。

肝肿大:用"消肝"手法进行施治,促使肿大的肝脏回缩。"消肝"法是专门治疗肝肿大的操作手法,具体操作如下:患者仰卧,医者位于患者右侧进行操作。医者用左手按于患者右季肋,右手四指指端并齐按于右肋弓下缘部位,让患者吸气扩张胁肋,促使肝脏向腹下部移动。医者随之用右手四指指腹迎之,轻轻触按肝体的边缘,然后患者呼气放松,肝体随之回缩上移。一般为患者经过治疗病情减轻后,再采用"消肝"法施治肿大的肝脏,治疗时手法要轻柔缓慢,不可用力过大,以防损伤肝脏。

【治疗说明】

1. 按摩疗法适用于肝硬化的早、中期效果显著,能够消除或改善患者症状体征,疗效稳定。

2. 按摩治疗时,待患者主要症状消失后,再重点施治肝脏与在肋弓下缘的门静脉部位,以恢复肝细胞功能,彻底消除门静脉梗阻,最终使肿大的肝脏回缩。若脾肿大,在施治左肋弓下缘时手法要轻柔,以防损伤脾脏。

3. 患者在治疗过程式中,一般病理反应为先下走淤积,然后腹水才能消退,大量下走失气后,患者症状明显改善。

4. 在对病毒性肝炎患者治疗时,医者要注意防止传染,做好消毒工作。

5. 患者应注意饮食疗养,心情开朗,情绪稳定,增强与疾病斗争的信心,同时还要参加适量的体育锻炼,注意休息,以有利于身体的康复。

6. 可参照该病的按摩治疗方法,辨证治疗慢性肝炎、胆囊炎、胆结石、胁痛等与肝胆有关的疾病。

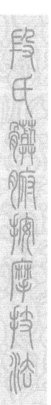

第十三节　慢性肾炎

慢性肾炎是慢性肾小球肾炎的简称。一般病因认为主要是机体对某些致病原的免疫与感染反应,病变部位系肾小球炎症性损害,青壮年男性患者发病较多。其临床表现有水肿、蛋白尿、血尿、管型尿、高血压以及不同程度的肾功能减退。

该病属祖国医学的"水肿"、"虚劳"、"腰痛"等范畴。

【病因病理】

对慢性肾炎的病因及发病原理目前尚未明了。有研究认为,慢性肾炎与急性肾炎是同一疾病不同病期的表现,是一种与感染有关的免疫反应性疾病;也有的认为,目前所谓的慢性肾炎,除链球菌等感染引起者外,还包含着多种疾病,是一组常见的肾脏疾病综合征。

祖国医学认为该病的主要病变在肺、脾、肾三脏。由于外邪侵袭、劳倦内伤或房事不节导致脾肾亏损,使体内水精散布及气化功能发生障碍,发生水肿;肾水上泛,传入肺经,使肺气不降,失去通调水道的功能,又可影响到脾肾两脏,成一恶性循环。久之,阳损及阴,肾病及肝,导致阴阳两虚和肝肾阳虚,从而使机体的整个气化功能逐渐衰惫,使病症更加严重。

【临床表现】

临床上根据其主要表现分为下列 5 种类型:

1. 隐匿型:一般无临床症状,尿检查中可发现有少量蛋白尿、管型尿或显微镜血尿等变化。

2. 肾病型:以长期全身水肿,大量蛋白尿、血浆白蛋白等降低,血胆固醇与类脂质浓度增高为主要特征。

3. 高血压型:急性肾炎或慢性肾炎的急性发作后,遗下的高血压为主要症状,而水肿、尿液异常则不显著。

4. 肾功能减退型:在病情的发展过程中,出现不同程度的肾功能减退,部分患者可因严重的肾功能减退而进入尿毒症。

5. 混合型:患者同时有不同程度的水肿、高血压、尿变化、肾功能减退等表现。

祖国医学根据其临床辨证,可概括为以下几种主要类型。

1. 脾阳虚弱:面色微黄,略有形寒,疲乏无力,水肿较轻,并伴有胸闷口淡、纳呆、恶心、便溏、舌质淡、苔薄腻、脉沉细。

2. 肝肾阳虚:头晕头痛,烦躁易怒,五心烦热,面部潮红,耳鸣耳聋,心悸失眠,或有微肿,舌质红,苔薄,脉弦细等。

3. 脾肾阳虚:面浮身肿,腰以下尤甚,脘闷腹胀,纳呆便溏,头晕耳鸣,腰膝酸软,疲乏无力,畏寒肢冷,小便短少,舌质淡,苔白滑,脉沉细或沉迟。

4. 脾肾衰败:面色晦滞浮肿,精神萎靡,形体消瘦,胸闷腹胀,纳呆厌食,恶心呕吐,尿少或清长,腹泻或便秘,心悸气短,甚则烦躁不宁,抽搐惊厥,舌质淡胖,苔薄白腻或灰黄腻,脉沉细或弦细。

【临床按诊】

患者水肿部位按之凹陷不易起。脐部周围有压痛,腹腔内触之如丝瓜络,按之硬且满,按而不下,充实而有弹性。腰背部两肾区有明显压痛,并有痧象。

【治疗原则】

慢性肾炎病变,以肾为本,以肺为标,以脾为制水之脏。以脾肾阳虚为主,治则应采用温补之法。《景岳全书·肿胀》在治疗水肿时指出:"温补即所以气化,气化而痊愈者,愈出自然。"因该病是以脾肾两虚为主,兼水肿,所以治疗时应标本同治,以健脾益气、温肾降浊为主。肝阳上亢者,兼以平肝潜阳,水肿退后,以健脾益肾、补益气血为主。

【辨证施治】

一、基本操作

1. 胸腹部

腹部常规按摩一遍,以诊查病情,确定治疗方案。

用"打开魄门"按法和拨法施治乙状结肠,用"疏通结肠"拨法和推法施治降、横和升结肠,用"清理盲肠"揉法施治盲肠,以清理肠道、畅通腑气,为病邪排出体外清除障碍。用"健脾和胃"按法施治胃脘部位,用"定海神针"按法施治左梁门、巨阙、中脘及水分穴,用"健运三经"按法和拨法重点施治左腹直肌,以补中益气、健脾利湿、升清降浊。用"固肾培元"按法和拨法施治脐部周围,用"定海神针"按法施治气海、关元和左右天枢穴,以补肾益气、扶正培元。用"宽胸理气"推法和抓拿法施治胸部和胁肋部,用"压胸降逆"肘压法按压膻中及心下区,以宣肺降逆、通调水道。最后用"引气归元"平补平泻法结束胸腹部操作。

2. 腰背部

用"仙人推背"平推和分推法施治腰背部,用"遍地开花"掌揉法按揉整个腰背部,用"摇橹渡海"肘拨法重点施治脊柱两侧脾俞至大肠俞段膀胱经,用"沙场点兵"肘按法施治肺俞、脾俞、肾俞穴,用拇指重点按揉腰部脊柱两侧华佗夹脊穴,用"金牛犁地"捏脊法施治督脉,以健脾利湿、调理肺气、壮阳益肾、利水消肿。最后用"气归命门"法结束腰背部操作。

3. 四肢部

上肢:用"拿捏上肢"和"滚搓上肢"法拿施治上肢肌群,用"拨手三阴"法重点施治前臂手三阴经,按揉内关穴,以调和脏腑、疏经通络、调畅气血。

下肢:以"拿捏下肢"和"滚搓下肢"法施治下肢肌群,用"拨足三阴"和"拨足三阳"法施

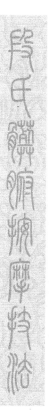

治小腿足三阴经和足三阳经,按揉足三里、阳陵泉和太溪穴,以舒筋通络、健运脾胃、疏肝利胆、滋阴补肾、利尿消肿。

二、辨证加减

高血压型:治以疏肝理气,滋补肝阴,平肝熄风。按摩腹部时,加"疏肝利胆"按法重点施治右季肋和肋弓下缘部位。按摩背部时,加按肝俞和胆俞穴。

头晕头痛:治以清神醒脑,聪耳明目,潜阳熄风。加头颈部按摩,用"轮推印堂"、"按揉太阳"、"按压头顶"和"拿捏颈项"施治头颈部,点按百会和风池穴。

水肿型:治以健脾化湿,通利膀胱,利水消肿。按摩腹部时,应多用按法,少用拨法,手法轻重适宜,避免损伤皮肤。加"定海神针"按法施治水分、中极、水道和归来穴。

腰膝酸软:治以疏经通络,补助肾阳,强壮腰膝。按摩腰背时,加"遍地开花"肘揉法施治腰骶部,加"强腰健肾"肘按法施治肾俞、命门、大肠俞和腰眼穴。按摩下肢时,重点用"滚搓下肢"法施治下肢后侧膀胱经,加按委中和承山穴。

【治疗说明】

1. 按摩疗法一般作为慢性肾炎的辅助治疗方法,治疗时间较长,能够明显改善症状,如可以降低血压、消除水肿、强健腰肾等。

2. 在按摩治疗过程中,患者下走瘀积后,水肿就容易消退,症状会出现明显好转。

3. 患者平常要避免受冷、受湿、过度疲劳及使用对肾脏的损害的药物。注意饮食调养,加强体育锻炼,保持情绪稳定。

4. 可参照该病的按摩治疗方法,辨证治疗水肿、癃闭等泌尿系统疾病。

第十四节　神经衰弱

神经衰弱是一种常见的神经官能症,是指由于精神忧虑或创伤、长期繁重的脑力劳动,以及睡眠不足等原因引起的神经机能障碍,形成的身心慢性疲劳,全身检查常见无器质性病变。该病多见于中青年人,以脑力劳动者居多。

该病可归属于祖国医学的"不寐"、"健忘"、"心悸"、"眩晕"、"遗精"、"阳痿"等病证范畴。

【病因病理】

神经衰弱的发病多因紧张的脑力劳动,经常情绪波动及精神过度紧张,思虑过度,起居失常,造成对神经系统的干扰和刺激,至使大脑皮层兴奋过程增强和抑制过程减弱,而出现病理现象。

祖国医学认为该病的产生主要是由于素体虚弱,或久病体虚,肾阴耗伤,不能上奉于心,水不济火,心阳独亢;或五志过极,心火内炽不能下交于肾,心肾失交,而至心火亢盛,扰乱神明所至。劳倦思虑过度,伤及心脾,心血暗耗,则神不守舍;脾胃虚弱,食少纳呆,化源不足,营血亏虚,心失所养,以致心神不安。情志不遂,肝失条达,气郁不舒,郁而化火,扰动心神。体弱心虚胆怯,善惊易恐,而至心神不安。可见该病的发病多与心、脾、肝、肾及阴血不足有关。

【临床表现】

患者常有胆怯、自卑、神经敏感、多虑、依赖性强、缺乏信心、精神抑郁等特点。临床表现为失眠、多梦、健忘、头痛、头昏、耳鸣、注意力不集中、急躁易怒、精神紧张、回忆联想增多等证状。同时,还可伴有心慌气短、食欲不振、身疲力泛、多汗等症状。部分患者还可出现阳痿、遗精、早泄、月经不调等。该病起病一般多缓慢,病程较长,病情常有波动,遇劳累及劳神后症状加重。

祖国医学根据临床辨证,可概括为以下几种类型。

1. 肝郁化火:失眠,烦躁易怒,头晕胀痛,耳鸣目眩,目赤口苦,口渴溲黄,大便秘结,舌红苔黄,脉弦数。

2. 心脾两虚:失眠,健忘,多梦易惊,胸闷,心悸,神疲肢倦,纳呆食少,面色无华,甚者阳痿、遗精、舌质淡嫩、脉沉细无力。

3. 心肾不交:烦躁失眠或稍睡即醒,手心烦热,口干少津,头晕耳鸣,健忘,腰膝酸软或有遗精,舌红,脉细数。

4. 阴虚火旺:遗精,早泄,阳痿、失眠,健忘,体倦无力,精神不振,腰膝酸软,面色无华,舌淡或红,脉沉细数。

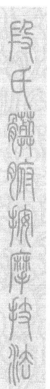

【临床按诊】

根据病因的不同,有的患者腹部按之柔软虚弱,无弹性;有的患者腹部凹陷胃部区域有横的条索或硬块,按压有痛疼或憋闷感;部分患者脐部周围有硬块,伴有压痛,并向后腰部放射;有的患者后颈部和腰背部检查可有痧,少数患者脊柱上有明显压痛点。

【治疗原则】

神经衰弱证病因不一,症状错综复杂,治疗时应首先分清虚实。虚证多属阴血不足,肾精亏耗,在心脾肝肾,治则宜补其不足、益气养血、滋补肝肾、宁心安神;实证多因肝郁化火,食滞痰浊,脾胃不和,治宜泻其有余、疏肝理气、消导和中、升清降浊、镇静安神。

【辨证施治】

一、基本操作

1. 胸腹部

腹部常规操作一遍,以诊查病情,确定治疗方案。

用"打开魄门"拨法施治乙状结肠,用"疏通结肠"拨法分别施治升、横及降结肠,用"清理盲肠"揉法施治盲肠,以清理肠道、畅通腑气。用"健脾和胃"按法施治胃脘部位,用"健运三经"拨法和推法施治腹部两侧,用"调和冲任"拨法和推法施治腹部脐上任脉,以健运脾胃、消食导滞、生化气血、补益心脾。用"固肾培元"按法和拨法施治脐部周围硬块及有明显压痛的部位,用"定海神针"按法施治关元、气海、中极等穴,以滋阳降火、交通心肾、安神固精。用"压胸降逆"推法和按法施治胸部,以降胸腔之气。用"翻江倒海"揉法施治上腹部,用"通调全腹"提拿法施治整个腹部,以活动气机。最后用"引气归元"法结束胸腹部操作。

2. 腰背部

用"遍地开花"揉法施治腰背部肌肉,用"摇橹渡海"肘拨法重点施治脊柱两侧肌肉,用"金牛犁地"滚推法和抓拿法施治腰背部肌肉,用捏脊法施治督脉,用"罗汉击鼓"棒击法施治腰背部,以疏通经络、运行气血、解除疲劳。最后用"拿捏肩井"和"气归命门"法结束腰背部操作。

3. 头颈部

用"点按睛明"、"轮推印堂"、"分抹前额"、"按揉太阳"、"按压头顶"和"拨揉颈项"法施治头颈部,点按百会和风池穴,以通畅气血、清脑明目、醒神开窍。

4. 四肢部

上肢:用"拿捏上肢"法施治上肢肌群,用"拨手三阴"法施治上臂手三阴经,按揉内关穴和神门穴,以通经活络、调和脏腑、宁心安神。

下肢:用"滚搓下肢"法施治下肢足三阴经,按揉血海、足三里和三阴交穴,以健脾和胃、生化气血、补益心脾。

二、辨证加减

心悸失眠:治以安神补脑,清心宁神。按摩头部时,加"横拨少阳"和"直推桥弓"法,加按风府和大椎穴。按摩腹部时,用"健运三经"拨法重点施治腹部左侧。按摩背部时,加"沙场点兵"拇指按法施治心俞、膈俞和膏肓穴。按摩上肢时,加揉腋窝,加按神门和合谷穴。

遗精阳痿:治以补肾益气,滋阴固精。按摩腹部时,用"固肾培元"拨法和按法加强对脐部周围的治疗,用"定海神针"按法重点施治关元、气海和中极穴。按摩背部时,加"强腰

178

健肾"肘按法施治肾俞、腰眼、志室和命门穴。按摩下肢时,加按太溪和涌泉穴。

食欲不振:治以健脾和胃,益气养血。按摩腹部时,加"定海神针"按法施治上、中、下3脘。按摩背部时,加"沙场点兵"肘按法施治脾俞、胃俞和肝俞穴。按摩下肢时,加按足三里和丰隆穴。

烦躁失眠:治以疏肝解郁,养血安神。按摩腹部时,重点用"健运三经"拨法和按法施治腹部右侧。按摩背部时,重点用"沙场点兵"施治肝俞、胆俞和脾俞穴。按摩下肢时,加按阳陵泉和太冲穴。

肝气郁结:治以疏肝泄热,宁志安神。按摩腹部时,重点用"疏肝利胆"按法施治右季肋和肋弓下缘部位,加"舒肝健胃"按法施治两季肋。

【治疗说明】

1. 按摩治疗神经衰弱疗效显著,能够很快改善睡眠状态,一般经 20～30 次治疗后,症状可基本消失。

2. 操作时,手法宜轻柔缓和,以补为主,才能起到镇静安神的作用。

3. 医者在对患者进行按摩治疗的同时,亦可对患者进行心理治疗,使患者解除思想负担,消除精神上的不利因素,树立患者康复治疗的信心。

4. 在治疗期间,患者本人要适当减少脑力劳动,参加体力劳动与体育锻炼,节制房事,加强营养,养成良好的睡眠习惯。工作、生活、学习要有规律。

第十五节 头 痛

头痛是一种自觉症状,可出现于各种急慢性疾病中,多因外感和内伤,上扰清空,髓海失养所致。

该证属于祖国医学的"头痛"范畴。早在《内经》中的《素问·风论》中就有"脑风"、"首风"之名。

【病因病理】

头痛一症病因非常复杂,一般认为是由于外感、外伤、颅内病变、颅内外血管神经病变等引起。

祖国医学认为头为"诸阳之会",又为髓海所在,凡五脏精化之血,六腑清阳之气,皆上会于头,如果由于外感诸邪,或者内伤诸不足,引起经络、血脉闭阻不通,或气血逆乱,致髓海空虚,头失所养,清阳不舒,而发为头痛。祖国医学将头痛分为外感头痛和内伤头痛两大类。外感头痛多以风邪为主。又风为百病之长,多夹时气而发病。若风挟寒邪,寒遏脉

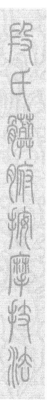

络;若风挟热邪,热扰清空;若风挟湿邪恶,湿蔽清窍,均能导致头痛。内伤头痛发病与肝、肾、脾三脏有关。脾胃虚弱,气血不足,脉络失养;肾水不足,肝阳上亢,肝郁不舒,郁而化火;肾精亏虚,髓海失养;痰浊、瘀血等,皆可上扰清窍,而致头痛。

本节只讨论适合按摩治疗的外感和内伤头痛,对于因颅内病变、外伤及继发性所致头痛不属本节讨论范围。

【临床表现】

1. 外感头痛
(1)风寒头痛:阵发性头痛,痛连颈背,恶风寒无汗,喜裹头,口不渴,舌苔薄白,脉浮或紧。
(2)风热头痛:头痛而胀,甚则头痛如裂,发热恶风,口渴咽痛,便秘尿黄,舌红,苔黄,脉浮数。
(3)暑湿头痛:头痛如裹,脘闷纳呆,身热肢倦,心烦口渴,小便不利,大便或溏,苔白腻,脉濡数。
2. 内伤头痛
(1)肝阳上亢:头痛眩晕,心烦易怒,失眠,多梦,面红目赤,口苦舌红,苔薄黄,脉弦。
(2)肾虚头痛:头部空痛,耳鸣目弦,腰酸膝软,神疲乏力,遗精带下,舌红少苔,脉沉细无力。
(3)血虚头痛:头痛头晕,肢体乏力,心悸怔忡,食欲不振,面色无华,舌淡,苔薄白,脉沉细无力。
(4)痰浊头痛:头痛昏蒙,胸脘满闷,口多涎沫,舌苔白腻,脉滑或弦滑。
(5)瘀血头痛:经久不愈,痛有定处,痛如锥刺,痛势阵作,舌质紫,脉细或涩。
头为诸葛亮阳之会,手足三阳经均循头面,厥阳经亦上会于巅顶,故根据头痛发病部位不同,参照经络循行分布,又分为太阳头痛、阳明经头痛、少阳头痛、厥阴经头痛。大抵太阳头痛,多在头后部,下连于项;阳明经头痛,多在前额部及眉棱等处;少阳头痛,多在头之两侧,并连及耳部;厥阴经头痛,则在巅顶部位,或连于目系。

【临床按诊】

瘀血头痛患者头部有明显压痛部位,有的可触及较硬而痛的条索或硬疙瘩。肾虚头痛患者的腰骶部位有压痛,腹部脐部两侧肌肉板滞,并伴有压痛。痰浊血虚者揉胃脘部会发出振振水音。头痛患者的颈部和背部多有痧象。

【治疗原则】

头痛病因复杂,在治疗上外感头痛多以通经活络、疏风散邪、醒脑开窍为主;内伤头痛则以平肝潜阳,滋阴补肾,养血补气,祛瘀化痰等法为主。

【辨证施治】

一、基本操作

1. 胸腹部

腹部常规按摩一遍,以诊查病情,确定治疗方案。

用"打开魄门"拨法施治乙状结肠,以便利于积滞排出体外。用"健脾和胃"按法和拨法施治胃脘部,用"健运三经"拨法和推法施治腹部两侧,以健脾和胃、补益气血、化痰降逆。用"疏肝利胆"按法和拨法施治右季肋及右肋弓下缘部位,以疏肝解郁、平肝潜阳。用"固肾培元"按法和拨法着重施治脐部两侧肌肉板滞及有压痛的部位,以滋补肾阳、填精生髓。用"翻江倒海"揉法施治两季肋和上腹部,用"通调全腹"提拿法施治整个腹部,以活动上腹部瘀滞,调畅腹部气机。最后用"引气归元"法结束胸腹部操作。

2. 腰背部

用"仙人推背"平推法和分推法施治整个背部,用"摇橹渡海"肘拨法重点施治脊柱两侧膀胱经,用"金牛犁地"捏脊法重点施治督脉,用"罗汉击鼓"棒击法拍打背部,以疏经通络、调和脏腑、畅通气机。最后用"拿捏肩井"和"气归命门"法结束腰背部操作。

3. 头颈部

用"拨揉颈项"和"拿捏颈项"法施治后颈部两侧肌肉,点按风池和风府穴,以解除肌肉痉挛、改善头部供血。用"轮推印堂"、"分抹前额"、"按揉太阳"和"按压头顶"等法施治头部,以改善头部血液循环、醒脑开窍、通络止痛。

二、辨证加减

风寒头痛:治以疏风散寒,通络止痛。按摩腰背部时,重用"拿捏肩井"法施治两肩部位,加搓擦督脉及后颈部,加按大椎、风门和肺俞穴。

风热头痛:治以疏风清热。加按摩上肢,用"拨手三阳"法施治前臂手阳明大肠经,按揉曲池和合谷穴。

暑湿头痛:治以清热利湿。按摩腰背部时,用"金牛犁地"抓拿法重点施治背部肌肉,加按大椎、肺俞和风门穴。

肝阳上亢:治以疏肝利胆,滋阴泻火。按摩腹部时,重点用"疏肝利胆"和"补肾培元"法施治肝胆和脐部周围。按摩背部时,用"沙场点兵"肘按法重点施治肝俞、胆俞和肾俞穴。加按摩下肢,重点按揉太冲、行间和涌泉穴。

肾虚头痛:治以升举元气,补肾生髓。按摩腹部时,重用"健脾和胃"和"固肾培元"法施治脾胃和脐部周围,加按关元和气海穴。按摩腰背部时,加"强腰健肾"肘按法施治肾俞、志室和腰眼穴,并用搓法搓擦腰骶部位。加按摩下肢,重点按揉足三里、太溪和

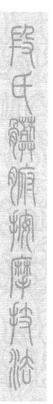

涌泉穴。

痰浊头痛:治以健脾化痰。按摩腹部时,应以"健脾和胃"、"健运三经"及"固肾培元"法治疗为主,加按中脘和天枢穴。按摩腰背部时,加"沙场点兵"肘按法施治心俞、膈俞、脾俞和胃俞穴。加按摩下肢,重点按揉足三里、丰隆及三阴交穴。

瘀血头痛:治以活血化瘀,通络止痛。按摩头部时,着重用指拨法施治头部的压痛点及条索。

【治疗说明】

1. 按摩治疗头痛,特别是外感头痛,能达到立竿见影的效果。内伤头痛,一般疗程较长。头痛原因复杂,对多次治疗无效者,应考虑颅脑病变,及时采取其他治疗措施。

2. 治疗外感头痛,一般以头颈部和腰背部按摩为主,不对胸腹部进行按摩。

3. 患者平时要注意休息,积极改善睡眠,忌烟酒,避风寒,并注重调理情志。

第十六节 阳 痿

阳痿是指成年男子阴茎不能勃起或临房勃起不坚,不能进行正常性生活的一种病症。患者轻则性欲减退,重则阴茎萎缩不举。少数阳痿是由器质性病变引起的,多数属功能性阳痿。

该病早在《黄帝内经》的《灵枢·邪气藏府病形篇》中就有记载,称之为"阴痿",即"阳痿"。历代医学家认为该证多与肝、肾、心三脏有关。

【病因病理】

现代医学认为,阳痿可分为器质性阳痿和功能性阳痿。

器质性阳痿是指由于生殖器畸形、生殖器损伤或其他器质病变引起,不矫正畸形或未治愈该病则无法治愈。

功能性阳痿又叫做精神性阳痿,是由于性无知、性创伤、神经功能、精神心理因素及不良嗜好等所致,一般没有可引起阳痿的疾病。这类阳痿经过及时、准确地治疗,是完全可以治愈的。

祖国医学认为,该病或因房事太过(或少年误犯手淫),或年老体衰,精气虚寒,命门火衰,以致举阳不能而阳痿;或因思虑过度,劳伤心脾,久之致气血两虚,血不荣筋,导致阳痿;或因胆小多虑,伤于恐惧,使肾气不振,以致举阳不能;或因湿热不注,综筋驰纵而致阳痿。

器质性阳痿不属于本节讨论内容。

【临床表现】

该病多证见性欲减退,阴茎萎而不举,或举而不坚,腰背酸痛。祖国医学根据临床辨证分为以下几种类型。

1. 命门火衰:面色㿠白,头晕目眩,精神萎靡,舌淡苔白,脉多沉细。
2. 心脾两虚:面色不华,食欲不振,夜寐不安,肢体酸软,神疲乏力,舌淡苔薄,脉细。
3. 惊恐伤肾:精神苦闷,胆小多虚,心悸失眠,精神紧张,苔薄,台质淡青,脉细。
4. 湿热下注:小便短赤,下肢浚困,苔黄,脉滑或濡滑而数。

【临床按诊】

患者脐部两侧及小腹部常有压痛感,病程久者脐部左下方或右下方肌肉板滞,阴部周围有压痛感。腰部的腰眼穴、肾俞及八髎穴部位压按有酸痛感。部分患者腰骶部和阴部周围有痧象。

【治疗原则】

该病发病多与肝、肾、脾、心有关,治则宜疏肝健脾、生化气血、活血化瘀、温肾壮阳、养心安神。

【辨证施治】

一、基本操作

1. 胸腹部

腹部常规按摩一遍,以诊查病情,确定治疗方案。

用"疏肝利胆"按法和拨法分别施治右季肋和右肋弓下缘部位,以强肝藏血、疏肝理气、通畅气机。用"健脾和胃"按法施治胃脾,以健运脾胃、生化气血、补益肝肾。用"固肾培元"拨法和揉法着重施治脐部周围肌肉板滞有压痛感的部位,以温经通络、行气活血、滋补肾精。用"定海神针"按法施治关元、气海、中极和曲骨穴,以益肾固精、升阳补气。用"海底捞月"拨法施治阴部周围的经脉,对触有条索或痛感明显的部位重点治疗,按揉会阴穴,拿捏睾丸,以活血化瘀、通畅气血。最后用"引气归元"法结束胸腹部操作。

2. 腰背部

用"遍地开花"掌揉法重点施治腰骶部,用"摇橹渡海"肘拨法施治腰椎两侧肌肉,用"强腰健肾"拿法和肘按法重点施治腰部两侧的肾俞、腰眼和志室穴部位,按揉命门穴,搓

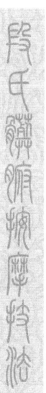

擦腰骶部及八髎穴,以壮腰、强肾、补阳。最后用"气归命门"结束腰背操作。

3. 四肢部

上肢:用"拨手三阴"法施治上臂手三阴经,按揉内关和神门穴,以宁心安神。

下肢:用"滚搓下肢"法施治下肢内侧足三阴经,按揉血海、足三里、三阴交和太冲穴,以调理脾胃、生化气血。

二、辨证加减

心脾两虚:治以补益心脾,养心安神。按摩腹部时,加"健脾和胃"按法和"健运三经"拨法重点施治整个腹部。按摩腰背部时,加按心俞、脾俞和华佗夹脊穴,并直擦督脉。按摩上肢时,加按内关和神门穴。按摩下肢时,加按血海、地机、三阴交和足三里穴。

湿热下注:治以通畅肠道,清热利湿。按摩腹部时,加"打开魄门"拨法施治乙状结肠,加"疏通结肠"拨法施治降、横和升结肠,加按天枢和中极穴。按摩腰背部时,加按大肠俞和膀胱俞穴。按摩下肢时,加按丰隆和足三里穴。

【治疗说明】

1. 按摩疗法对功能性阳痿疗效比较理想,一般10～30次治疗就会获得好的疗效,乃至痊愈。

2. 在按摩治疗的同时,要对患者进行多加解释与安慰,消除紧张心理,对因性生活恐惧形成阳痿的患者更加重要。

3. 患者要加强营养,劳逸结合,进行适当的体育锻炼,保持气血充盈,同时节制性生活,以有益阳痿的治疗。

4. 可参照该病的按摩治疗方法,辨证治疗其他男性性功能障碍疾病。

第十七节　遗　精

遗精是指不因性交而精液自遗为主证的一种疾病,遗精有梦遗与滑精之分,其中有梦而遗的叫"梦遗";无梦而遗精的,甚至清醒时精液也流出的叫做"滑精"。梦遗与滑精,在证候上虽有轻重的区别,而发病的原因基本上是一致的。

【病因病理】

祖国医学认为,该病的发生主要与心、肝、肾三脏有关,多由肾气虚弱,君相火旺,或湿热下注,扰动精室,精关不固所致。劳神过度,心阴暗耗,心阳独立,阴虚火旺,扰动精室而遗精;青年早婚,疲劳过度或手淫所丧,肾精不藏,致肾阴亏虚,日久阴损及阳,致肾气不足,肾阴虚则相火偏盛,干扰精室,以致封藏失职,肾阳虚则精不固而自遗;饮食失节,损伤脾胃,酒食酿成湿热,流注于下,扰动精室,发生精液自遗。此外,前列腺炎、精囊炎以及某些慢性疾病,也可造成遗精。

【临床表现】

祖国医学根据临床辨证,分为以下几种类型。

1. 阴虚火旺:梦中遗精,夜寐不安,头目昏晕,心悸,精神乏力,五心烦热,小便经黄,舌质红,脉细数。

2. 肾虚不藏:遗精频作,甚至滑精,头晕目眩,耳鸣腰酸,面色少华,畏寒肢冷,舌质淡,脉沉细,或舌质红,脉细数。

3. 湿热内蕴:遗精频繁,或尿时有精液外流,心烦少寐,口苦,小便热赤,舌苔黄腻,脉濡数。

【临床按诊】

患者下腹部有轻微的压痛或不适感,脐部两侧肌肉发硬并伴有压痛,压按腰骶部多有酸痛感。部分患者腰部有痧象。

【治疗原则】

遗精的辨证,前人有"有梦为心病,无梦为肾病"之说,说明用心过度,或杂念妄想,君相火旺,引起遗精的为心病;精关不固,无梦滑泄的为肾病。治疗宜上则清心安神,中则调理脾胃、升举阳气,下则益肾固精。

【辨证施治】

一、基本操作

1. 胸腹部

腹部常规按摩一遍,以诊查病情,确定治疗方案。

用"疏肝利胆"按法和拨法分别施治右季肋和右肋弓下缘部位,以强肝藏血、疏肝理气、通畅气机。用"固肾培元"按法和拨法施治脐部及其周围,用"调和冲任"按法施治脐部至曲骨穴段任脉循行部位,用"定海神针"按法施治气海、关元、归来和曲骨穴,点按拨揉会阴穴,以温肾助阳、固摄精气。最后用"引气归元"补法结束胸腹部操作。

2. 腰背部

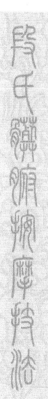

用"遍地开花"揉法施治腰背部肌肉,用"摇橹渡海"肘拨法施治脊柱两侧膀胱经,用"沙场点兵"肘按法施治肾俞、命门、志室和腰眼穴,用"金牛犁地"捏脊法施治督脉,用"强腰健肾"搓法施治腰骶部,以温阳助肾、益气摄精。最后用"气归命门"法结束腰背部操作。

3. 四肢部

上肢:用"滚搓上肢"法施治上肢内侧,用"拨手三阴"法施治前臂手三阴经,按揉内关和神门穴,以调和脏腑、清心安神。

下肢:用"滚搓下肢"法施治下肢后面和内侧,用"拨足三阴"法施治小腿足三阳经,用"拨足三阳"法重点施治小腿足太阳膀胱经和阳明胃经,按揉足三里、三阴交和太溪穴,以健运脾胃、滋阴补肾。

二、辨证加减

阴虚火旺:治以交通心肾,清泻君相之火。按摩腹部时,加"定海神针"按法施治巨阙和中脘穴,加"疏肝利胆"按法重点施治右季肋及肋弓下缘部位,加"健运三经"按法和拨法重点施治腹部右侧。按摩背部时,加"沙场点兵"拇指按法施治大椎、心俞、膈俞和肝俞穴。按摩下肢时,加按涌泉穴。

湿热内蕴:治以健脾利湿,驱邪外出。按摩腹部时,加"打开魄门"拨法施治乙状结肠,加"疏通结肠"拨法和推法施治降、横和升结肠,用"清理盲肠"拨法和揉法施治盲肠。按摩腰背部时,加"强腰健肾"肘按法施治膀胱俞、大肠俞和小肠俞穴。按摩下肢时,加按足三里和丰隆穴。

【治疗说明】

1. 脏腑按摩治疗遗精效果较理想。治疗时手法宜轻柔,应以补为主。

2. 在未婚青年男性中80%～90%的人有遗精现象,一般1周不超过1次,大都属正常生理现象,不会出现临床不适症状。如果1周数次或1日数次则属病理性的。治疗时要注意鉴别。

3. 患者要注意精神调养,摒弃杂念;清心寡欲,恬淡虚无,惜精养身;平时要加强体育锻炼;睡眠时要采取侧卧方式,内衣宽松,被子不宜直接压迫摩擦阴茎;节制性生活。

4. 可参照该病的按摩治疗方法,辨证治疗其他男性性功能障碍疾病。

第十八节　类风湿性关节炎

类风湿性关节炎,又称风湿样关节炎,是一种病因不明的慢性全身性风湿病。表现为关节腔滑膜的慢性炎症为特点的对称、多发性及复发型关节炎。

该病属于祖国医学的"痹证"范畴。

【病因病理】

类风湿关节炎的病因和发病原理,目前尚未完全清楚,有人认为,该病与低毒感染、毒素感染和变态反应有关;也有人认为,内分泌不平衡,结缔组织疾病,血管舒张障碍,自体免疫病变反应可能是该病的致病因素。

祖国医学认为该病是由于素体虚弱,卫阳不固,腠理不密,或因寒暖不调,过度劳役,冒雨涉水,风寒湿邪侵入骨骼经络关节,郁于筋脉,留于关节使气血运行不畅所致。因肾主骨,肝主筋,该病与肝肾虚弱密切相关。

【临床表现】

该病多见于青壮年女性,大部分起病缓慢,主要症状是关节疼痛、关节及其周围组织发炎、萎缩,并引起关节畸形和强硬固定。

发病初期,患者多有全身无力、发热恶寒、食欲不振等症状,继而手足小关节受累,关节疼痛逐渐肿大,周围皮肤温热,潮红,运动障碍。以后发展到多关节性和对称性,并影响到肘关节、肩关节、膝关节等部位。由于关节肿胀及其周围肌肉组织萎缩,近端的指关节常呈梭形肿大,肿胀疼痛使关节活动受限,晚期则表现为关节疆硬、畸形、肌肉萎缩功能丧失。该病亦可见骶髂部开始受累,向胸椎、颈椎发展,最终整个脊柱强直。该病病程较长,一次发作后可有长短不一的静止期,过了一段时间又重新发作。发作一次,病情就加重一层,最后患者完全失去劳动力。

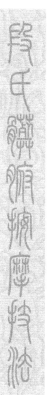

祖国医学根据病情发展临床辨证分为以下两种类型:

1. 风寒湿痹:关节疼痛酸胀,屈伸不利,或肿而不红,局部畏寒,遇寒加重,得温则减,面色少华,形寒怕冷,舌淡,苔薄白或白腻,脉濡细沉。

2. 痰瘀痹阻:痹证日久,病情日益加重,关节疼痛固定不移,入夜或晨起活动时疼痛明显,关节呈梭形肿胀,屈伸不利,唇舌黯红,苔白腻或厚腻,脉细涩。

【临床按诊】

类风湿关节炎患者受累关节形状改变,关节周围有压痛,或有明显压痛点。脐部两侧按之有硬块并伴有压痛,右肋下缘部位有条索或肌肉板滞。背部督脉和两侧膀胱经循行部位有痧象。

【治疗原则】

该病以肝肾虚弱为本,风、寒、湿邪为标,形成本虚标实之证。治则应温经散寒,活血化瘀,滑利关节,行气止痛,扶正祛邪,以提高人体免疫力为主。

【辨证施治】

一、基本操作

1. 胸腹部

腹部常规按摩一遍,以诊查病情,确定治疗方案。

用"打开魄门"拨法施治乙状结肠,以通畅肠道、引邪外出。用"健脾和胃"按法施治胃脘部位,用"定海神针"按法施治左梁门、中脘和巨阙穴,以健脾利湿、补气补血、濡养筋骨。用"疏肝利胆"按法和拨法施治右季肋及右肋弓下缘部位,以疏肝理气、调畅气机、补益肝阳、滋养筋膜。用"固肾培元"按法和拨法分别施治脐部周围,用"定海神针"按法施治关元和气海穴,以益肾填精、扶正培元、强筋壮骨。用"翻江倒海"揉法和"推波助澜"拨法分别施治上腹部,以疏散积滞、驱邪下行。最后用"引气归元"法结束胸腹部操作。

2. 腰背部

用"遍地开花"揉法施治腰背部,用"摇橹渡海"肘拨法重点施治脊柱两侧膀胱经,用"金牛犁地"捏脊法施治督脉,用"沙场点兵"拇指按法施治华佗夹脊穴和肘按法施治肝俞、脾俞、胃俞、肾俞及阿是穴,用"强腰健肾"拿法和按法施治腰部,用"罗汉击鼓"棒击法施治整个腰背部,以补脾胜湿、补益肝肾、疏经活血、振奋阳气、驱风散寒、理气止痛。最后用"拿捏肩井"和"气归命门"法结束腰背部操作。

3. 四肢部

上肢:用"拿捏上臂"和"滚搓上肢"法重点施治上肢肌群,用"拨手三阳"和"拨手三阴"法施治前臂手三阳经和三阴经,按揉曲池、小海、外关和合谷穴,用"捻法"、"捋法"和"拔伸法"施治手指关节,以舒筋活血、温经散寒、散瘀消肿、松解粘连。

下肢:用"拿捏下肢"和"滚搓下肢"法施治下肢肌群,用"拨足三阳"和"拨足三阴"法施治小腿足三阳和三阴经,按揉环跳、委中、血海、膝眼、阳陵泉、承山和足三里穴,捻揉、拨伸、摇动各足趾,以活血化瘀、祛风通络、散寒除湿、滑利关节。

二、辨证加减

病变在胸背和颈部:按摩腰背部时,加按风池和风府穴,并用拨法重点施治压痛点及其周围。

疼痛在腰骶部:按摩腰背部时,加按命门、腰阳关和八髎穴。按摩下肢时,加按承扶、委中和承山穴。

脊柱强直型:用"扳按整脊"法活动脊柱关节,以解除粘连。

病在上肢部位:疼痛在肩关节,加按肩井、肩髎和天贞穴,着重施治上臂三角肌。疼痛在肘关节,加按曲泽、尺泽、少海和手三里穴。疼痛在腕关节,加按阳池、大陵、阳溪和腕骨穴。

病在下肢部位:疼痛在髋关节,加按居髎、环跳和承扶穴,拿捏臀部肌肉。疼痛在膝关节,加按委中、阴陵泉和鹤顶穴,捏髌骨周围肌肉,按揉髌骨。疼痛在踝关节,加按解溪、照海和昆仑穴,弹拨脚跟后部跟腱。

【治疗说明】

1. 按摩治疗类风湿性关节炎是一种较理想的方法。特别是在发病初期,对关节疼痛、肿大及活动障碍等症状,能迅速缓解消散,并可达以标本兼治的效果。对于晚期患者,能够起到缓解疼痛,改善功能、减少复发的作用,但对骨骼畸形的改变效果不理想。

2. 患者平素要加强体育锻炼,提高身体素质,避免寒冷和潮湿,促进身体康复。

3. 在对中晚期的患者治疗过程中,会发现患者疼痛加重的现象,此为正常现象,继续加强治疗,症状就会消失。

4. 患者体内病邪排出的方式大致有 3 种:一种是通过发汗将病邪从皮肤排出。第二种是通过呕吐痰涎,使病邪从口排出体外。再一种是通过大小便或下走淤积矢气的方式将病邪排出体外。

5. 可参照该病的按摩治疗方法,辨证治疗行痹、痛痹和着痹等痹证。

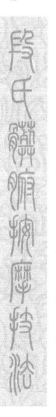

第十二章　常见妇科病的脏腑按摩治疗

第一节　痛　经

妇女行经期间或行经前后,小腹及腰骶部疼痛,甚至剧痛难忍,并随着月经周期持续发作,称为"痛经"。痛经一般多见于未婚少女,也可见于已婚妇女。

该病归属于祖国医学的"痛经"、"经行腹痛"病证范畴。

【病因病理】

现代医学认为,痛经临床可分为原发性痛经和继发性痛经两种。原发性痛经多见未婚少女,自初潮起即有痛经,与植物神经功能紊乱、子宫痉挛性收缩有关,妇科检查生殖器官一般无器质性病变,亦可见于子宫发育不良、子宫颈狭窄、子宫位置过于屈曲,或子宫畸形等。继发性痛经见于已婚妇女,常因盆腔炎、子宫肌瘤、子宫内膜异位等生殖器官器质性病变所引起。另外,内分泌失调,使子宫肌层被激惹,而引起痛经,或因神经、精神因素,使大脑皮层功能失调,对皮质下传来刺激的分析调节能力受到影响,痛阈降低,而使原来不致引起疼痛的刺激而能引起痛觉。

祖国医学认为该病主要原因是气血运行不畅,不通则痛,多因精神因素影响,肝失调达,以致气机不畅,血行受阻,导致经血停滞胞宫,引起痛经;久住湿地或经期冒雨涉水,或过食生冷,寒凝胞宫,经脉不畅而发生痛经;平素体虚,气血不足,经行以后,血海空虚,胞脉失养,以致小腹作痛;禀赋素弱,肝肾本虚,或房事不节,肝肾亏损,以致精亏血少,冲任不足,使小腹疼痛。

生殖器官器质性病变引起的痛经不属于本节讨论内容。

【临床表现】

患者多为随月经周期持续性出现下腹部疼痛,甚则绕脐疼痛,或少腹两侧酸而胀痛,或少腹似有物下坠作痛,有的甚至连带腰骶部酸痛,严重时可引起恶心呕吐、头昏、目弦、四肢酸困、全身乏力等症状。一般多出现在经期前1～2天,延至经期之后逐渐消失,也有在经期出现疼痛、经期后一两天疼痛加重、随后逐渐消失者。

祖国医学根据临床辨证,分为以下几种类型:

1. 气滞血瘀:经前或行经时小腹胀痛,拒按,放射到腰部或骶部,或伴有胸胁乳房胀痛,经量少或行而不畅,经色紫暗有血块,血块排出后则痛减,舌质紫黯或有瘀点,脉沉弦或沉涩。

2. 寒湿凝滞:经前或行经期间小腹冷痛,喜按,得温痛减,有时可连及腰脊,经量少,色黯红或紫,手足不温,腰腿酸软,小便清长,舌淡苔薄,脉沉深。

3. 气血虚弱:经期或经后小腹绵绵作痛,得按痛减,并有空坠不适感,月经血色淡红,无血块,面色苍白少华或萎黄,精神倦怠,心悸失眠,舌淡苔白,脉虚细。

4. 肝肾亏虚:经来量少色淡,行经后小腹作痛,头晕耳鸣腰酸,舌淡红,苔薄脉沉细。

【临床按诊】

气滞血瘀型患者小腹部常拒按,其他类型患者小腹部多喜按。部分患者小腹部有硬结或硬块。腰骶部按压时有酸痛感。部分患者小腹部和腰骶部有痧象。

【治疗原则】

痛经主要由于气血运行不畅所致,不通则痛。临证时须根据疼痛的性质、部位、时间,并结合其全身症状来分别寒热、虚、实。一般经前或经期疼痛者为实,经后而痛者为虚,按之痛甚者为实,按之痛减者为虚。得热则痛减为寒,痛甚于胀为血瘀,胀甚于痛为气滞。治则以通调气血为主,虚者补之,实者泻之,寒者热之,瘀者通之。

【辨证施治】

一、基本操作

1. 胸腹部

腹部常规按摩一遍,诊查病情,确定治疗方案。

用"调和冲任"拨法施治腹部中线任脉和冲脉,以通经理气、调补冲任。用"健运三经"拨法重点施治小腹部两侧,以疏经活血、行气止痛。用"固肾培元"按法施治脐部及其周围,用"海底捞月"按法施治小腹部,用"开通带脉"拿法和按法施治两腰带脉部位,以滋阴壮阳、疏通经络、调畅气机。用"定海神针"按法施治气海、关元、中极、归来和大赫穴,以补肾益气、行经止痛。最后用"引气归元"法结束胸腹部操作。

2. 腰背部

用"遍地开花"臂揉法按揉腰背及骶部,用"摇橹渡海"掌指拨法重点施治腰部脊柱两侧膀胱经,用"沙场点兵"拇指按法施治肝俞、脾俞、肾俞及压痛点,用"金牛犁地"捏脊法施治督脉,用"强腰健肾"搓法施治腰骶部和八髎穴,以活血化瘀、通经止痛。最后用"气归命门"法结束腰背部操作。

3. 四肢部

上肢:用"拨手三阴"法施治前臂手三阴经,按揉合谷穴,以补气和血、通经止痛。

下肢:用"拨足三阴"法施治小腿足三阴经,按揉足三里、地机、血海和三阴交穴,以调和气血、通经止痛。

二、辨证加减

肝郁气滞:治以和肝顺气,活血化瘀。按摩腹部时,加"疏肝利胆"按法施治右季肋及肋弓下缘部位,用"翻江倒海"揉法施治上腹部。按摩背部时,加按肝俞和胆俞穴。按摩下肢时,加按蠡沟和太冲穴。

寒湿凝滞:治以温肾助阳,散寒除湿。按摩腹部时,加"打开魄门"拨法施治乙状结肠,加"疏通结肠"拨法和推法施治降、横和升结肠。按摩腰背部时,加按肾俞和命门穴。

气血虚弱、胞脉失养:治以补益气血,强壮体质。按摩腹部时,加"健脾和胃"按法治疗胃脘部,加"健运三经"按法和拨法施治腹部两侧。按摩背部时,加按膈俞、脾俞和胃俞穴。

经期痛甚:治以通经止痛。在患者腰背部的酸痛敏感点处施以肘按法,着力压按骶部八髎穴。按揉上肢合谷穴和下肢地机、三阴交穴,有立即缓解疼痛的作用。

【治疗说明】

1. 按摩治疗痛经,宜在经前5～10天开始,每天1次,月经来潮停止。一般按摩2～3个经期即可治愈。

2. 治疗前最好进行妇科检查,以确定是否适合按摩疗法。

3. 患者经期应注意卫生保健,避免受寒着凉,忌吃生冷食物,避免劳累及精神刺激,注意适当休息,保持心情舒畅,禁止性生活。

第二节 闭 经

女性年愈18岁月经尚未来初潮,或月经周期建立后又停止3个月以上者称为闭经。前者称原发性闭经,后者称继发性闭经。妊娠期、哺乳期、绝经以后的"停经"均属正常的生理现象,不属于闭经范畴。

【病因病理】

现代医学认为,维持妇女正常的月经,必须有中枢神经系统,垂体前叶、卵巢和子宫之间的功能相互协调才能完成,上述某一环节发生病变或紊乱,均会引起月经失调或闭经。

祖国医学认为该病主要原因是机体发育不良,肾气虚衰,天癸未充;或多产房劳,肝肾受损,精血不足,冲任失养,因而闭经;由于各种原因的大量出血,或慢性消耗性疾病,使机体处于长期而严重的贫血状态,血海空虚,冲任失养,而导致闭经;精神上过度紧张和刺激,或生活环境突然改变,使肝气郁结,气机不利,血瘀不行,或经期冒雨涉水,感受风寒,或过食生冷及寒凉药物,血为寒凝,气机不畅,瘀阻冲任,致成闭经;肥胖之人,多痰多湿,脾阳失运,痰湿壅滞,经络受阻,胞脉不通,因而闭经。闭经的原因虽比较复杂,但不外虚实两端。虚者多为阴血亏损,血海空虚,无血可下,或肝肾两亏,精血不足;实者多因气血瘀滞,痰血内阻,胞脉不通,血不下行。总之,这些因素都是通过机体本身而引起的脏腑功能障碍,气血不足、冲任失调造成的闭经。

【临床表现】

患者多伴有周期性腰腹痛,身体软弱无力,有的可出现头晕,毛发脱落,小腹逐渐出现硬块等。

祖国医学根据临床辨证,分为以下几种类型:

1. 肝肾不足:月经初潮较迟,行后又出现闭经,腰膝酸软,头晕耳鸣,面色晦黯,舌质暗淡,脉细弱或沉涩。

2. 气血虚弱:月经由量少色淡而渐止经闭,以致气血两亏,面色苍白或萎黄,神疲力乏,头晕心悸气短,唇舌色淡,脉细弱无力。

3. 气滞血瘀:月经数月不行,小腹胀疼,精神抑郁,胸胁胀疼,舌质紫黯,或边有淤点,脉沉涩或沉弦。

4. 痰湿阻滞:月经停闭,形体肥胖,胸闷欲呕,神疲倦怠,带下量多,苔白腻,脉滑。

本节所述为脏腑功能失调所致的闭经。至于先天性无子宫、无卵巢、阴道闭锁等器质性病变所致的闭经,不属于本节讨论内容。

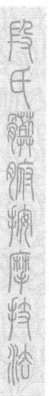

【临床按诊】

肝肾不足者,右季肋下缘和脐部周围肌肉板滞,并伴有压痛。气血虚弱者,腹部软弱,喜按。气滞血瘀者,小腹部常拒按,部分患者小腹部有条索或硬块,有的还有瘀象。大部分患者在按压腰骶部时有酸痛感,并有瘀象。

【治疗原则】

闭经主要是由于气血不足,冲任失调造成的,所以要以理气活血、养精通经为治疗原则。肝肾不足、气血虚弱者,宜健脾和胃、补益气血、养肝肾调经;气滞血瘀者,宜理气活血、祛瘀调经;痰湿阻滞者,宜豁痰除湿、活血通经。临证时须辨别虚实,做到补虚泻实。

【辨证施治】

一、基本操作

1. 胸腹部

腹部常规按摩一遍,诊查病情,确定治疗方案。

用"打开魄门"按法或拨法施治乙状结肠,用"疏通结肠"拨法施治降、横和升结肠,用"清理盲肠"揉法施治盲肠部位,以畅通腑气。用"疏肝利胆"按法施治右季肋和肋弓下缘部位,用"健脾和胃"按法施治胃脘部位,以疏肝解郁、调畅气机、扶肝健脾、生化气血。用"调和冲任"拨法施治腹部任脉和冲脉,以调补冲任、理气通经。用"开通带脉"拿法和按法施治两腰带脉穴部位,以疏通经络、运气行血。用"固肾培元"按法和拨法施治脐部周围硬块及压痛部位,用"海底捞月"按法和揉法施治小腹部,用"定海神针"按法施治气海、水道、归来和关元穴,以扶正培元、养精通经。用"翻江倒海"揉法和"推波助澜"拨法分别施治上腹部,以活散积滞、驱邪下行。最后用"引气归元"法结束胸腹部操作。

2. 腰背部

用"遍地开花"揉法施治腰背及骶部,用"摇橹渡海"掌指拨法重点施治腰部脊柱两侧膀胱经,用"沙场点兵"肘按法施治肝俞、脾俞、肾俞、压痛点及八髎穴,以活血化瘀、理气通经。最后用"气归命门"法结束腰背部操作。

3. 四肢部

上肢:用"拨手三阴"法施治前臂手三阴经,按揉合谷穴,以补气和血、调气通经。

下肢:用"拨足三阴"法施治小腿足三阴经,按揉血海、足三里和三阴交穴,以疏经活络、生血通经。

二、辨证加减

肝肾不足:治以补肝益肾,行气活血。按摩腹部时,加"疏肝利胆"拨法施治右季胁弓下缘部位,加"固肾培元"揉法施治脐部。按摩腰背部时,加按肝俞、胆俞、肾俞和命门穴。按摩下肢时,加按蠡沟、太冲和涌泉穴。

气滞血瘀:治以疏肝解郁,活血化瘀。按摩腹部时,加"健运三经"和"调和冲任"拨法重点施治小腹部。按摩腰背时,加按肾俞和命门穴。按摩下肢时,加按行间和太冲穴。

气血虚弱：治以补益气血，强壮体质。按摩腹部时，重点用"健脾和胃"按法施治胃脘部，用"健运三经"按法和拨法施治腹部两侧。按摩腰背部时，加"金牛犁地"捏脊法施治督脉，加按隔俞、脾俞和胃俞穴。

痰湿阻滞：治以健脾除湿，通经止带。按摩腰背部时，加"摇橹渡海"肘拨法施治背部膀胱经，加"强腰健肾"肘按法施治腰骶部及八髎穴。按摩下肢时，加按丰隆和三阴交穴。

【治疗说明】

1. 按摩治疗闭经，效果良好。一般按摩1～2个疗程就能取得好的效果。
2. 治疗时要考虑患者的身体素质的强弱和病的虚实，来确定操作手法的轻重缓急。
3. 治疗前最好进行妇科检查，以确定是否适合按摩疗法。
4. 患者应劳逸结合，身心放松，避免劳累及精神刺激，调节饮食、起居，调整心理，保持心情舒畅。

第三节　月经前后诸症

经前期紧张综合征是指妇女每次行经前后出现的一系列症状，如情绪紧张、烦躁胸闷、头痛头晕、乳房胀痛等。一般在月经来潮前7～14天出现症状，经前2～3天加重，月经过后便逐渐消失。青壮年妇女发病率较高。

【病因病理】

现代医学认为该病可能是体内雌激素过高或黄体不足，雌激素相对增高，以及植物神经系统功能失调所致。

祖国医学认为此类症状的发生与经期前后机体脏腑功能失调有关。肝气郁结，而致气机不利，疏泄失常，经脉总壅滞，则乳房、乳头、胸肋及少腹胀痛，或月经先后、多少不定。脾胃虚弱，饮食劳倦，损伤脾气，致脾失健运，水湿停滞，以致浮肿，头晕体倦，纳少便溏，甚则经前泄泻，脘腹胀溢；脾虚失其统血之权，则经来量多，淋漓不止。肾气素虚，房事不节，精血亏损，肾阳不足，腰骨失于温养，则畏寒肢冷，腰膝酸软，脾虚不运，气血生化无源，致心血不足，不能养心，则心悸失眠。

【临床表现】

该病具有周期性发作特点，严重时影响正常的工作生活，而且多合并不孕症。
祖国医学根据临床辨证，分为以下几种类型。

1. 肝郁气滞：经前乳房、乳头胀痛，甚至不能触衣，小腹胀满连胸胁，烦躁易怒，经期或先或后，经量或多或少，乱色黯红，脉弦细。

2. 脾肾阳虚：月经前后浮肿，头晕体倦，纳少便溏，或经前泄泻，脘腹胀满，腰酸腿软，经量较多，色淡质薄，舌体胖嫩，苔白滑，脉沉细弱。

3. 心脾两虚：月经前后心悸失眠，面色萎黄，神疲乏力，胃纳欠佳，经来量多，色淡质清，舌质淡红，脉细弱。

【临床按诊】

肝气郁滞患者，按压小腹部及两胁时有痛胀感，背部肝俞附近有明显的压痛点。脾肾虚患者，腹部喜按，按压腰椎时有酸痛感，部分患者腰椎部有痧象。

【治疗原则】

该病多与肝、肾、脾三脏有关，治则宜疏肝解郁、温肾健脾、养心安神、理气化痰。

【辨证施治】

一、基本操作

1. 胸腹部

腹部常规按摩一遍，诊查病情，确定施治方案。

用"打开魄门"拨法施治乙状结肠，用"疏通结肠"拨法施治降、横和升结肠，用"清理盲肠"揉法施治盲肠部位，以畅通腹部气机、驱邪外出。用"调和冲任"拨法施治腹部任脉和冲脉，用"开通带脉"拿法和按法施治两腰带脉穴部位，以疏通经络、行气调经。用"疏肝利胆"按法施治右季肋和肋弓下缘部位，用"健脾和胃"按法施治胃脘部位，用"固肾培元"按法施治脐部周围，以舒肝健胃、温补肾阳、固本培元。最后用"引气归元"法结束胸腹部操作。

2. 腰背部

用"仙人推背"推法施治整个背部，用"摇橹渡海"掌指拨法重点施治背部膀胱经循行部位，用"沙场点兵"拇指按法施治肝俞、脾俞和肾俞穴，用"金牛犁地"捏脊法施治督脉，用"强腰健肾"擦法施治腰骶部，以通经活络、调和脏腑、平衡阴阳。最后用"拿捏肩井"和"气归命门"法结束腰背部操作。

3. 四肢部

上肢：用"滚搓上肢"法重点施治上肢内侧，用"拨手三阴"法施治前臂手三阴经，按揉内关和神门穴，以调和脏腑、宁心安神。

下肢：用"滚搓下肢"法重点施治下肢内侧和后面，用"拨足三阴"法重点施治小腿足三阴经，按揉足三里、阳陵泉和三阴交穴，以健运脾胃，清泻肝肠。

二、辨证加减

肝郁气滞：治以通经活络，调理肝肾。按摩腹部时，加"疏肝利胆"拨法重点施治肋弓下缘部位，加"健运三经"按法和拨法施治腹部右侧。按摩下肢时，加按太冲和行间穴。

脾肾阳虚：治以健运脾肾，生化气血，补血养心。按摩腹部时，加"健脾和胃"揉法施治胃脘部，加"健运三经"拨施治腹部左侧，用"舒肝健胃"按法施治两季肋部位，用"翻江倒海"揉法施治上腹部。按摩背部时，加"沙场点兵"拇指按法施治心俞、膈俞和华佗夹脊穴。按摩下肢时，加按血海穴。

头痛头晕失眠：治以清神醒脑，镇静安神。加按摩头颈部，用"轮推印堂"、"分抹前额"、"按运太阳"、"按压头顶"和"拨揉颈项"，点按百会、风池和大椎穴对头颈部进行按摩。

【治疗说明】

1. 按摩治疗经前期紧张综合征效果显著，一般经 20～30 次治疗即可起到好的效果。但在采用按摩治疗前，患者要进行妇科检查排除其他致病因素。

2. 患者要解除思想顾虑，保持良好的精神状态，增加饮食营养，参加适当的体育锻炼，节制性生活。

3. 可参照该病的按摩治疗方法，辨证治疗月经不调和带下等妇科疾病。

第四节　慢性盆腔炎

慢性盆腔炎是盆腔内生殖器官及盆腔周围结缔组织的慢性炎症，多因急性炎症治疗不当迁延形成，但亦有急性期症状不明显，开始发现即为慢性者。临床上如病变局限于输卵管及卵巢时，通常称为"附件炎"。炎症常先累及双侧输卵管，以后波及卵巢。若炎症波及到子宫两旁结缔组织和主韧带等处，称为盆腔结缔组织炎。

该病属于祖国医学的"癥瘕"、"痛经"、"月经不调"、"带下"等病证范畴。

【病因病理】

该病多发生于分娩、流产、手术及月经后，致病菌（主要是葡萄球菌、链球菌、大肠杆菌等）侵入内生殖器所致。

祖国医学认为由于经行、产后胞脉空虚，洗涤用具不洁，或房室所伤，温热之邪内侵，或由于急性期治疗不当而余邪未尽，淤积胞中，以致冲、任、脏腑功能失常，气机不利，经络受阻所致；或由于经行、产后冒雨涉水，或过食生冷，寒邪客于胞中，血为寒凝，瘀结不化，以气机不畅所致。若日久不愈，身体虚弱，可显现出脾肾不足的虚证。

【临床表现】

该病表现为时常下腹部和腰骶部坠胀疼痛，有时肛门、外阴有放射痛，症状常在性交后、排便时及月经前后加重，常伴有小便频数、月经紊乱、白带增多、月经量多、痛经及不孕等表现。妇科检查可见阴道分泌物增多、子宫活动受限。如为附件炎，则子宫的一侧或两侧可扪到增粗的索条状物，并有压痛。已形成输卵管积液或输卵管卵巢囊肿，可触到囊性肿块，活动多受限制。若为盆腔结缔组织炎，则在子宫两旁有弥漫性增厚及压痛。

祖国医学根据临床辨证分为湿热瘀结和寒凝气滞两型。

1. 湿热瘀结：常有低热起伏，腰酸腹痛，经行或劳累时加重，胸闷纳少，口干欲饮，经行先期带多色黄秽臭，大便秘结或溏，小便黄短，舌质红，苔薄黄腻，脉弦数或濡数。

2. 寒凝气滞：小腹冷痛或胀痛，腰骶酸痛，经行或劳累后尤甚，经行乳房胀痛，月经后期量少，色紫有血块，得温则舒，带多清稀，舌质淡或有瘀点，苔白腻，脉沉迟。

【临床按诊】

患者小腹部多有压痛感，有的可触及条索或硬块。腰骶部按压时有酸痛感或有明显的压痛点。部分患者小腹部和腰骶部有痧象。

【治疗原则】

根据该病的病因，治则应以消炎止痛、调经止带为主。湿热瘀结型，宜清利湿热、活血化瘀；寒凝气滞型，宜温经散寒、行气活血。

【辨证施治】

一、基本操作

1. 胸腹部

腹部常规按摩一遍，以诊查病情，确定治疗方案。

用"打开魄门"拨法施治乙状结肠，用"疏通结肠"拨法和推法施治降、横和升结肠，用"清理盲肠"揉法和拨法施治盲肠部位，以畅通腑气、驱邪外出。用"调和冲任"拨法施治腹部任脉和冲脉，以通经活络、调补冲任。用"开通带脉"拿法和按法施治两腰带脉穴部位，以调经止带、疏经活络、清利湿热。用"固肾培元"按法和拨法施治脐部周围，用"定海神针"按法施治关元和中极穴,用"海底捞月"按法和揉法施治小腹部,以活血散结,破瘀消癥。最后用"引气归元"法结束胸腹部操作。

2. 腰背部

用"遍地开花"揉法施治腰背部,放松腰背肌肉。用"摇橹渡海"掌指拨法重点施治腰部两侧,用"强腰健肾"肘按法施治腰部的肾俞、大肠俞、小肠俞及压痛点,用"罗汉击鼓"拳击法施治腰骶部,以行气活血、消肿止痛、调和脏腑。最后用"气归命门"法结束腰背部操作。

3. 四肢部

上肢:用"滚搓上肢"法重点施治上肢内侧,用"拨手三阴"法施治前臂手三阴经,按揉曲池和合谷穴,以调和脏腑、清热利湿。

下肢:用"滚搓下肢"法重点施治下肢内侧,用"拨足三阴"法施治小腿足三阴经,按揉血海和三阴交穴,以疏经通络,补益气血。

二、辨证加减

湿热瘀结:治以疏肝化浊,清热利湿。按摩腹部时,加"健脾和胃"按法施治胃脘部,加"定海神针"按法施治中脘、天枢和水分穴,加"疏肝利胆"按法和拨法施治右季肋和肋弓下缘部位,加"翻江倒海"揉法和"推波助澜"拨法施治上腹部。按摩腰背部时,加"摇橹渡海"肘拨法重点施治肝俞至肾俞段膀胱经,加"沙场点兵"肘按法施治脾俞和肾俞穴。按摩下肢时,加按阴陵泉和丰隆穴。

寒凝气滞:治以温经散寒,活血行气。按摩腹部时,加"海底捞月"按法施治小腹部,加"定海神针"按法施治天枢和归来穴。按摩腰背部时,加"金牛犁地"滚推法和抓拿法施治腰背部肌肉,用"强腰健肾"擦法施治腰骶部。

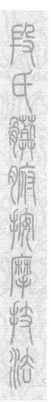

【治疗说明】

1. 按摩治疗慢性盆腔炎效果比较理想。经过几次治疗可使小腹部和腰骶部酸痛等症状明显减轻或消失,经过较长时间的按摩治疗一般会痊愈。

2. 按摩治疗一段时间后,患者体内瘀积可从阴道排出体外,之后会从阴道内排出大量浊气,有时也会从肛门排出大量矢气,此时病情会明显减轻或痊愈。

3. 患者应注意经期卫生,避免受寒或性交。平素要加强体育锻炼,增强饮食营养,消除思想顾虑,增强治疗的信心。

4. 患者应到医院检查确诊后,方可接受按摩治疗。

5. 可参照该病的按摩治疗方法,辨证治疗附件炎、宫颈糜烂和带下等妇科疾病。

第五节　乳腺囊性增生

乳腺囊性增生又称乳腺结构不良,是乳腺主质和间质不同程度地增生与复旧不全所致的乳腺结构在数量和形态上的异常,既非炎症,也非肿瘤。由于乳腺增生病重的一小部分以后有发展成为乳腺癌的可能性,所以有人认为乳腺增生病为乳腺癌的"癌前病变"。该病在各年龄组均可发生,但多在 25～45 岁最高。

该病属于祖国医学的"乳癖"范畴。

【病因病理】

现代医学认为婚育、膳食、人生存的外环境和遗传因素是乳腺发病的主要原因。该病的发生发展与卵巢内分泌状态密切相关,乳腺组织与子宫内膜一样,受卵巢内分泌周期性调节,并产生相应的周期性变化,因此,乳房也存在相应的增殖和复旧的周期性改变,周期性的激素分泌失调和(或)乳腺组织对激素的敏感性增高是该病发病的主要原因。

祖国医学认为情志不畅,肝气郁滞、经脉阻塞不通,气血周流失度,气滞、痰凝、血瘀结聚成块而发该病;恣食生冷肥甘,损伤脾胃,脾运失健则生湿聚痰,经络阻塞则为乳癖;房劳、劳力过度,耗伤元气,无以灌养冲任,冲任失调而生乳癖。

【临床表现】

由于个体的差异和病变所处的阶段不同,以及病变的轻重程度不一样,乳房疼痛的性质和程度也不尽相同,一般以胀痛为主,亦有刺痛、牵拉痛或隐痛,可累及一侧或双侧乳房。疼痛常呈周期性,即月经前加重,月经后减轻或消失,或疼随情绪波动而变化。乳房疼痛主要以肿块局部为甚,可向患侧腋窝及肩背放射,甚者在行走或活动时加剧。部分患者伴乳头疼痛及瘙痒。有的患者乳痛发作无规律性,与月经周期不相关。也有少数的患者没有疼痛症状。部分患者偶伴有乳头溢液,溢液可为黄色、黄绿色或为无色浆液性。

祖国医学根据临床辨证,主要分为以下两种类型:

1. 气滞痰凝:乳房内肿块随月经前后或情志波动而增大或缩小,多有经前乳胀,或月经不调,或痛经或不孕,精神郁闷,心烦易怒,喜叹息,胸胁胀痛,或脘痞口腻,泛恶吐痰,舌暗红,苔薄黄或腻,脉弦。

2. 肝郁肾虚:乳内肿块,胀痛,月经前可长大,经后缩小,或月经先后不定,或婚久不孕,眼眶暗黑,腰酸膝软,舌暗,苔白,脉弦细尺弱。

【临床按诊】

患者增生乳房内有肿块,或呈串珠状、扁平状、结节状、粟粒状、团状,质韧,大小不一,可推动,与周围组织界限不清,伴有压痛感。腹部正中线有条索。右季肋下有硬块或肌肉板滞,伴有压痛感。部分患者脐部两侧有硬块,伴有压痛感。胸背部多有瘀象。

【治疗原则】

该病多为肝郁气滞和痰瘀互结所致,治则宜采用疏肝理气、化痰散结、活血化瘀、温肾助阳、调摄冲任等法。

【辨证施治】

一、基本操作

1. 胸腹部

腹部常规按摩一遍,以诊查病情,确定治疗方案。

用"调和冲任"拨法施治腹部任脉和冲脉,用"开通带脉"拿法和按法施治带脉穴部位,以疏经活络、清利湿热、调补冲任。用"固肾培元"按法和拨法施治脐部周围硬块,用"海底捞月"按法和揉法施治小腹部,以活血散瘀。用"舒肝健胃"按法施治两季肋部位,用"疏肝利胆"按法和拨法重点施治右季肋和肋弓下缘部位,以疏肝解郁、调畅气机。用"宽胸理气"揉法和拿法施治乳房内肿块及其周围,按揉膻中、期门和乳根穴,以活血化瘀、散结消癖。最后用"引气归元"法结束胸腹部操作。

2. 腰背部

用"遍地开花"掌揉法施治胸背部,用"摇橹渡海"掌指拨法重点施治胸部两侧膀胱经循行部位,用"沙场点兵"拇指按法施治大椎、膈俞、肾俞穴及压痛点,用"强腰健肾"拿法和按法施治腰部两侧,以疏通经络、行气活血、消肿止痛。最后用"气归命门"法结束腰背部操作。

3. 四肢部

上肢:用"滚搓上肢"法重点施治上肢内侧,用"拨手三阴"法施治上肢前臂手三阴经,按揉内关和合谷穴,以疏经通络。

下肢:用"滚搓下肢"法重点施治下肢内侧,用"拨足三阴"法施治下肢小腿足三阴经,按揉血海和三阴交穴,以疏经通络、补气养血。

二、辨证加减

气滞痰凝：治以疏肝理气，利湿化痰。按摩腹部时，加"健脾和胃"按法施治胃脘部，加"疏肝利胆"按法和拨法施治右季肋和右肋弓下缘部位，加"翻江倒海"揉法施治上腹部。按摩腰背部时，加"摇橹渡海"肘拨法重点施治肝俞和脾俞穴。按摩下肢时，加按阴陵泉、丰隆和太冲穴。

肝郁肾虚：治以疏肝解郁，通络散结，益气补肾。按摩腹部时，加"疏肝利胆"按法和拨法重点施治右季肋和右肋弓下缘部位，加"固肾培元"拨法重点施治脐部两侧部位。按摩背部时，加"金牛犁地"抓拿法和捏脊法分别施治腰背部肌肉和督脉，加"沙场点兵"肘按法施治肾俞、气海俞和关元俞穴。按摩下肢时，加按太溪和涌泉穴。

【治疗说明】

1. 按摩治疗该病，效果较好，但在治疗前，患者要到医院做必要的检查，确诊后方可接受按摩治疗。

2. 治疗该病的按摩疗程一般较长，患者要有耐心，并积极配合医者进行自我按摩治疗，以加强疗效。

3. 患者要保持心情舒畅，合理安排生活。保持乳房清洁，经常用温水清洗，注意乳房肿块的变化。忌食生冷和辛辣刺激性的食物。

4. 可参照该病按摩治疗方法，治疗乳腺炎、乳胀、乳痛等一些乳房部位的疾病。

第六节　更年期综合征

更年期综合征是指绝经前后由于卵巢功能的退行性改变，使内分泌失调和植物神经功能紊乱而引起的一群症状。多见于 50 岁左右的绝经期妇女。

该病可归属于祖国医学的"绝经前后诸症"范畴。

【病因病理】

现代医学认为该病因卵巢功能减退、丘脑下部垂体与卵巢间的平衡发生改变而致。卵巢功能衰退后，雌激素对垂体的抑制减弱，导致继发性垂体功能亢进，而使垂体和下丘脑间的正常关系及神经和内分泌的正常关系受到干扰，尤其是丘脑下部功能失控，出现植物神经系统紊乱为主的综合征。

祖国医学认为该病的病因病机为肾气衰退，冲任亏虚，气血皆虚，阴阳失调。一般妇女绝经前后，肾气渐衰，精血不足，阳失潜藏，肝阳上亢，常出现头晕耳鸣、烦躁易怒等症。

气血皆虚,冲任亏损,心失所养,经血不足,则见精神疲乏、心悸失眠、月经紊乱等症状。

【临床表现】

妇女在绝经前后的一段时间,常表现为月经紊乱或完全闭经,颜面潮红,五心烦热,心悸失眠,易出汗;或烦躁易怒,精神疲乏,血压波动,乳腺萎缩,甚至情志失常等。

祖国医学根据临床辨证分为以下几种类型。

1. 肝气郁结:情志抑郁,夜寐不安,烦躁易怒,胸肋乳房胀痛,舌红苔薄而干,脉弦。

2. 心肾不交:心烦失眠,惊悸多梦,头晕,健忘,手足心热,情怀不畅,甚至情志失常,舌红苔薄黄少津,脉细数或沉细。

3. 肾阴虚:月经周期紊乱,面部阵发性潮红,精神紧张,心烦易怒,手足心烦热,头昏耳鸣,失眠汗多,口干便结,舌质红,苔少,脉细数。

4. 肾阳虚:面色晦暗,精神萎靡,腰膝酸软,畏寒肢冷,纳少便溏,舌淡苔薄,脉沉细无力。

【临床按诊】

患者脐部两侧肌肉板滞,并伴有压痛感。部分患者上腹心下区及右季肋下有硬块,病伴有压痛感。腰背部的肝俞、胃俞、肾俞等穴处常有明显的压痛敏感点。部分患者腰背部有痧象。

【治疗原则】

肾虚是该病的根本所在,无论是肾阴虚还是肾阳虚,本质都是肾的精气不足,治则以滋肾补肾、调补冲任、平衡阴阳为主。同时应健脾和胃、补益气血,使脏腑气血协调、经脉通畅、冲任充盛。

【辨证施治】

一、基本操作

1. 胸腹部

腹部常规按摩一遍,以诊查病情,确定治疗方案。

用"调和冲任"拨法和推法施治重点腹部任脉和冲脉,以疏经通络、调补冲任。用"固肾培元"按法和揉法施治脐部,用"定海神针"点法施治关元、气海和中极穴,以滋肾补肾、培元固本、强壮体质。用"健脾和胃"按法施治胃脘部,用"健运三经"拨法施治腹部两侧,用"定海神针"按法施治左梁门和中脘穴,以健脾益肾、调理气血、充实冲任二脉。用"舒肝健胃"按法施治两季肋部位,用"翻江倒海"揉法施治上腹部,以活动上焦气机,和胃降逆。用"通调全腹"提拿法施治整个腹部,以调畅腹气。最后用"引气归元"法结束胸腹部操作。

2. 腰背部

用"仙人推背"直推和分推法施治腰背部,用"遍地开花"掌揉法施治整个腰背部,用"摇橹渡海"掌指拨法施治脊柱两侧膀胱经,用"沙场点兵"拇指按法分别施治华佗夹脊穴和膀胱经上的穴位,用"金牛犁地"抓拿法施治腰背部肌肉,用"罗汉击鼓"棒击法施治腰背部,以温肾扶阳、温中健脾、交通心肾、固本培元。最后用"拿捏肩井"和"气归命门"结束腰背部操作。

3. 四肢部

上肢:用"拿捏上肢"和"滚搓上肢"法施治上肢肌群,用"拨手三阴"法重点施治前臂手三阴经,按揉内关、神门和合谷穴,以调理脏腑、宁心安神。

下肢:用"拿捏下肢"和"滚搓下肢"法施治下肢肌群,用"拨足三阳"和"拨足三阴"法施治小腿足三阳经和三阴经,按揉血海、足三里、三阴交和太溪穴,以益肾健脾、生化气血。

4. 头颈部

用"点按睛明"、"轮推印堂"、"分抹前额"、"按揉太阳"、"横拨少阳"、"按压头顶"、"拨揉颈项"和"拿捏颈项"法施治头颈部,以清脑明目、镇静安神。

二、辨证加减

肝气郁结:治以疏肝解郁,调畅气机,滋阴潜阳。按摩腹部时,加"疏肝利胆"按法重点施治右季肋和肋弓下缘部位,用"健运三经"拨法重点施治腹部右侧。按摩下肢时,加按阳陵泉和太冲穴。

心肾不交:治以交通心肾,滋肾清心,调和阴阳,宁心安神。按摩胸腹时,加"压胸降逆"按法施治膻中和气户穴部位。按摩腰背部时,加按膈俞、心俞、命门和肾俞穴。按摩下肢时,加按揉涌泉穴。

【治疗说明】

1. 按摩对更年期综合征调治有效。一般经十几次治疗后,某些症状就能得到改善。

2. 气血虚弱的患者,应调整膳食,加强营养,以辅助治疗。

3. 对于精神躁狂及抑郁、失眠的患者,须采用心理治疗,使患者解除顾虑,保持心情坦然乐观,积极配合治疗。

答

疑

篇

引　子

　　段氏脏腑按摩作为以腹部部位按摩和以治疗脏腑病为主的一种埋没在民间而未被公开过的新流派按摩疗法，在治疗理论依据、手法操作和临床运用上存在着许多不同于当今社会上广泛流传的一些按摩方法的独到和玄妙之处。因其流传的欠广泛性，造成知者不多，会者更少，这就给读者在学习和运用上带来很大的不便和困难。为了使读者能够通过本书更加系统、全面地掌握这一按摩方法，也为了更加具体翔实地通过本书将这一按摩疗法全面展现，也作为对前面章节不易表达的或者叙述不详的一些内容的补充，笔者在本篇对本按摩疗法采用问答的方式更进一步做了详尽的阐述。

　　本篇所列举的问答内容，有些是笔者在学习过程中向师傅提出、求寻的解答，有些是在临床运用中遇到的对患者提出的一些很有实用价值的问题的解答。笔者在学习过程中对师傅的教诲和在临床实践中对患者提出问题的回答做了详细的记录，在写完前面的章节后，总觉得还有许多关于段氏脏腑按摩的内容还没有向读者清晰全面地交代清楚，也没有详尽地将本按摩疗法阐述完整，因此就对师傅传授的和自己临床实践中的一些经验和体会进行了系统的整理，并将其归纳分类为作为一个初学本按摩疗法的学者关心的、治疗原理上的、手法操作和临床运用上的4个方面问题类型，采用问答的方式进行了详细的解答阐述。并尽量做到通俗易懂，言简意赅，做到和前面的章节内容相互呼应，以便于读者通过对本书的学习能够对段氏脏腑按摩疗法认识更加深透，而知其理，明其义，晓其法，通其道，生其效，全面掌握。

　　作为学者只有前前后后全面学习贯通本书内容，才能够充分认识这一按摩疗法的奥妙和精髓，全面系统地掌握，做到治疗理论和治疗方法的有机结合，从而用其救死扶伤。希望学者在学习和运用时，不可稀里糊涂，一知半解，而误人误己。望谨记。

第十三章 基本情况问答

1. 段氏脏腑按摩疗法学起来容易吗?

答:段氏脏腑按摩疗法是容易学习掌握和运用的。其手法操作除了个别手法,如"翻江倒海"的双手揉法、"清理盲肠"的双手揉法等,学习起来有一定的难度外,都是常用的一些基本按摩手法。其治疗原理是以中医学理论为基础的,只不过是提取了其中适合指导脏腑按摩治疗疾病的内容,是很容易理解和掌握的。其学习难度主要体现在临床运用上,表现在临证是否能够准确在患者的腹部或其他部位找到病因,并依据病因和病证建立治疗疾病的整体思路和针对疾病选择合适的治疗方法以及手法 3 个方面,这 3 个方面需要学者在临床实践中不断摸索、感悟、印证才能逐渐掌握学好。

2. 段氏脏腑按摩疗法有哪些特点?

答:段氏脏腑按摩疗法是一种运用特定的按摩手法,是直接作用在人体内的脏腑组织器官和病邪的中医物理疗法。它主要有以下几个方面的特点。

(1)按摩治疗的重点部位是人体的胸腹和腰背部,以部位按摩治疗为主,经络穴位按摩治疗为辅。

(2)适用于治疗因脏腑功能失调而导致的内科、妇科等慢性疑难杂症,也治疗一些四肢和头面部疾病,对儿科也有它的适应证,对一些因感受外邪侵袭引起的急性疾病也有独特的治疗效果。

(3)以中医学理论为治疗疾病依据,但在按摩治疗疾病方面有其独特的见解。

(4)在治疗上,以"扶正祛邪"为原则,即通过按摩调理脏腑,扶持机体正气,祛除患者体内病邪,使紊乱的气机恢复平衡状态,进而促进受损脏腑组织器官得到恢复。

(5)在手法操作上,对不同的治疗部位有独特的、特定的治疗手法和操作程序。

3. 怎样才能学好脏腑按摩?

答:脏腑按摩是采用一定的按摩手法和技法在中医学理论的指导下对人体的五脏六腑进行施治的一种以治疗脏腑疾病为主的按摩方法。因此要学会学精必须做到以下几个方面:

(1)学习中医学理论,精通五脏六腑在人体中的生理功能和作用、脏腑之间的相互联系和辨证关系,以及脏腑疾病的发生机理,树立中医理论体系中的整体观念和辨证论治思想。

（2）学会使用中医理论指导脏腑按摩是学好脏腑按摩手法的关键，这就要求学者仔细学习书中段氏脏腑按摩的理论依据，在临床实践中领悟其防治疾病的精神实质和内涵，为学好脏腑按摩奠定基础。

（3）只有准确灵活掌握脏腑按摩手法的技术要领，才能充分发挥手法的功效，做到有的放矢。

（4）在手法运用上要灵活机动，辨证选择，不可过于拘泥于书中列举的病症中的操作形式，因为"同症不同病，同病不同症"，在临床上遇到的疾病是千变万化、错综复杂的，书中列举的治疗方法实际只是提供了对某种疾病的治疗思路。要做到活学活用，在不断的临床实践中总结规律和经验。

4. 学好脏腑按摩的标准是什么？

答：常言道"学无止境"，"活到老学到老"。学习脏腑按摩，学到什么样的程度就叫学好了，是没有标准可言的。但是，如果学者达到能给患者治疗疾病，必须做到以下几点：

（1）运用触诊方法准确诊断出患者脏腑病证所在。

（2）根据诊断结论，辨证地制定出具体的治疗方案。

（3）正确地选择和使用治疗手法，即什么部位采用哪种手法技法、使用该手法的目的、手法治疗的轻重和治疗时间的长短，并能做到"手随心转，法从手出"、"形神合一"。

（4）正确判断患者体内气机的变化，即邪气治出的多少和所处的部位，以及气机的顺逆等。

（5）机智处理在治疗时患者出现的临床病症。

（6）具备治疗疾病的信心和耐心，有对患者高度的责任心和爱心。

（7）领悟脏腑按摩的精髓，创造性地治疗疾病。

（8）做到手法持久、柔和和深透，并能够熟练操作。

5. 段氏脏腑按摩疗法能"包治百病"吗？

答：每种治疗疾病的方法都有其独特的作用，但也有一定的局限性。段氏脏腑按摩也不例外，虽然它能治疗百病，但不能"包治百病"。脏腑按摩治疗疾病的范围很广，包括内科、妇科、儿科、五官科、伤科等。有些疾病就适合按摩，且治疗效果很好。而有些疾病就不宜按摩治疗，或者按摩治疗效果就不如药物、手术或者其他治疗方法效果好，因此医者在选择治疗对象时，不可没有把握地胡乱选择或过高地吹嘘脏腑按摩的神奇功效，而接收一些不宜按摩治疗的疾病患者或误导患者，耽误患者的治疗，给患者造成不必要的损失，同时也损坏了医者的名誉。

6. 腹部诊断能够完全代替其他疾病诊断方式吗？

答：腹部诊断只是中医学诊断内容的一小部分，采用这种诊断方法只能大概地确定患者疾病的症状和病证，并不能完全对疾病做出准确地诊断，但能够为脏腑按摩提供按摩治

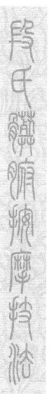

疗的依据。要想全面准确地诊断疾病,还必须做到"望、闻、问、切"四诊合参,才能够辨别疾病的阴阳、表里、寒热、虚实。另外,参照现代医学的诊断结果也是非常必要的。只有全面了解和掌握了患者的病情,医者才能够确定是否可以对患者进行脏腑按摩治疗和按摩后产生的变化以及治疗的效果。

7. 学习脏腑按摩一定要精通人体解剖学吗?

答:无论学习哪一种类的按摩技术,掌握一定的人体解剖知识都是非常必要的。只有正确地掌握了人体解剖知识,才能够正确判断要治疗部位的内部结构和病证,选择正确的治疗方法和手法,以及了解治疗的效果。段氏脏腑按摩是以直接使用手法对人体的五脏六腑进行按摩为主的一种按摩方式,因此学习脏腑按摩就必须掌握脏腑、组织、器官在人体的分布、结构和生理、病理特征,只有这样才能够准确地选择治疗的部位,做到有的放矢。为了方便初学者学习,结合脏腑按摩的特点,本书专门在基础篇介绍了与脏腑按摩相关的一些最基本的人体解剖知识。

8. 如何使患者能够接受脏腑按摩治疗方法?

答:近年来,按摩业的发展迅猛,得到了大面积的推广,它对人体的保健效果和对疾病的治疗作用,越来越被更多的人认识和接受,但仍然好多人对按摩疗法治疗疾病的范围和效果抱怀疑的态度甚至曲解,认为按摩主要是治疗一些骨伤科疾病和用来人体保健的,按摩部位主要是头颈、四肢和腰背。而作为以腹部按摩为主治疗内科和妇科疑难杂症的脏腑按摩许多人都没有接触过,对这一新鲜的事物,人们对其治疗的效果抱有怀疑态度、不容易接受是正常的。因此要使患者接受这种治疗方法,医者必须能够正确地对患者解释清楚脏腑按摩独特的治疗理论,对患者的疾病做出准确的诊断,说明治疗的依据,打消患者的疑虑,并在开始进行按摩的时候使患者感到舒适,这样才能取得患者的认可和接受。

9. 段氏脏腑按摩与其他流派按摩方法有什么区别?

答:段氏脏腑按摩疗法与其他流派的按摩方法的区别主要有以下几个方面:

(1)在理论依据上,段氏脏腑按摩偏重于中医学"藏象"学说的运用,而其他流派按摩则大都偏重于以"经络"学说的理论为依据。

(2)在手法操作上,段氏按摩是用其独特的治疗手法,直接作用在人体内的脏腑组织器官进行按摩治疗的,而其他流派按摩则偏重于用手法施治经络穴位。

(3)在治疗部位上,段氏脏腑按摩偏重于治疗人体的腹部、胸部和背部,其他流派按摩多偏重于治疗四肢的穴位。

(4)在治疗疾病上,段氏脏腑按摩则偏重于治疗内科、妇科等一些慢性疑难杂症,其他流派按摩则大都偏重于治疗骨伤科疾病。治疗内科和妇科疾病的一些脏腑按摩流派大都也是以经络穴位按摩为主,与段氏脏腑按摩也是有很大区别的。段氏脏腑按摩无论在治疗原理、治疗手法和治疗效果上都能独树一帜,也就在于此。

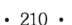

10. 以腹部按摩为主的按摩流派还有哪些？

答：从收集到的资料看，当前在社会上流传的治疗脏腑疾病以按摩腹部为主的流派主要有王雅儒老医师及其后来学者研习和反复实践总结而发展起来的"脏腑图点穴疗法"和骆俊昌老医师根据临床经验首创的"腹诊推拿疗法"两个流派。这两个流派都以腹部按摩治疗内科和妇科疾病为主，在实际操作中各有各自的特点。"脏腑图点穴疗法"的作用部位主要是胸腹和腰背部的穴位，其主要推拿的经穴有阑门、建里、气海、带脉、章门、梁门、天枢、任脉、督脉、肩井、哑门、风府、大椎、风门、肺俞、膏肓俞、脾俞、肾俞、气户、天突、巨阙和幽门等，基本的操作手法有补、泻、调、压、推、拨、分、扣和按等9种。"腹诊推拿疗法"在实际操作中首先是观察和触诊腹部，再结合患者的病情表现，根据八纲进行辨证论治，多使用手法产生或温、或补、或通、或消、或和、或汗、或下、或吐的推拿作用，其治疗的主要目的是通过手法的作用，促使腹部的异常情况向好的方向转变，临证没有固定的操作程序和手法，要医者灵活掌握，常用的手法有推法、拿法、按法、摩法、捏法、揉法、搓法、摇法、引法和重法等。

11. 段氏脏腑按摩与"脏腑图点穴疗法"、"腹诊推拿疗法"有什么区别？

答：段氏脏腑按摩同"脏腑图点穴疗法"和"腹诊推拿疗法"一样，都是以中医学的阴阳、五行、藏象、经络等理论为指导的，在实际操作中与其他两种疗法既有相同之处，又有其独特之处。它们的区别主要体现在以下几个方面：

(1)段氏脏腑按摩的理论依据是以"六腑以通为用"、"扶正祛邪"为主的，即通过对腹部的按摩，使机体气血生化有源，新陈代谢功能增强，从而扶持机体的正气，再通过手法的作用将滞留在脏腑组织器官的痰饮、瘀血、食积等病邪和病理产物活动散开，然后再在恢复的正气的推动下将这些东西清除体外，来消除机体的致病内因，最后达到身体康复的目的。"脏腑图点穴疗法"是以经络学说为理论依据的，通过对胸腹穴位经络的按摩刺激，来调理脏腑功能。"腹诊推拿疗法"是依据中医药物治疗的原理，通过手法的作用来实现或温、或补、或通、或消、或和、或汗、或下、或吐的治疗作用的。

(2)段氏脏腑按摩的手法操作特点是，针对腹部不同的治疗部位和不同的脏腑组织器官以及不同的病灶类型，有着不同的操作方式，而且是用这些手法直接作用在要治疗的脏腑组织器官和病灶。"脏腑图点穴疗法"主要是采用点法和揉法对腹部和胸背部的一些重点穴位进行按摩。"腹诊推拿疗法"虽然在腹部有一些操作手法和步骤，但治疗的针对性尚欠缺。

(3)段氏脏腑按摩在操作手法上是补泻兼备，即"补中有泻、泻中有补"，"泻"其病邪，"补"其正气，并以泻促补、以补促泻，泻和补在治疗过程中相互促进，最终达到扶正祛邪、平衡阴阳的目的。"脏腑图点穴疗法"手法"补"和"泻"的运用比较分明。"腹诊推拿疗法"则有"正治法"和"反治法"的"治则"，以及针对疾病虚实的不同而有温法、补法、通法、消法、和法、汗法、下法和吐法，被称为"推拿八法"。

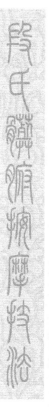

第十四章　治疗原理问答

12. 脏腑按摩为什么能够治疗心脏病?

答:《灵枢·邪客》说:"心者,五脏六腑之大主,精神之所舍也,其脏坚固,邪非能容也。容之则心伤,心伤则神去,神去则死矣。故诸邪之在于心者,皆在于心之包络。"《素问·灵兰秘典论》说:"心者,君主之官也,神明出焉。"这就说明心好比一国之君,其深藏于有心包络围成的坚固的宫城之中,外邪是不易侵袭入内的,因此心脏是不容易产生实质性病变的,其临床症状多为由其他脏腑功能失调而导致心血不足、心阳衰弱、水饮内停、瘀血阻络而产生的功能性病症。因此可以通过脏腑按摩心脏的周围,以活血化瘀,理气通络,从而改善心脏周围的环境,减轻心脏的工作负担,同时调和其他脏腑功能,来养血安神,补养心气,温补心阳,就能使心脏的功能逐渐得到恢复。

13. 脏腑按摩能治疗风湿病吗?

答:风湿病就是中医所说的"痹证"。痹者,闭而不通之谓也。"不通则痛",故该病以疼痛为主证。经云:"风寒湿,三气杂至,合而为痹。风气胜者为行痹,寒气胜者为痛痹,湿气胜者为著痹。"慢性风湿病者多为三气杂至,风寒湿三者并存,滞留于关节、肌肉等软组织,而湿性重浊粘滞,不易清除,所以风湿病多缠绵难愈。《内经》上说:"正气存内,邪不可干,邪之所凑,其气比虚。"可见风寒湿三气侵袭人体,是因为人体气血虚弱,外邪滞留体内,继而损伤组织、引起病变的。所以脏腑按摩在治疗风湿病方面是有一定疗效的。脏腑按摩的治疗原理在于通过按摩可以提高脾胃的运化功能,供给人体充足的营养,以生化气血,进而改善五脏的功能,保障人体气血的运行畅通,增强人体的免疫力,提高对疾病的抵抗能力。同时再通过对患病部位的按摩,促使风寒湿邪随人体的气血运行会聚到腹部,然后再排出体外,从而达到治疗的目的。这种治疗风湿病的途径在临床上已被验证,是一种切实可行的方法。

14. 脏腑按摩能治疗五官疾病吗?

答:中医学认为五脏与形体诸窍联结成一个整体。心开窍于舌,肺开窍于鼻,脾开窍于口,肝开窍于目,肾开窍于耳和二阴。可见五脏与五官在生理和病理上是相互关联的,因此五脏功能的是否正常直接影响到五官功能的正常与否。当人体的五官出现病证时,那么它所对应的五脏一定功能失常或发生病变。如肾虚可引起耳鸣、耳聋等耳病;肝功能失调,可引发眼疾等。因此通过脏腑按摩改善脏腑功能,消除脏腑疾病,就可以治疗一些因脏腑病变而引发的五官疾病。在临床实际运用中,医者不要针对五官的哪一个脏器出现病证就相应地治疗哪一个脏器,因为五脏中的每一个脏器都不是孤立的,要根据中医学"辨证论治"的原则进行治疗,才能收到好的治疗效果。

15. 脏腑按摩能治疗神经系统的疾病吗?

答:脏腑按摩对神经系统的疾病也有一定的治疗效果,因为通过按摩脏腑,可以生化气血,疏通经脉,清除病因,平衡阴阳,恢复脏腑的正常生理功能,所以人体气血旺盛可以对神经系统起到很好的濡养,促使其功能恢复。另外,中医学认为肾主骨生髓,髓(骨髓、脊髓和脑髓)均属肾中精气所化生,因此肾中精气的盛衰,影响着脊髓和脑髓的充盛和发育。脊髓上通于脑,髓聚而成脑,故称脑为"髓海"。肾中精气不足,则髓海失养,而造成髓海不足的病理变化,如:小脑萎缩病证,就和患者肾中精气亏损有内在的联系。脏腑按摩对恢复肾中精气有很好的补益作用,有利于脑髓的生成,对减缓小脑萎缩和促进其恢复具有重要意义。如中风(脑血栓、脑溢血)病证对脑髓的损伤,通过脏腑按摩治疗后,肾中精气旺盛,生髓能力增强,对脑髓有很好的濡养和补益作用,还可使被损坏的神经得到修复,从而恢复正常的生理功能,使患者因"中风"而产生的一些后遗症状得到改善。

16. 脏腑按摩治疗胃和十二指肠溃疡的原理是什么?

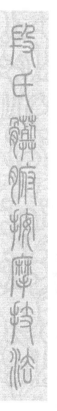

答:胃的主要生理功能是受纳与腐熟水谷,肠的生理功能是受经胃初步消化之饮食物的盛器,并对饮食物进一步消化,并吸收精微物质。从胃、肠的生理功能来看,它们是人体从外界获取营养物质的最主要的器官,胃肠的内壁不断承受着饮食物的摩擦和刺激。如果饮食不节,就容易被损伤,因此慢性胃炎、胃与十二指肠溃疡、肠炎等疾病成为胃、肠系统的多发病。当胃肠疾病发展到一定程度,就严重影响了胃肠的生理功能,削弱其气血生化的能力,就会出现气血亏虚,体质减弱,器官组织的抗病和恢复能力减弱,同时患病的胃肠又被受纳的饮食物和消化液损伤,就造成胃肠疾病更加难以消除,因此在临床上胃肠疾病是不易治愈的一种顽疾。使用脏腑按摩疗法对胃、十二指肠溃疡病及慢性胃肠疾病主要有以下两个方面的治疗作用:

(1)可以改善胃肠功能,提高其气血生化的能力,使气血旺盛,组织得到充分的营养,使损坏的胃肠部位得到修复。胃肠的溃疡面就如同人体表的伤口,身体强壮的人,伤口就容易愈合;身体虚弱的人,伤口就愈合得慢。因此经过按摩后,人体气血旺盛,那么胃肠部的溃疡面也就容易被修复。

(2)可以促进血液循环,达到祛腐生新的效果。通过手法的刺激对胃肠的炎症部位起到活血化瘀、软坚散结的作用,而消除致病因素,有利于受损部位的恢复。

17. 脏腑按摩为什么能治疗头痛?

答:头痛大致分为外感头痛和内伤头痛两种。头为"诸阳之会"、"清阳之府",脏腑经络气血皆会于头。外感头痛多因外邪入侵头部经络而引起,多为急性头痛,治则应以按摩头部为主。内伤头痛多因七情内伤,脏腑失调,气血不足所致,故有肝火头痛、痰浊头痛、气滞血瘀头痛、肾虚头痛、气血不足头痛,厥阴头痛等辨证。内伤头痛多生病较缓慢,时发时作,缠绵难愈,因此在治疗这类头痛时,就要"标本兼治",在按摩头部的同时,要找出患病的内因,对相应的脏腑进行重点调理治疗,才能够祛除病邪,取得疗效,切不可"头痛医头,脚痛医脚"。

18. 脏腑按摩可以用于治疗儿科疾病吗?

答:脏腑按摩疗法治疗少儿厌食、泄泻、呕吐、便秘、伤食和疳积等病证的效果是非常好的。但在临床上,操作的时候与治疗成人慢性疾病在治疗方法和手法上是有一定区别的。因为儿童的身体为纯阳之体,脏腑清灵,经络敏感,组织再生和修复能力旺盛,还没有受到七情的影响,脏腑内不存在因患病时间长而积累的瘀滞,其病因很单纯,大多为饮食不节、偶感风寒或伤热而生,因此在按摩儿童腹部时,手法要以轻揉、轻按、轻摩为主;按摩背部时,多采用捏脊和搓法,操作要缓慢轻柔,以免损伤皮肤和软组织。治疗时间以产生效果后即止,不能太长。

19. 脏腑按摩可以治疗四肢疾病吗?

答:中医学认为心在体合脉,肺在体合皮,脾在体合肌肉、主四肢,肝在体合筋,肾在体合骨,因此人体四肢的血脉、皮毛、肌肉和筋骨与五脏有着内在的联系。五脏的功能失调,往往其在相对应的组织器官就会受到影响,发生病变。如心气不足,就会造成气血瘀滞;肺气虚弱,则皮毛憔悴枯槁;脾胃运化功能失调,会导致肌肉瘦削、软弱无力,甚至萎弱不用;肝的气血衰少,筋膜失养,则表现为筋力不健、运动无力;肝的阴血不足、筋失所养,则出现手足振颤、肢体麻木等症;肾中精气不足,则会腰膝酸软、骨软无力。因此,当四肢疾病是由于人体的脏腑功能失调而引起的时候,如半身不遂、肢体麻木、萎而不用等四肢疾病时,就要必须做到"标本兼治",并把重点放在治疗脏腑这一导致疾病形成的"本"上,才能取得好的治疗效果。

20. 妇科疾病的按摩治疗重点部位有哪些?

答:因功能失调导致的妇科疾病主要有痛经、月经不调、闭经、带下、盆腔炎、阴痒和更年期综合征等。中医学认为女子胞之病多与肝、脾、肾和冲任二脉有密切关系。肝气郁结易导致气滞血瘀致使经血运行不畅;脾失健运易导致气血亏损或统血无力致使经血不足或月经过多;肾气不足易导致精血亏损;湿热火毒滞留胞宫易使带下增多、宫颈糜烂、盆腔发炎。脏腑功能的失调和病邪的积聚皆可损伤冲任二脉,造成冲任失调。因此在治疗这一类妇科疾病时要辨证论治,根据不同的病证,着重选择调理肝、脾、肾和冲任二脉,以疏肝健脾、活血化瘀、调和冲任、补中益气、消炎止痛为目标来进行施治。

21. 男性性功能障碍的按摩治疗重点部位有哪些？

答：男性性功能障碍疾病常见有意境、阳痿、早泄、阳强和男性不育等证，其病因多与肝肾有关。中医学有"肝肾同源"之说，肝藏血、肾藏精，精与血之间存在着相互滋生和相互转化的关系，足厥阴肝经又绕阴器而行。因此肝气郁结、气血瘀阻、肾气亏损、命门火衰以及阴器周围经气不畅是导致阴茎不举、肾精不固的主要原因。在临床上，应该施治右季肋和肋弓下缘部位及腹部右侧，以疏肝理气、活血化瘀；施治脐部周围和腰部，以调理肾脏、补气固本、平衡阴阳；施治阴器周围，以疏经活络、活血化瘀，来改善阴器周围的血液循环，保障到达阴器的气血畅通。

22. 脏腑按摩有美容作用吗？

答：美容按摩以其标本兼治、安全舒适、效果显著且无副作用的特点越来越受到人们的青睐。脏腑保健按摩就具有很好的排毒养颜、美容保健的功效。中医学认为脾主肌肉，肺主皮毛，肌肉的强健和皮毛的润泽与脾肺功能的盛衰有着直接的关联。通过按摩脏腑，可以调和脏腑，调节内分泌，清除体内疾病和毒素，生化气血，调畅气机，保障人体的气血津液的旺盛和运行代谢的畅通，从而实现对人体皮肤肌肉的营养和代谢的旺盛，有效清除滞留在表皮血管末梢周围细胞内的"废物"，拟制黑色素的形成沉着。在做脏腑保健按摩的同时，再辅以面部的美容按摩，改善皮肤、皮下组织毛细血管的血液循环，促进皮肤的呼吸，以及汗腺和皮脂腺的分泌，增强面部的皮肤代谢能力，加速皮肤表层衰老细胞的脱落，进而达到淡化色斑、洁白润泽皮肤、减少或消除皱纹、恢复皮肤弹性、延缓衰老、永葆青春的目的。

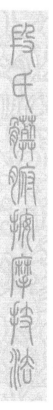

23. 脏腑按摩有减肥作用吗？

答：在当前社会上流传着一些按摩点穴减肥方法，说明按摩是可以起到减肥作用的。通过按摩脏腑，对消化系统、内分泌系统、神经体液代谢、糖代谢等都具有双向高速调整作用，可以减少皮下脂肪的积聚，加快脂肪的代谢和吸收，又可促进肠蠕动，增加排便次数，减少肠道对营养的吸收，使多余的食物营养及时从肠道排出，有利于消除腹部脂肪。在进行调理脏腑功能的同时，再加以对脂肪堆积部位的局部按摩可以促进局部的脂肪代谢和分解，使一些多余的脂肪转化为热量而消耗掉，从而减少局部脂肪堆积。

24. 肺位于人体的胸腔，是直接按摩不到的，那么治疗肺部疾病该从何处入手？

答：肺脏位于人体的胸腔，被胸骨和肋骨所包围，是用手不能直接接触进行按摩的，但其与腹部的其他脏腑组织器官有着密切的关联，如：中医学有"肺为气之主，肾为气之根"之说，即肺主呼吸，肾主纳气，就是说肺的呼吸功能需要肾的纳气作用来协助，因此通过补肾益气，提高肾的功能就有助于肺呼吸功能的提高。又如：肺与大肠通过经脉的络属构成互为表里关系,因此通过按摩大肠,增强大肠的传导功能,就有利于肺的肃降,所以按摩腹部也有利于肺功能的改善,从而治疗肺部疾病。另外,在治疗肺部疾病时,也要对胸部和胸背部进行按摩,来疏通胸部和胸背部的经络气血,改善胸部周围组织的气血循环,可以起到宽胸理气、清肺化痰的作用,随着肺功能的改善,积滞在肺内的宿痰就会慢慢被排除,最后以咳痰的方式排出体外。

25. 对一些病因不明确的患者,可以使用脏腑按摩吗?

答:有些患者通过采用多种方法诊断,都不能确定病因和患病部位,但身体就是存在一些不舒适的症状,而且久治不愈。我们认为这样的患者大都是因为脏腑功能失调引起的,如果能断定其适合脏腑按摩的治疗条件,是可以采用脏腑按摩治疗的,这样的患者在临床上是经常遇到的。在治疗这一类疾病时,医者可以根据脏腑按摩理论,以疏肝理气、健脾和胃、补肾益精为治疗原则,通过按摩调和脏腑、疏通气血,提高患者的精、气、神,增强机体的免疫力,往往会产生意想不到的疗效。

26. 患者在接受脏腑按摩治疗一段时间后,有些症状不但不减轻,反而有加重的现象,这是怎么回事?

答:这是患者在进行脏腑按摩治疗过程中的一种正常的病理反应。因为患者在接受按摩治疗一段时间后,瘀滞在脏腑组织器官内的病邪受到外力的作用会由原来的相对的稳定,而发生扩散运动,这时由于脏腑功能尚未恢复,正气不足,无力将扩散开的病邪祛除体外,在这种情况下患者往往就会出现病情加重的现象和一些新的不良反应。医者在给患者治疗的过程中,应该提前给患者进行交代,如果出现这种现象的话,还要及时给患者讲明原因,使患者有思想准备,从而消除顾虑。当然医者还要学会判断患者的不良反应是否正常,如果不是因按摩产生的正常反应,因及时告诉患者采取其他治疗方法,以防耽误治疗疾病的时机。当然有的时候由于医者的技术水平不高,按摩治疗不当,患者也会出现病情变化的现象,医者也应该注意。

27. 有的患者开始使用药物治疗疾病效果不佳,在接受脏腑按摩治疗后,再继续使用药物治疗就会产生很好的疗效,这是为什么?

答:对于一些疾病,药物的治疗作用也是有一定局限性的,尤其是一些慢性疾病患者,其病日久,病邪在体内已经根深蒂固,药物的作用力已经很难对其发挥作用,因而治疗效果就不好。当患者接受脏腑按摩治疗后,机体内的一些病邪被清除,脾胃的运化功能增强,其他脏腑的功能也得到改善。这时候再用药物做进一步治疗的话,药物进入体内就能够被很好地吸收利用,随气血的运行到达患病部位,药物的作用力就能够对经过按摩而松动的病邪产生作用,因此就会产生较好的疗效。对于一些慢性疾病患者,如果接受脏腑按摩治疗后,有些症状仍然不能完全消除,建议使用中草药进行调理,这样对身体的进一步康复是具有重要作用的。

28. 人体的腹部和背部哪些穴位具有降气和升气的作用？

答：腹部的穴位以脐为界分为上下两部分，脐上穴位多有降气作用，如巨阙、上脘、中脘、下脘、建里、水分、梁门、期门、章门、气户、膻中、天突、天枢等穴位；脐下穴位多有升气的作用，如气海、关元、中极等穴位。背部穴位以腰1椎为界分为上下两部分，腰1椎以上的穴位多有降气作用，如肩井、大包、肺俞、心俞、膈俞、肝俞、脾俞、胃俞等穴位；腰1椎下的穴位多有升气作用，如肾俞、气海俞、关元俞、大肠俞、命门、志室、腰眼等穴位。临床上要根据气在人体内的变化灵活运用这些穴位来控制气机的升降，从而保持气机的升降平衡。

29. 有的患者经过脏腑按摩治疗后，体内的瘀滞不是随大便从肛门排出的，而是从口腔吐出去的，这种现象正常吗？

答：这种现象在临床上是会出现的，属于一种正常的病理产物排出体外的方式。这主要是由于以下几个方面的原因造成的：一是由于体内瘀积向下排泄的通道还没有完全被治疗通畅，而不能使治疗开的瘀积顺肠道随大便从魄门排出；二是当瘀积在按摩的作用下散开后，会聚在胃内，因为胃和食道相连，食道短而直，患者的胃受到病邪的刺激如果发生痉挛，很容易导致呕吐，瘀积就会沿着食道上行，从口腔吐出；三是由于积滞在肺内的痰饮和废物，经按摩治疗后，肺的功能增强，就逐渐被排斥到呼吸道中，最后从口腔咳吐而出。体内的瘀积无论通过什么样的途径排出体外，都会产生同样的治疗效果，但一般情况下，按照脏腑按摩的治疗原则，让体内的病邪从"二阴"排出体外才是正常的方式，患者也感到舒适。

30. 在对患者进行脏腑按摩治疗时，有些患者腹腔内的浊气不是从肛门排出，而是以"打嗝"的方式从口腔排出，这是什么原因？

答：这主要是病邪从肛门排出的通路还没有治疗通畅造成的原故。因为经过按摩治疗散开的邪气向下走的道路不通畅，而食道直上直下，且较短，邪气就会沿食道上行从口腔排出体外。邪气从口腔排出时虽然会给患者带来不舒适的感觉，但同邪气从肛门排出产生的效果是一样的，最终都是使治疗散开的邪气排出了人体。但在临床治疗中，应尽量将向下的通路治疗通畅，并控制住病邪扩散的时间和治疗出来的量，使邪气从肛门排出，避免从口腔排出。

31. 按摩脏腑后，治疗出来的病邪在什么条件下才能顺利地排出体外？

答：一般需要两个条件，一是要通过按摩使病邪与脏腑组织器官脱离，并随着物质的新陈代谢和气血的运行逐渐排到排泄系统中去；二是脏腑功能得到恢复增强，生化气血能力提高，人体的正气得到一定的恢复，三焦的气化功能正常，这样正才能胜邪，邪气在正气的推动下才能被排出体外。

32. 在治疗过程中病邪是按怎样的顺序排除出去的?

答:一般是瘀滞在体内有形的"固态"和"液态"的瘀积先排出体外,然后被转化为无形的"汽态"的病邪才容易大量地排出去,但通常"汽态"的病邪往往在治疗过程中随时有可能排出。

33. 按摩治疗出来的"病气"是从肠道排出体外的吗?

答:"邪气"排出体外的通道有肠道、呼吸道、食道、汗毛孔等路径,但绝大部分是从魄门排出体外的,对是否是沿着肠道逐渐下行而最终从魄门排出去的,这个问题需要进一步研究和探讨。根据临床体会,可能有这么两种方式,一种是"邪气"就是沿着肠道逐渐下移排出的;另一种是"邪气"并不是沿着肠道移动的,而是通过"三焦"这一气的升降出入的通道在三焦的气化作用和正气的推动下直接就会到达魄门排出体外。第二种现象在按摩治疗过程中是经常遇到的,临床上,在给患者进行脏腑按摩的时候,腹腔内当发出"啪啪"的气动响声后,患者立即就会从魄门排出气体,这种现象足以说明治疗出来的"邪气"不可能沿肠道很快排出,而是应该有更便捷的通路,才能很快排出体外,笔者认为这一通道应该就是中医学所说的"三焦"通道。

34. 女性胞宫内的病邪是通过什么路径排出体外的?

答:妇科病患者胞宫内瘀滞的一些瘀血、分泌物、邪气经过按摩治疗后,一般可通过阴道排出体外。瘀滞在胞宫内这些病邪被排出体外后,内部的环境就得到改善,病情就会有所好转或痊愈。

35. 什么叫心理按摩,在给患者按摩的时候可以对患者进行心理按摩治疗吗?

答:因为在对患者进行按摩治疗时与患者的接触时间比较长,医者和患者很容易在相互接触的过程中成为朋友的关系,当医者取得了患者的信任后,往往会谈论一些引起自己疾病的个人、家庭或者生活上的原因。特别是一些女性患者疾病的形成大都是由于家庭和同事之间的矛盾、生活工作上的不如意等原因,易生气发怒,造成心理不健康而引起气滞血瘀,脏腑功能失调,阴阳失去平衡,日久天长形成疾病。医者了解了患者的情况后,就可以从心理上对其进行开导,让其明白不正常的心理活动对人体健康造成的影响,解除其思想上一些不健康的东西,使其正确地面对生活,面对人生,放弃不愉快的事情,树立健康的心理和生理理念。患者心理上的负担解除了,心情开朗舒畅了,人体的气机也就随着调畅了,往往在按摩治疗疾病时会起到事半功倍的效果,很有利于患者身体的康复。这种方法实际上就是一种心理疗法,在对患者按摩的时候伴随着进行这种治疗方法,我们又称为心理按摩。因此,医者在给患者按摩的同时,如果条件允许的话,还可以对患者进行心理安抚,是有助于患者身体康复的。

36. 在脏腑按摩治疗中,为什么常采用"拔罐"和"刮痧"作为辅助疗法?

答:"拔罐"和"刮痧"疗法同按摩疗法都是我国古代劳动人民在向疾病作斗争中逐渐积累起来的宝贵经验,是在民间广泛流传和行之有效的物理疗法。它们在产生和发展过程中是并行存在的,相辅相成的,各自的治疗方式虽然各有所不同,但对疾病的治疗却发挥着相同的作用,且各有所长,可以互补其短。病邪滞留在人体内必然导致人体气滞血瘀,经络受阻,阴阳失调。拔罐和刮痧疗法通过刺激作用而引起局部组织充血和皮内轻微的瘀血,可促使该处的经络畅通、气血旺盛,具有活血行气、消炎止痛、祛风散寒、调整脏腑之功效。在临床上,作为脏腑按摩的辅助治疗方法,往往起到事半功倍的效果,这也是在脏腑按摩疗法的长期实践中获得的宝贵经验,因此在本书中做了简要介绍,以便于读者学习运用。

37. 每次对患者腹部按摩时,都要进行腹部常规按摩吗?

答:原则上是每次对患者进行治疗时都要对腹部进行常规按摩一遍的。这样做的目的主要是医者可以了解患者腹部当时的状况,对腹部再次进行诊断,来确定本次治疗的重点和手法的运用。当然,如果医者通过对患者长时间的治疗后,已经相当熟知患者腹部的情况,在治疗时简单地对腹部触摸一遍也是可以的,不必严格按照腹部常规按摩次序进行操作,就可以针对患者的病情对重点部位进行按摩。因此,在临床上医者要根据患者的情况灵活掌握运用,不必拘泥于形式。

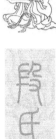

38. 脏腑按摩在人体保健方面有什么独到之处?

答:脏腑按摩疗法按摩的主要是维持人体生命正常活动的脏腑组织器官,因此利用脏腑按摩方法进行人体保健,实质上就是对人体生命活动的根源进行保健治疗,其保健效果应该优于其他的保健按摩方法,主要表现在以下几个方面:

(1)可以改善腹腔内消化系统的血液循环,促进对摄入的饮食物的消化和吸收。

(2)可以加速新陈代谢,祛除体内的生理和病理产物,清除致病因素,增强人体的气血。

(3)可以调节人体的阴阳平衡,保持脏腑功能的调和。

因此对脏腑进行保健按摩可以使人体的气血旺盛,消除气血运行障碍,促进气血流通,使气血能够随经络和血脉运行,而内灌脏腑、外营肢节、贯穿上下,使四肢百骸、五官九窍、肌肉皮毛得以濡养,有效提高机体的生命力,增强人体的抗病能力,保障人体的健康,起到强健身体、防病治病的作用。特别是对于"亚健康"人群是一种值得推广的按摩保健方法。

第十五章 操作手法问答

39. 怎样才能使手法做到"深透有力,持久柔和"?

答:熟练的按摩手法要求有力、持久、深透、柔和,才能使手法刺激的强度深达脏腑组织器官和病灶部位,从而起到防病治病、强身保健的作用。

"有力"是做好按摩手法的前提,这就要求医者首先具有强健的体魄,良好的身体素质,具备力量的源泉;其次还要有一定的指力、腕力和臂力;三要具备耐力,而不是蛮力和爆发力。力量的获得可通过体育锻炼和在按摩实践中积累。只有力量的持久才能深透,使力达脏腑和病灶,收到好的治疗效果。

所谓"柔和"是指手法要轻柔缓和,不使用蛮力、暴力,做到"轻而不浮,重而不滞,松而不懈,紧而不僵"。"柔和"的手法可以防止损伤皮肤、软组织和器官,也会给患者带来舒适、乐于接受的感觉。因此医者在临床实践中必须认真刻苦、举一反三逐渐练习和感受,才能使手法运用自如、得心应手,做到轻而不浮、重而不滞、刚中有柔、柔中有刚、刚柔相济,达到力的运用与手法的完美结合,充分发挥按摩的效用。

40. 要使手法做到用力持久深透,在用力上有什么技巧吗?

答:要做到手法用力的持久深透,除了医者要有好的体质和大的体力外,还要讲究一定的用力方式。要想得到持久深透的力量,必须力从根发,就是指不是单纯的臂力和手的力,手或手指上的力应该是由脚传膝,膝传腰,腰传肩,肩传肘,肘传腕,最后传到指上的,这种从下至上节节传到手上的力,才能源源不断,才能做到持久深透。另外,医者还必须学会运用发自"丹田"之气,做到以意摧气,以气摧力,气到力到,才能使力和各种信息能量达到患者的脏腑组织器官和病灶部位,产生手到病除的治疗效果。

41. 怎样掌握运动类手法的治疗时间和频率?

答:腹部按摩常用的运动类手法主要有揉法和拨法两种。使用运动类手法治疗时间的长短主要取决于所治疗的部位,一般情况下如果是治疗病灶(硬块或条索),时间就应该长些。如果是常规按摩次要部位,治疗时间可短些。运动类手法的频率一般要控制在每分钟 30 次左右,因为只有在运动频率低的情况下,每一次操作的力度才能够做到深透,产生作用,所以在使用这一类手法时,不要太讲究快频率,这也是段氏脏腑按摩区别于其他按摩流派的一个特点。

42. 在使用点法和按法时,点按多长时间为宜?

答:在用点法和按法治疗时,一般情况下需要点按5～10分钟。因为只有手法操作到一定的时间,手的力量才能慢慢地由轻到重,由表及里,由浅入深达到脏腑组织器官和病灶部位,发挥作用,产生疗效。在临床运用中,医者要分清主次,灵活掌握,对于主要治疗的部位,点按时间可适当长些。对于治疗的次要部位点按时间可短些。另外还要根据患者的病情,掌握好病邪的变化,随时调节每个治疗部位按摩时间的长短,这需要医者有足够的临床经验才能做到。

43. 使用按压手法时,为什么不能突然撤力?

答:因为在使用按压手法时,一般持续的时间较长,力度较大,力量已逐渐渗透到脏腑组织器官内部,这些被按压的脏腑组织器官就会发生形状的改变。如果突然撤力,被挤压变形的脏腑组织器官就会突然反弹膨胀,气血回流填充,患者就会有疼痛和难受感,有时候还会发生危险。所以在使用按压手法时,如果按压的时间较长和力度较大,在撤力时,应该慢慢逐渐减小力度,使挤压变形的脏腑组织器官慢慢恢复原来的状态,这样才能不会给患者带来痛苦,并可避免发生危险。

44. 在做脏腑按摩的时候,医者应该选择怎样的体位进行操作?

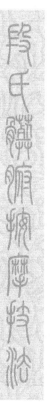

答:医者体位的选择要以利于手法的操作为原则。主要体现在要使用的按摩手法操作起来舒适、便于用力和适合治疗的部位三个方面。以按摩腹部为例,医者就要位于患者的右侧,根据治疗的部位和使用手法的不同,可采取站位,或坐在高矮合适的凳子上,也可侧身坐在患者右侧的床沿上进行操作。如在使用"健脾和胃"按法时,医者坐在床沿上操作就比较合适;而使用"翻江倒海"揉法时,医者就要采用站位才容易操作;使用"清理盲肠"手法时,坐在凳子上就好操作。"健运三经"、"调和冲任"等操作手法既可选择站位,也可采用坐位。因此,医者无论采用什么样的体位,都要有利于手法的操作,不必拘泥于形式。

45. 在治疗"实证"和"虚证"时,手法运用上有什么区别?

答:"实证"是指病邪在体内的力量和机体本身的抗邪能力都还比较强盛,或者是说病邪虽盛但机体的正气未衰,正能够与邪相抗争,因此"实证"患者多体质较好,在按摩治疗时宜选用较重的手法,如:点法、拨法、压法等,治疗时力度可大些,治疗时间可长些。"虚证"是指人体的正气已经不足,气血津液亏虚,脏腑功能减弱,抗病能力低下,因此"虚证"患者多体质虚弱,在治疗时宜选用轻柔、轻按等较柔和的手法,治疗的时间也不要太长,否则会过多损伤人体的正气,不利于疾病的恢复,只有在患者病情逐渐好转,正气恢复后,才可以加重手法进行治疗。

46. 使用"健脾和胃"按法时,怎样才能取得较好的治疗效果?

答:"健脾和胃"手法的主要作用是消食导滞,调和胃气和降胃气,增强胃的消化功能。其主要的操作手法是掌按法,用手掌按压胃体的各个部位。要想取得好的治疗效果,首先就要做到按压的部位要准确;其次要做到手法操作规范,手掌按压在左季肋弓下缘的胃脘时,除拇指外的其他四指的指腹要分别点按在左季肋的肋骨间隙;另外还要做到能够逐渐增加压力,力量要能深透持久,按压时间要长些,以手下产生气机的运动为佳,但也不必刻意追求有气的响动。

47. 使用"疏肝利胆"按法时,怎样才能取得较好的治疗效果?

答:"疏肝利胆"手法的作用主要是调理肝脏,将瘀滞在肝脏内部的邪气排出来,提高肝脏的疏泄功能,使人体的气机能够恢复通畅。其主要手法为掌按法和肘按法,要想取得好的治疗效果,在使用掌按法的时候,用手掌按压右季肋时,手指应该着力点压幽门穴部位。在使用肘按法时,肘部应该点压在右季肋的期门穴部位。两种手法的使用都要能够持久,使力量传到肝脏的内部,以肋下有气动的响声为佳,在撤手法时要慢慢地松力,不可突然撤力。

48. 在按摩患者腹部时,应怎样操作才能避免损伤皮肤?

答:因为大部分患者都未接受过胸腹部按摩治疗,皮肤比较娇嫩,而且腹部的肌肉组织比较柔软,可缩性大,如果使用按摩手法操作不当,就很容易造成皮肤损伤,影响以后的治疗。为避免损伤皮肤,应该注意以下几个方面:

(1)医者必须剪除较长的指甲,使指甲的边缘保持圆润光滑,以防止指甲划伤皮肤。

(2)手指的指腹要吸定在皮肤的表面,揉动腹腔内的组织器官时,防止手指与皮肤摩擦,而挫伤皮肤。

(3)在手法操作时,应该缓慢柔和,切忌使用蛮力和暴力,因用力过度或不当而损伤皮肤。

(4)在用手指按摩时,要用手指的指腹与患者的皮肤接触,要尽量避免指甲接触皮肤。

(5)在对初次接受脏腑按摩的患者进行治疗时,开始治疗的时候,手法要用力较小,当患者逐渐适应后再逐渐加大手法的力度。

第十六章　临床运用问答

49. 什么样的疾病患者适宜接受脏腑按摩?

答:脏腑按摩的治疗范围很广,涉及到内科、妇科、儿科和骨伤科等多种疑难杂症,对一些急性病和慢性病都有一定的治疗效果。根据临床经验,比较适合接受脏腑按摩的患者应该具备如下条件:

(1)患者虽然患病时间较长,但脏腑组织器官没有发生器质性病变。

(2)患者病情发展缓慢而且稳定,在短时间内不会迅速发生恶化。

(3)患者要信任按摩治疗的作用,能够主动地跟医者密切配合,有充足的信心和时间接受按摩治疗。

50. 怎样才能提高腹部诊断的准确性?

答:要想通过按诊准确诊断疾病,一要全面掌握脏腑按摩的诊断理论和诊断方式;二要具备敏锐的手感,能够灵敏地感触到患者腹内的病与非病,准确地判断出疾病的位置、状态、深浅、轻重和缓急;三要能够根据触诊的结果来断定患病的脏腑组织器官和可能导致的疾病和症状;四要不断地从临床中总结诊断经验,做到多实践、多体会、多领悟,举一反三,诊断的准确性就会逐渐提高。

51. 无论对患有什么病的患者都要做脏腑按摩吗?

答:脏腑按摩也是有一定的治疗范畴的,必须要遵循中医学"辨证论治"的原则,并不是对任何病症都要做脏腑按摩。在对患者进行按摩治疗时,首先应该判定其所患的病是不是因为脏腑失调而引发的。例如:腰痛病,引起腰痛的病因很多,如果是因肾虚引起的腰痛,就需要对脏腑进行按摩治疗;如果是因腰肌劳损、椎间盘突出等原因造成的腰痛,就不需要对脏腑进行按摩,直接对患病部位进行对症治疗就可以了。当然按照中医学的整体观念,在做按摩治疗时,必须全面考虑疾病的病因所在,不可"头痛医头,脚痛医脚"。因此在治疗一些头部或四肢疾病时,在对患病部位按摩的同时,必须找到它发病的根源,对引发疾病的一些功能失调的脏腑进行按摩调理,才能从根本上祛除病因。

52. 在治疗腰痛患者时,也要做腹部按摩吗?

答:这就不一定了,医者要根据患者患腰痛疾病的病因辨证施治。引起腰痛的病因大致可以分为 3 种:一种是内伤肾之精气,出现腰背酸痛、下肢酸软症状的肾虚腰痛;一种是因外感风寒湿邪,出现腰部坠胀酸痛症状的痹证,疼痛感的轻重常常和天气的变化有关;再一种就是由于劳累过度或扭伤,导致腰部肌肉劳损或关节错位,出现按之刺痛,转侧仰俯不利症状的损伤腰痛。针对患者造成腰痛的原因,一般对内科和妇科疾病导致肾虚而引起的腰痛,就要进行脏腑按摩的治疗,才能够补肾益气、祛除病邪,产生好的治疗效果。

53. 怎样掌握治疗手法的力度?

答:治疗手法的轻重即指手法作用力的大小。在临床运用上,治疗手法的适宜刺激量与按摩的治疗效果密切相关。脏腑按摩是以按摩患者腹部为主的一种治疗方法,掌握手法的轻重总的原则是要以患者的病证和患者的承受能力为佳,另外还要遵循以下几个原则:

(1)从年龄上讲,青壮年身强气足,手法的力度宜重些;老年人因身体亏虚,手法的力度宜轻些。

(2)从体型上讲,体型肥胖者其理厚,用手法治疗时力度宜重;体型消瘦者其理薄,用手法治疗时力度宜轻。

(3)从体质上讲,体质强壮精气旺盛,用手法治疗时力度可重些;体质虚弱亏损者,用手法治疗时力度应该相应减弱。

(4)从病证的虚实上讲,对实证患者用手法治疗时力度宜大;对虚证患者用手法治疗时力度宜小。

(5)从施治次数上讲,初次接受治疗的患者,手法力度宜轻;患者接受几次治疗逐渐适应后,手法可以相对加重些。

(6)从病位上讲,病位深者,用手法治疗时力度宜大;病位浅者,用手法治疗时力度宜小。

在临床操作时,医者要综合分析患者的情况,在施治过程中逐步确定治疗手法的轻重,才能做到恰到好处。

54. 怎样掌握每次按摩治疗时间的长短?

答:脏腑按摩每次施治时间的长短也是决定治疗效果的一个重要因素,确定每次按摩时间的长短是一个比较复杂的问题,要视患者的年龄、性别、体质、病变部位和病证的虚实而定。段氏按摩在临床应用中对一些慢性脏腑疾病进行治疗时,治疗时间一般控制在 1 小时左右,少则不低于 30 分钟,多则不超过 2 小时。治疗时间短则达不到治疗目的,时间过长又有可能起到相反的作用,给患者造成损伤。这就要求医者在对患者进行每次治疗时必须掌握患者当时病证的具体情况,然后确定出这次治疗时间的长短。在治疗过程中还要注意观察患者症状的随时变化,特别是脏腑气机的变化。还要不断询问患者的感受,并根据治疗的情况判断这次治疗是否达到预期的目的,以便随时调整治疗时间,以确保对患者每次治疗达到最佳效果,又不会治疗过度,起到相反的作用。

55. 对于不同的病灶应如何选择有效的治疗手法？

答：在本书前面的叙述中已经对脏腑按摩手法治疗的部位和作用进行了详细的介绍。在这里着重对位于腹内的一些病灶应采用哪些具体手法做一说明。

（1）条索状病灶，主要采用横拨手法，因该手法刺激强度较大，有利于将硬化的条索软化，使其逐渐消散。

（2）硬块状病灶，主要采用掌按、指点和指拨揉手法。对于较大的硬块可先用掌按法，再用指点法，逐渐加大刺激强度，然后用指拨揉手法，使其由硬变软，逐渐消散化解。

（3）气状病灶，主要采用掌按和揉法，通过掌按和揉法作用，使滞于腹内的邪气发生移动，最后迫使其排出体外。

当然在临床实际运用上，医者还要针对各种不同病灶的具体情况灵活掌握选择合适的治疗手法，才能取得好的治疗效果。

56. 在按摩"积块"时，为什么常采用按法和拨法？

答：患者腹部内的"积块"状物，多为常年积累所生，为病邪之所凝聚，影响着正常的气血畅通，按之多固定不移，并伴有疼痛感或者不舒适的感觉，有的还会出现刺痛或剧痛，患者拒按，这就是中医所说的"痛则不通"。在开始按摩这些"积块"时，多采用掌按法和轻揉法，这些手法的刺激量较小，患者能够接受和忍耐。当"积块"随着按摩逐渐变软，按时患者的疼痛感逐渐减轻后，可采用刺激较重的点法和拨法，并根据患者的感受逐渐加大手法的力度和增加治疗的时间，使"积块"在外界和内部的作用下逐渐"液化"和"汽化"，转化成可移动"液态"或"汽态"，疏散开的病邪就会随着气血的畅通而消散，最终排出体外。

57. 在按摩"条索"状物时，为什么常采用拨法？

答：久病的患者，其腹腔内常会有"条索"状物，大都是由于长期患疾病，病邪积聚，气滞血瘀而形成的，其形状如"条索"，有长有短，有粗有细，触之坚硬，患者大都有疼痛感。条索存在腹部会影响气血的运行和脏腑功能，是造成久病不愈的一个重要原因。在对"条索"进行按摩时，主要采用指拨法，用手指对"条索"进行横拨，力量由轻到重，以患者能够承受为宜。因为在使用指拨法横着拨动"条索"时，如同用指拨动琴弦，刺激量较大，易使坚硬的"条索"软化消散，作用效果较好。

58. 如果患者的腹部又大、又硬、又有弹性（俗称"胶皮肚"），在开始治疗时应该采用哪些手法？

答：因为当代人们的生活条件较好，大都身体比较肥胖，有些患者的腹部脂肪肥厚，肚子很大。对这些患者在开始进行腹部按摩时，手指很难触到腹腔内的脏腑组织器官和病灶，因此在对这些患者进行脏腑按摩治疗时，应该采用抓拿法、掌揉法、掌按法、指拨法等手法，使其腹部变软，弹性变小，只有这样才能"水落石出"，才能采用其他手法触摸到腹内的情况,进行进一步治疗。

59. 按摩四肢穴位时常用哪些治疗手法?

答:在按摩四肢穴位时,按照需要治疗的刺激量和效用的不同,多采用点法、揉法和拨法 3 种治疗手法。点法具有深透性,揉法具有缓解性,拨法具有传导性,这 3 种手法经常交替使用。操作时,可先对穴位进行点按,产生得气感后,再采用拨法,促使气感沿经络放射传导,最后用揉法来缓解重刺激,来对治疗的部位进行放松。

60. 对患者的四肢穴位按摩时,一般治疗多长时间为宜?

答:在对患者进行腹部按摩后,如果再选取四肢经络穴位按摩治疗的话,一般每个穴位需要点按或拨揉 1~5 分钟,每个穴位的具体治疗时间的长短可根据施治穴的主次和治疗效用而定。如果是主要的穴位,按摩时间可长些,次要的治疗穴位按摩时间可短些,无论治疗时间的长短,都要使患者局部出现酸胀感或放射感,有的穴位按摩时还会有麻胀感或刺痛感,这是一种得气现象,只有产生了这种现象才能有好的疗效。

61. 怎样理解脏腑按摩中的"法无定法"?

答:"法"是指脏腑按摩的治疗原则。包括按摩治疗疾病的理论法则和手法使用法则。脏腑按摩疗法在治疗疾病中有其固有的治疗理论和治疗手法,但是中医学有"同病不同症,同症不同病"之说,而且对同一个患者在治疗的不同阶段其病症也是在不断地发生着变化,因此对于同一种疾病或者同一种症状,以及对一个患者的不同治疗时期,医者就不能拘泥于书中所讲的固定治疗方法,必须针对临床患者疾病的具体情况,根据书中所阐述的理论和手法辨证论治,随时根据患者病情的变化,灵活机动、随心所欲有创造性地去选择准确的治疗方法和治疗手法,这就是脏腑按摩中所说的"法无定法"。只有这样才能使用脏腑按摩疗法治疗千奇百怪的各种疑难杂症。

62. 对于刚开始接受脏腑按摩治疗的患者,应该着重治疗腹部的哪些部位?

答:在对患者进行脏腑按摩时,首先必须做出正确的诊断,全面掌握患者的腹部症状,然后才能确定腹部的重点治疗部位。一般情况下,对病史较长的慢性病患者而言,大部分腹部排泄系统存在功能障碍,开始治疗时,应着重施治乙状结肠、升结肠、横结肠、降结肠、盲肠以及腹部左侧几个部位,使这些部位的气血畅通,机能增强,排泄畅通,为以后治出的病邪和病气的排出打开通路。防止治疗出来的病邪和病气不能及时排出体外而滞留体内,造成患者病情加重,产生相反的效果。

63. 在对患者每次腹部按摩治疗后,对患者的背部也都要进行按摩吗?

答:是否对患者的背部进行治疗,这要看患者的疾病和病情而定。一般对病情较轻的或者背部有明显症状的(如气血瘀滞,有明显的痧象等),或者对背部治疗后对腹部气机的

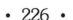

扩散、升降的变化没有多大影响的患者,是可以对背部同时进行治疗的。但对于那些病情较重、脏腑内病邪较多的患者,在治疗初期,当医者还没有全面掌握疾病变化规律的时候,一般不要按摩患者的背部。其原因是:在对患者脏腑按摩治疗后,积聚在脏腑里面的病邪就会发生由"固态"到"液态"至"汽态"的一个微妙的转化过程,也就是说瘀滞在体内的病邪就会发生体积由小变大的一个扩散过程,如果这些扩散开的病邪能够及时排出患者的体外,那样病情就会很快好转。但在实际治疗中并非如此,而是由于大部分患者的身体素质都很差,正气不足,治疗出来的邪气就不能在正气的推动下排出体外,从而扩散到了其他的部位,尤其是接近于背部,沉积在深层里。如果这时对背部进行治疗的话,必然会导致邪气大量扩散,体积增大,但又不能及时排出,就会使人体不能够承受,而加重病情,甚至出现危险。

64. 段氏脏腑按摩有背部常规按摩步骤吗?

答:段氏脏腑按摩在对背部治疗上是没有常规按摩步骤的。临床上,医者在对患者背部进行治疗时,根据患者背部的症状和脏腑病情的变化有目的性地选择行之有效的手法直接对重点部位进行治疗就可以。

65. 什么时候才能对患者背部进行按摩治疗呢?

答:对患者的背部进行治疗也是脏腑按摩治疗疾病的一个重要环节,但要把握好治疗的时机。一般要对患者的腹部治疗到一定的程度后,即腹部气机畅通、正气恢复、症状减轻时,就可以对背部进行按摩,将沉积在背侧的病邪治出来,让它能够排除体外。但医者要注意每次治疗时邪气扩散的量不要太大,以患者能够适应并能排出为准,这样随着沉积在人体深处的病邪的排出,患者病情就会大大好转,以至痊愈。

66. 对患者背部按摩时,应该着重选择哪些手法?

答:保健按摩是以客人舒适为目的的,而治疗按摩是为了治愈患者的疾病,因此在对患者背部按摩时,使用的手法不同于保健按摩,应该采用一些较重的手法,才能力达病所,起到治疗疾病的作用。一般情况下,在对患者背部按摩时常采用肘按法和肘拨法,也采用揉法、拿法、推法等放松肌肉的手法来缓解重手法对背部肌肉的刺激。

67. 女性患者月经来潮期间是否可以进行腹部按摩?

答:女性患者在月经来潮期间是不宜做腹部按摩治疗的。因为女性在月经来潮期间,胞宫内黏膜脱落,子宫壁毛细血管破裂,产生经血,而按摩腹部会促进血液循环,有可能引起经血过多,或者由于手法使用不当造成子宫内壁损伤,影响子宫内膜的恢复,延长经期。因此女性患者在月经来潮期间是不宜做腹部按摩治疗的,特别是在治疗妇科疾病时,当患者月经来潮时要终止腹部按摩,但可以选择肢体上的一些经络穴位进行治疗。

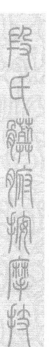

68. 在按摩治疗疾病的整个过程中,一般按照怎样的治疗程序进行?

答:段氏脏腑按摩在对患者疾病的治疗过程中治疗程序总的指导原则是:先干后枝,先前后背,先下后上,先上后下,先左后右。这个指导原则不仅适用于对一个疾病的整个治疗过程,也适用于对患者的每次按摩治疗。其意思是指在按摩治病过程中应先治疗人体的躯干,再治疗头颈和四肢;在治疗躯干时,应先治疗胸腹,再治疗腰背;在治疗胸腹时,应先治疗腹部,再治疗胸部;在治疗腹部时,应先治疗上腹部和左侧腹部,再治疗下腹部和右侧腹部。这就是说在对患者进行治疗时,首先是重点治疗腹部,通过对腹部的按摩,增强脾胃的运化和肝的疏泄功能,促使机体的正气恢复和气机的调畅,同时把瘀滞在腹内脏腑组织器官的病邪按摩散开,将大部分瘀积和邪气排出体外。然后再治疗背部,使滞留在背部和脏腑深层的病邪疏散并排出体外。最后再按摩头颈和四肢,把滞留在四肢及其他部位的病邪移至到腹部并排出体外。经过这样一个治疗过程,最后就会将人体内的病邪全部清理出去了。当然这是一个比较理想的治疗结果,实际上人就像一台机器一样坏了再维修,是很难恢复到原来的样子的,人体内的病邪也是很难被全部清出体外的,最后患者身体恢复得如何,还要看患者自身在今后自我身心的调理。当然,在临床上,医者还要根据患者的具体病情进行辨证论治,灵活运用,不可死搬教条。

69. 按摩治疗腹部疾病时,还需要采用远距离取穴按摩治疗吗?

答:因为段氏脏腑按摩的主要特点是用手法直接作用于患者脏腑器官和在脏腑内的病灶部位,所以在治疗一些脏腑疾病时需要以腹部按摩为主,选择人体肢体的经络穴位进行治疗只是作为一种辅助疗法,一般情况下不必采用。当然对于一些因脏腑功能失调引起的头部或四肢病症的患者,在对脏腑按摩后,也要进行按摩治疗,以标本兼治,而达到较好的疗效,这也遵循中医学的整体理论。

70. 对什么样的患者用"补法"或"泻法"?

答:中医学认为"实则泻之"、"虚则补之"。因此在临床上,医者必须要了解疾病的"虚与实",才能更好地选择使用"补"或"泻"。一般情况下,如果患者的体质较好,正气未衰,应以泻为主,手法操作上可以重些,治疗的时间可以长些,做到泻中有补。如果患者久病,体质比较虚弱,正气亏损较厉害,应以补为主,手法操作可轻些,治疗时间可短些,做到补中有泻。实际上,无论什么样的按摩手法都不是单纯的一种或"补"或"泻"作用的手法,都有双重的治疗作用,只是侧重点不同而已。

71. 按摩治疗心脏病时应该注意哪些方面的问题?

答:心脏病是一种很危险的疾病,突发性是其一个重要的特点,因此对心脏病患者进行按摩治疗时必须特别小心,以防发生意外事故。根据临床经验,在治疗心脏病患者时要注意以下几点:

（1）选择合适的治疗时间。经科学研究证明,心脏病患者易在每天晚上睡眠和早晨发病率较高,而在下午 2 点以后,发病率较低,是心脏病患者的安全时段,因此在对心脏病患者进行按摩治疗时宜选取这个时段。

（2）必须采取正确的治疗程序。在对心脏病患者进行按摩治疗时,开始不可对患者腹部按摩,而是首先对手少阴心经、手厥阴心包经以及前胸部、季肋部和胸背部的心俞、厥阴俞等心脏周围的经络、肌肉和穴位进行按摩治疗,以促进心脏周围组织的气血运行,减轻心脏的负担,初步改善心脏的功能,缓解症状。

（3）要掌握好体内气机的升降出入运动。在对心脏病患者进行按摩时,要时刻注意脏腑气机的升降,以防止邪气上逆,危及心脏,又要防止气降过多,使心气不足,造成气脱发生危险。

（4）对于一些较重的心脏病患者最好不要进行按摩治疗,以防治疗不当发生医疗事故。

72. 肿瘤病患者手术治疗后,可以进行脏腑按摩治疗吗?

答:中医学认为肿瘤病的发病原因,不外是由于饮食不节,情志失调、过度劳伤,或者感受外来邪毒,引起机体阴阳平衡失调,脏腑经络功能失司,出现气滞、血瘀、食伤、湿聚、痰结、邪毒壅聚等一系列病理性改变,最终酿成的。因此,肿瘤患者虽然采用手术将恶化的病变部位切除了,但导致疾病的内在病因却没有被消除,滋生肿瘤的土壤仍然还存在,很容易旧病复发。要想彻底使肿瘤患者痊愈,就要必须清除患者机体内滋生肿瘤疾病的土壤,因此患者在手术切除病变部位后,必须进一步使用其他方法进行治疗,才能够取得好的恢复效果。患者在使用其他治疗手段的时候,可以采用脏腑按摩疗法作为辅助治疗。通过脏腑按摩可以起到疏通经络、调理阴阳、扶正祛邪的作用,有利于提高患者机体的免疫力,促进身体的进一步康复。又因为肿瘤疾病的发病比较迅速,而按摩产生的效果相对比较缓慢,所以为防止耽误病情,给患者带来损失,在没有大的把握的情况下,医者最好不要接收这类患者。

73. 中风后遗症患者,需要脏腑和患病肢体一并按摩治疗吗?

答:中风后遗症,即偏瘫,又叫半身不遂。中医学认为其因多因心火暴盛;或肝郁化火,肝阳上亢;或正气自虚,血液运行迟缓,瘀血阻塞经络等;或肾阴亏虚,肝阳偏亢,阳动化风等因所致。致因虽多,而"热甚生风"、"阳动化风"与"虚风内动"是导致风自内生而致病的主要原因。

患者中风后,会出现脑血管破裂或者堵塞,往往病情控制后,会造成脑内瘀血或栓塞的血管压迫脑神经,使脑神经失去对应身体部位的支配能力,导致患者遗留舌强语謇、口眼歪斜、半身不遂等症状。

因为中风后遗症的病因在于脏腑的功能失调,所以在治疗这种病的时候,做脏腑按摩是非常必要的,通过脏腑按摩可以调理脏腑功能,补肾填髓,平衡阴阳,有利于对脑髓的滋

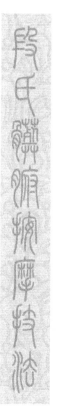

养,促进神经的恢复,提高肌体的免疫力。同时,有利于其他受损器官的恢复。对遗留疾病部位也必须治疗,通过疏通患病部位的经络,行气活血,以防止肌肉萎缩、关节不利,促进功能的恢复。

74. 什么样的病症需要采用拔罐或刮痧疗法?

答:拔罐和刮痧疗法作为脏腑按摩的辅助治疗方法是不可缺少的,其主要适用于以下两种病症:一种是患者由于感受风寒湿邪,造成邪气滞留于体表肌肤,阻碍气血的运行,出现局部的不适或疼痛症状,可采用此法以驱风散寒、温经通络、祛湿除邪、舒经止痛,能起到较好的治疗作用;另一种是对于一些脏腑慢性病患者,由于其患病日久,正气必虚,形成气滞血瘀,影响气血的畅行,利用此疗法可以起到开达郁结、活血化瘀、疏通经络、促进气血循环的功效,从而通过经络对脏腑起到调节作用,有利于脏腑功能的提高和恢复。

75. 每次按摩治疗时,都要对患者进行拔罐和刮痧治疗吗?

答:是不需要的。因为拔罐和刮痧产生的痧象是由于皮下的毛细血管破裂出现的渗血现象形成的,如果连续拔罐或者刮痧就不利于毛细血管的修复,渗出的瘀血就不易被吸收,反而影响气血的运行。另外,还容易造成拔罐或刮痧部位皮肤的损伤。因此不必在每次按摩治疗的时候,进行拔罐或刮痧疗法。一般要在4~6天后,待拔罐或刮痧形成的痧象消退后,再进行下一次治疗,这样有利于破裂毛细血管的愈合和瘀血的吸收。在临床上,如果对患者进行拔罐或刮痧治疗时,皮肤上不再出现痧象,就不要再使用这两种治疗方法了。

76. 如果患者皮肤上有"痧"存在,应该选择哪种出"痧"方法治疗比较合适?

答:出痧的方法常用的有刮痧、拔罐和扯痧3种方式,根据"痧"在体内分布的深浅不同,应该选择不同的出痧方法。一般"痧"在皮肤表层,可用刮痧法;"痧"在皮肤下较浅的肌肉层,可用拔罐法;"痧"位于肌肉或脏腑深层,可用扯痧法。

77. 有的患者在接受按摩时,腹部皮肤上会出现紫黑色的瘀血斑点,这是为什么?

答:这是因为患者久病导致腹部肌肉气滞血瘀造成的。当使用点法或拨法等重手法治疗时,患者腹部肌肉因血液循环不畅,就会产生出"痧"的现象,而出现黑色或紫黑色的斑点,这属于一种正常的现象。医者在对患者开始治疗的时候要特别注意,使用手法要轻而柔和,随着进一步治疗,患者腹部的血液循环得到改善,这些瘀血斑点就会逐渐消退,同时也说明按摩治疗产生了疗效。

78. 什么时间对患者腹部按摩治疗效果好?

答:对患者进行腹部按摩的时间一般应选在患者饭后1小时或饭前比较好。因为空腹按摩时,医者能够比较准确地用手触到腹部内的脏腑器官和病灶,患者胃和肠道内也不会因为存在大量食物而被按压时产生憋胀感,治疗时感到舒适。

79. 在 1 天中,患者接受几次脏腑按摩治疗为宜?

答:对于一般疾病的患者,每天按摩治疗 1 次即可,因为患者在接受按摩治疗时,参与的是被动运动,是要消耗本身的体能的,被按摩的部位有可能产生局部的疲劳或者轻微的损伤,所以患者接受按摩后,其身体和被按摩的部位都要有足够的时间进行自我调节和恢复。如果在同一天中对患者进行多次治疗,不但不利于疾病的治疗,反而会给患者造成负面的影响。当然这不是绝对的,对一些特殊疾病的患者,也可根据实际情况,在 1 天中进行多次治疗,以便更好地提高疗效。

80. 对慢性疾病患者来说,一般需要按摩多长时间就能取得疗效?

答:治疗疾病时间的长短,与患者患病时间的长短和患者的体质,以及患病脏腑的部位、病症的轻重、按摩医师的技术高低、患者的配合治疗情况有着密切的关系。因为临床上接受按摩治疗的患者大都是经多方治疗效果不太理想的疑难杂症,所以根据经验,一般以 10 次按摩治疗为一个疗程,经过 1～2 个疗程的治疗,患者就会感到病情症状有所改变,感受到按摩的疗效。根据病情的不同,大部分经过 1～2 个月的治疗就会感到身体状况有明显的改善,症状就会消失,有的甚至完全康复。当然由于疾病的复杂多变,有的需要更长时间的治疗才能达到预期的效果,因此,医者在给患者进行按摩治疗时,最好根据患者的疾病,结合自己的临床经验,告诉患者治疗所需时间的长短,使其在思想上能够接受,树立和疾病斗争的信心,相信按摩治疗的效果,做到与医者的相互配合,才有利于对疾病的治疗,防止由于治疗时间的缘故而使患者失去信心,耽误治疗。

81. 患者接受完 1 个疗程治疗后,休息几天再治疗效果好,还是连续治疗效果好?

答:这要看患者治疗后产生效果的具体情况而定,医者可以灵活掌握。在临床上,一般对于慢性疾病患者,治疗完 2 个疗程后,如果患者的病情有所好转,就可以休息几天,再继续治疗,以便使患者有自我恢复的时间,这对疾病的治疗是有好的作用的。如果患者病情经治疗一两个疗程后,虽有好转,但仍然不稳定,就不要歇息,应该接着连续治疗。如果患者经过几个疗程的治疗后,病情已明显好转或者基本痊愈,这时候就可以隔 1～2 天按摩治疗 1 次,既可以继续巩固治疗效果,亦可使患者能够有充足的自我恢复和调理的时间。

82. 按摩腹部时,怎样防止邪气上逆?

答:要防止邪气上逆,首先必须打开魄门,疏通肠道,使治疗出来的病气有通畅的排泄通路。其次要控制好每次治疗产生的邪气量,不至于因为治疗出的邪气量过大,又不能及时排出而上逆。第三在治疗中,一只手按摩下腹部时,另一只手可用手指点住"巨阙"穴迎之,防止邪气上逆。另外,在腹部排泄通路不太畅通、病情未缓解时,应尽量少治疗下腹部,因为下腹部以补气为主,治疗时间过长后易推动邪气上逆。

83. 按摩治疗中,患者腹部的气机向胸部、肋部和头部上逆时,应采取哪些方法处理?

答:在对患者腹部进行按摩治疗时,按摩散开的腹部邪气有时不能及时排除体外,就会出现腹部胀满,甚至向上逆至胸部、肋部或者头部的现象,导致患者胸肋胀满憋闷或者头疼、头晕,有的甚至出现心脏功能失常、呼吸异常等现象。遇到这种情况,一般可采用以下几种手法进行化解:

(1)如果气逆胸部,可点压胸部的气户、膻中、巨阙等穴位,并用推法向下反复推按胸部中央和两侧。

(2)如果气逆至胁肋部,可点压两胁肋部的大包穴,用推法向下反复推按两胁肋部。

(3)如果气逆至头部,可点压百会、推桥弓。

(4)如果感到心脏不适,可加揉极泉、心俞、膈俞、内关等穴位。

(5)如果出现呼吸不畅,可点天突、中府、云门、肺俞、曲池、合谷等穴位。另外,还可以点按腹部的中脘、建里和天枢穴,重点治疗乙状结肠部位,以降腹部之气,拿肩井以调全身之气。

在实际临床运用中,医者要根据患者的具体反映,采取一种或多种方法相结合的方式辨证施治,才能取得好的治疗效果。另外,在按摩治疗时,一般是要防范出现气机上逆这种现象发生,因此医者在给患者治疗的时候要时刻注意腹内气机的变化,以防出现这种现象,给患者带来不必要的痛苦。

84. 在按摩治疗的时候,患者出现"气脱"现象应该采取哪些急救措施?

答:在对一些患病时间较长、体质虚弱、正气亏损厉害的患者进行按摩时,如果治疗时间较长或者使用手法不当,容易造成患者本身的正气下陷,出现呼吸急促、气脱,甚至休克,如果抢救不及时的话,就很容易发生生命危险。医者遇到这样的情况,要沉着冷静,辨别症状,及时采取合理的急救措施。一般可选用掐人中穴、点双臂内关和外关穴、点双足涌泉穴、用手掌顺时针按揉关元和气海两穴、人工呼吸等几种急救方法促使患者复苏。如果效果不理想的话,应及时送到就近的医院进行抢救治疗。

85. 按摩治疗出来的病气排出后,为什么治疗一段时间后又会产生呢?

答:这是由两个方面原因造成的,一个是患者体内的病邪会随着不断的治疗又转化成了"汽态"的物质;另一个原因是因为患者本身有病,还没有痊愈,自我调节的功能还很弱,治疗散开的病气虽然不断地排出,但新的又不断地产生。随着疾病的逐渐好转,病气就会越来越少了。到身体康复后,体内再产生的不良物质在正气的作用下就会随时排泄出体外。

86. 在按摩腹部时,腹内邪气移动到什么部位,手就要随着治疗什么部位吗?

答:在治疗腹部时,腹内病邪中的有一部分会随着治疗被"汽化",转化为无形的"汽态"的物质,形成邪气。邪气可以在腹腔内游走。当邪气移到某些部位如盲肠、小肠时,有时候就会停滞不动,不能够顺利地排出体外。这时可用治疗该部位的手法对其重点施治,以促使病邪能够移动下行,直至其从肛门排出体外。因为将体内病邪排出体外,是脏腑按摩治疗疾病的一个原则,因此治疗时,手随着病邪的移动而移动,并将其最终驱逐体外是非常必要的。

87. 按摩治疗到发出什么样的气响动的声音,才可以判断这些病气能够排除出体外?

答:根据临床经验,在腹部发出的声音的不同,我们把它们分为"水音"、"水气混合音"和"气音"3种。

"水音"就是在晃动或揉动腹部时发出的水晃荡的声音,就像我们喝了很多水后,摇晃腹部发出的那种声音。"水音"一般认为是腹腔或胃内存在的水或滞留的湿邪,为"液态"的病邪,还不能以"汽态"的病气方式排出体外。

"水气混合音"是指水和气搅和在一起晃动时发出的"咕咕"或者"哗哗"的声音。出现"水气混合音",说明有些病邪已经转化为"汽态",但仍然和"液态"的病邪粘滞在一起,部分能够脱离出来慢慢排出。

"气音"就是单纯的气膨胀或扩散时发出的"啪啪"的声响。"气音"说明是已经全部转化为密度很小的"汽态",往往在听到声响的同时就会很快地从肛门排出。

当然在具体的治疗过程中,医者不要刻意去追求声响,有的时候没有声响出现,大量的病气也会随着患者正气的恢复,被正气驱出体外。

88. 治疗多长时间后,患者体内的"瘀积"才能排出体外?

答:根据临床经验,对于慢性疾病患者一般经过 3 个多疗程的治疗后,积滞在体内的一部分"瘀积"就会被活动散开,被活动散开的"瘀积"在体内的附着力就会减小,在肠道的蠕动和正气的推动下就会从肛门排出体外。体内的一些硬块和条索以及存在体内的"垃圾"也会随着在按摩的作用下通过新陈代谢逐渐随着血液循环进入排泄通道内随时排出体外,因此体内的瘀积并不是一次就能全部排出体外的,将随着按摩的治疗不断地排泄,直到排完为止。

89. 脏腑按摩治疗后,从患者体内排泄出的"瘀积"是什么样的?

答:"瘀积"是指滞留在体内的废物和病邪,主要有瘀滞体内的痰饮、水湿、瘀血、病气等一些致病物质和病理产物,这些物质日积月累就成为存于人体内的"垃圾",影响人体气

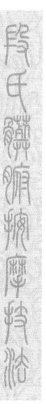

血的运行和脏腑正常功能,造成人体产生疾病。经过按摩治疗后,由于人体的脏腑功能增强,气血旺盛,那些存于体内的"垃圾"又在手法的作用变"活",随着新陈代谢,就会排出体外。

"瘀积"的形状、多少和颜色因患者病证和患病时间的长短等因素不同而不同。其形状一般为滑粘胶冻状,可集中排出,也可附着在大便表面一起排出。一般久病的患者排出的较多,病程时间短的患者排出瘀积的较少。病证轻、病程短的患者排出"瘀积"的颜色,一般为白色或淡黄色;病证较重、病程较长的患者排出的"瘀积"的颜色一般为淡红或黑红色;病症重、病程长的患者排出的"瘀积"的颜色一般为黑红色或紫黑色。

由于患者的疾病错综复杂,因此排出的"瘀积"也是各不相同,变化无常,这就需医者在临床工作中不断观察、总结分析。

90. 对每个患者使用"翻江倒海"揉法时,上腹部都会发出"哗哗"的声响吗?

答:这种情况不一定每位患者都会出现。根据临床经验,有的患者初次治疗时就会发出声响;有的患者治疗几次后才会发出声响;有的患者在治疗时有时会有声响,有时就没有了;有的患者上次治疗时有声响,下次治疗时又没有了;有的患者始终有声响;有的患者疾病痊愈了,始终也不会发出声响。可见不同的患者和不同的疾病是不一样的,因此在使用"翻江倒海"揉法时不必要刻意去追求声响,有无声响同样会起到治疗作用。我们认为在揉动上腹部时,发出的声响是沉积在内部的水湿和浊气共同发出的。根据响声的不同可以辨别病邪的深浅、沉浮、多少以及其性质,这种辨别需要医者在临床实践中慢慢体会,才能鉴别。

91. 一些正在服用药物治疗的患者,在接受按摩治疗后,还需要继续用药吗?

答:这就要看患者疾病的具体情况而定了。若患者病情比较稳定,可用可不用药物维持,即停止用药后对病情的发展没有较大的影响时,在接受按摩治疗后是可以停止用药的。若患者的病情对药物具有依赖性,如:高血压、糖尿病、冠心病等等,患者在接受按摩治疗后必须继续服用药物来控制。当按摩治疗产生效果后,患者可以逐渐减少药物的用量,直到停止用药。

92. 患者在接受按摩治疗的同时,又服用药物治疗,是否影响按摩的治疗效果?

答:脏腑按摩的主要理论依据就是"平衡阴阳"、"扶正祛邪",通过一定的手法对脏腑进行按摩调理,促使脏腑功能的提高,从而加速机体的新陈代谢,以生化气血、补肾益气,以正胜邪,祛除疾病,恢复健康。根据临床经验,患者在接受按摩治疗的同时,如果服用"泻下"一类的药物,往往会影响治疗的效果,因为"泻下"的药物在清泻体内病邪的同时,也会损伤人体内的正气,不利于人体正气的恢复。正气不能恢复,就不容易将按摩治疗出来的病邪驱除出体外,就会对疾病的好转和身体的康复产生负面的影响。

93. 患者经按摩治疗后症状未完全消失,是否可以继续用药物进行治疗?

答:脏腑按摩和其他治疗方法一样,并不能"包治百病",在治疗效果方面也有一定的局限性,但大部分患者经过脏腑按摩治疗后,其脏腑功能都会得到不同程度的改善,体内瘀滞的病邪和病理产物会被消散化解,清除出体外,使人体的新陈代谢、消化吸收、气血运行功能增强,这时如果再使用药物(特别是中草药)做进一步治疗的话,药效在体内就会更好地发挥作用,产生更好的治疗效果。因此患者在接受按摩治疗未痊愈后,可以继续用药物进行治疗,不会影响按摩治疗的效果。

94. 按摩腹部时,是用手直接接触患者腹部皮肤好,还是隔着衣服或按摩巾治疗效果好?

答:传统的做法是治疗时要直接接触患者皮肤的,一般不用按摩巾。用手直接接触患者皮肤进行手法操作的好处主要有:

(1)医者的手紧密接触患者操作部位的皮肤,可与患者形成一个整体,提高触摸的灵敏度,容易感受和辨别腹内脏腑组织的位置以及病邪的变化,保证医者治疗的准确性。

(2)有利于医者将按摩时产生的热能、机械能等信息能量传递给患者的脏腑和病灶。

(3)医者的手和患者的身体紧密地吸附在一起,按摩时患者会感到非常的舒适。

当然在临床上,患者不愿意接受直接接触的方法,也可以隔着衣服或者按摩巾进行操作,但会对治疗效果有一定的影响。

95. 医者与患者配合是否密切,对按摩治疗效果有影响吗?

答:因为在使用按摩治疗疾病时,医者和患者接触时间比较长,而且医者是利用自身的能量传递给患者,来为患者祛除病邪的,所以在治疗过程中,两者必须密切配合才能取得好的疗效。医者在为患者按摩时必须集中思想,全身心地投入到治疗当中,要与患者融为一个整体,做到"全神贯注,形神合一",好比是自己在与疾病做斗争一样。患者也要信任医者,积极主动配合,树立与医者共同为治疗自己的疾病而努力的思想。医者和患者心往一处想,劲往一处使,只有这样才能最终战胜病魔。

96. 可以一边按摩一边和患者聊天吗?

答:这要根据患者的具体情况而定。如果患者病情较轻,而且善于交谈,医者是可以和患者进行聊天的;如果患者病情较重,需要安静,不宜多说话,就不要主动与患者聊天;如果有的患者性格开朗健谈,边治疗边聊天也是可以的;有的患者性格内向,不善言谈,医者就不要打扰他们。当医者在与患者聊天时,不要顾此失彼,注意力应该仍然放在按摩治疗疾病上。

97. 在对患者进行脏腑按摩治疗的同时,是否还可以结合针灸治疗?

答:针灸疗法也属于中医疗法范畴的一种物理疗法,其治疗原理与按摩疗法的原理有许多相同之处,在治疗疾病方面有其独特的疗效。因此,在对患者进行按摩治疗的同时,如果使用针灸治疗不产生副作用,是可以采用的。按摩治疗的同时采用针灸治疗得当的话,有时候还可以缩短按摩治疗的时间,提高治疗的效果,对按摩治疗有一定的辅助作用。

98. 患者在接受脏腑按摩治疗的同时,可以接受足疗吗?

答:足疗是一种通过手法对人体脏腑组织器官在足部的一些相应的反射区进行刺激而产生调节其相应部位功能的疗法,其在防治疾病方面是有一定效果的。患者在接受脏腑按摩的同时,亦接受足疗治疗,如果患者没有不良反应,二者是可以兼用的。

99. 为什么患者接受按摩治疗后会感到身体疲乏?

答:慢性疾病患者大部分都患病时间较长,气血亏虚,体质较弱。患者在接受按摩治疗时,接受的是被动运动,必然要消耗其身体的能量,因此一些体质比较虚弱的患者在开始几次接受按摩治疗后就很容易出现感到身体疲乏的现象。在对这样的患者进行按摩治疗时,医者就要注意在开始治疗的时候根据患者的反映,通过减少治疗时间和减小治疗的手法力度来避免这种现象的发生。随着患者体质增强和适应能力提高等按摩治疗效果的出现,这种现象也就会随之消失。

100. 患者可以使用脏腑按摩疗法自我按摩治疗吗?

答:可以的。患者可以按照脏腑按摩的理论,采用脏腑按摩技法中的方法对自己腹部进行自我按摩,无论在治疗疾病方面还是保健方面都能取得很好的效果。但是,在治疗方面,自我按摩存在一些局限性,主要是因为一些腹部的按摩手法自我不能进行操作,另外,因自我按摩时手不容易用太大的力量,腹部也不能充分放松,相对于专业的按摩在疗效上是有一定差别的,但只要患者经过长时间的自我按摩也会起到很好的治疗和保健效果,所以患者必须有信心和毅力,坚持经常,一定会祛除病痛,恢复健康,延年益寿的。

参 考 文 献

1　靳瑞,杨锦森.经络穴位解说.广州:广东科学技术出版社,1992

2　邱树华.正常人体解剖学.上海:上海科学技术出版社,1986

3　于频,王序.新编人体解剖图谱.沈阳:辽宁科学技术出版社,1988

4　陈志敏,樊兆明.刮痧疗法.北京:金盾出版社,1994

5　杨雅西,李景玉,刘颖.拔罐治百病.长春:吉林科学技术出版社,1993

6　邓铁涛.中医诊断学.上海:上海科学技术出版社,1984

附1 段氏脏腑按摩常用腧穴表

部位	穴位	取 穴	功 效	主 治	说 明
头颈部	百会	在头部,当前发际正中直上5寸,或两耳尖连线的中点处	平肝熄风,升阳益气,醒脑宁神,清热开窍	头痛,头晕,中风,脱肛,阴挺,癫狂,耳鸣,鼻塞,心悸,健忘,泄泻,口噤	百会位于头顶,为手足少阳、足太阳、足厥阴和督脉之会,古称三阳五会。对于久病体虚,阳气下陷者,施治百会有提升阳气作用。又头为诸阳之会,不论肝阳上亢,气血不足,风邪侵袭,均可引起头痛头晕,凡头顶痛的均可选用百会穴进行治疗
	印堂	在额部,当两眉头之中间	清头熄风,清热解毒,宁心安神	头痛,眩晕,急慢惊风,鼻疾患,目赤肿痛,失眠	印堂为经外奇穴,对于外感或内伤引起的风热头痛头晕,施治印堂穴具有清热熄风,醒脑安神的作用
	睛明	在面部,目内眦的内上方凹陷处	疏风清热,通络明目	目赤肿痛,恶风流泪,夜盲,色盲,目眩,憎寒头痛	睛明穴是足太阳膀胱经的起始穴位,是足太阳根结之结穴,为统治眼疾患的主要穴位。亦可治疗顽固性的头痛
	人中	人中沟上1/3与下2/3交界处	开窍清热,宁神定志,通利腰脊	癫狂痫,惊风,昏迷,口眼歪斜,水肿,腰脊强痛,腰扭伤	人中穴又叫水沟穴,属于督脉,是昏迷和休克急救的重要穴位。昏迷急救时常配十宣穴、涌泉穴;休克急救时可选配内关、足三里等穴以提高疗效。人中穴是手足阳明督脉之会,通手足阳明,又是治疗阳明经病变形成口眼歪斜的重要穴位
	太阳	在颞部,当眉梢与目外眦之间,向后约一横指的凹陷处	清头泻火,明目止痛	偏正头痛,目赤肿痛,目眩,口眼歪斜,牙痛	太阳穴是头部重要的奇穴,是治疗头面部疾病的常用穴位
	头维	在额角发际上0.5寸,头正中线旁开4.5寸	疏风止痛,清头明目	牙痛,颊肿,眼痛流泪,视物不明	头维穴为足阳明胃经穴位,在额角,是足阳明、足少阴之会,为治偏头痛常用穴
	角孙	耳廓向前折曲时,当耳尖正上方发际处	疏风清热	耳部红肿,偏头痛,目赤肿痛,目翳,牙痛,项强	角孙是足少阳,手阳明三经的交会穴,是治疗偏头痛和牙痛的常用穴

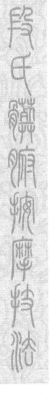

部位	穴位	取穴	功效	主治	说明
头颈部	翳风	在耳后方,下颌角与颞骨乳突之间凹陷中	祛风通络,聪耳通窍	耳鸣,耳聋,口眼歪斜,牙痛,口噤,颊肿,瘰疬,痄腮	翳风是三焦经分布在耳部穴位,疏通耳部经气作用,是治疗耳聋、耳鸣等重要穴位。其深部按近面神经,是治疗中风、口眼嘴斜及面瘫的必用经穴
	风池	在项后枕骨下两侧,当斜方肌上端与胸锁孔突肌之间凹陷中,与风府穴相平处	疏风清热,醒脑开窍,聪耳明目,通经活络	头痛,眩晕,颈项强痛,目赤肿痛,迎风流泪,夜盲,鼻渊、鼻衄、鼻塞,耳鸣耳聋,气闭,中风,口眼歪斜,热病无汗,腰背肩疼痛,失眠,健忘,癫痫,瘿气	风池是足少阳胆经穴位,为治风病之要穴,对外感风寒、风热,内风所致的中风瘫痪、头晕目眩和风寒、风热、风湿与肝阳头痛等一切风邪所致头痛,皆有较好治疗作用
	风府	在项部,当后发际正中直上1寸,枕外隆凸直下,两侧斜方肌之间凹陷中	疏散风邪,清心开窍,通利关节	发热头痛,项强,目眩,鼻衄,咽喉肿痛,中风不语,半身不遂,癫狂	风府为风之府舍,本穴善治风证,无论外感风邪还是内风引起的疾病,均可配其他穴应用
	天突	在颈部,当前正中线上,胸骨上窝中央	理气化痰,宣肺调气,清咽开音	咳嗽,哮喘,暴音,咽喉肿痛,气闭痰厥	天突为任脉、阳维脉交会穴。其深部为气管,是治肺疾病与喉疾病的常用有效穴位
	缺盆	锁骨上窝中央,前正中线旁开4寸	宣肺理气,止咳平喘	咳嗽,气喘,咽喉肿痛,缺盆中痛,胸中热满,上肢麻痹	缺盆为足阳明经穴位。其居于胸部是治肺疾的常用穴位
	桥弓	耳后翳风到缺盆成一线	平肝熄风,清脑明目,宁心安神,益气和血	高血压,眩晕,头痛,失眠,视物不明,虚劳	桥弓穴,是线状奇穴,其与足少阳胆经及足阳明胃经邻近,深部有重要的血管和神经分布,对高血压引起的眩晕头痛有很好的降压降晕止痛效果

续表

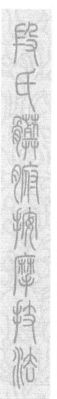

部位	穴位	取 穴	功 效	主 治	说 明
胸腹部	中府	在胸前壁外上方,平第1肋间隙,距前正中线6寸	宽胸理气,清热宣肺	咳嗽,气喘,胸闷,胸背痛	中府为手太阴经穴位,肺之募穴,为肺之经气在胸部的结聚之处,主治肺疾
	气户	在锁骨下缘,前正中线旁开4寸处	宽胸理气,疏经止痛,止咳平喘	咳嗽,气喘,胸胁支满,胸背痛,呕逆	气户为足阳明经在上胸部的穴位。是治疗因气机上逆引起胸部憋闷的常用有效穴位
	膻中	在胸正中线上,平第4肋间隙,当两乳之间	宽胸理气,宁心安神	胸痛,心痛,胸闷,咳嗽,气喘,呕吐脓血,心悸,心烦,噎嗝,乳汁不足	膻中穴在胸部,是心包的募穴,八会穴中的气会。胸部为上焦心肺所在,任脉在胸部穴位主要用于治疗呼吸、循环方面的疾病。其又为气之会穴,故能行气开郁,有通乳而治疗乳汁不足的作用
	巨阙	在腹正中线上,脐上6寸处	和中降逆,宽胸化痰,宁心安神	心胸疼痛,心烦,惊悸,癫痫狂,胸满气短,咳逆上气,腹胀,呕吐,呃逆,反胃,吞酸,肠鸣,泻痢,黄疸,噎嗝	巨阙为手少阴心经募穴。其属于任脉,居于胸腹上下之中间,因此有治疗心疾和阻止腑气上逆的作用
	中脘	在腹正中线上,脐上4寸处,当胸骨体下缘与脐中连线中点	健脾和胃,消积化滞,理气止痛	胃脘痛,腹胀,饮食不化,呕吐,呃逆,反胃,吞酸,肠鸣,泄泻,痢疾,疳积,臌胀,黄疸,便秘,虚劳	中脘穴在膈下脐上,是胃之募穴,八会穴中的腑会。膈脐上属中焦脾胃所在,任脉在该部穴位多用于治疗消化道疾病
	章门	第11肋端	疏肝健脾,化积消滞,化湿消肿	腹部胀痛,肠鸣,泄泻,呕吐,神疲肢倦,胸胁痛,黄疸,痞块,疳积,腰背痛	章门是脾之募穴,故主要用治疗于脾的虚症,如脾不运化引起的腹胀、腹泻、食不消化、腹水等及脾不统血,气血瘀滞形成的腹中痞块、肝脾肿大等

部位	穴位	取 穴	功 效	主 治	说 明
胸腹部	期门	乳头直下,第6肋间隙	疏肝理气,健脾和胃,化积通瘀	胸胁疼痛,腹胀,胸荡,呃逆,黄疸	期门穴是肝经循行的最后一个穴位,是肝的募穴,故有疏肝理气,治疗肝胆疾病的作用
	日月	在乳头直下,第7肋间隙	疏肝利胆,降逆和中	胁肋疼痛,呕吐,腹胀,吞酸,呃逆,黄疸	日月是胆经募穴,是胆腑精气在胸腹部汇集之处,以治疗胆道疾患为主
	幽门	在脐上6寸,前正中线旁开0.5寸处	健脾和胃,疏肝止痛	腹胀,腹痛,胃脘疼痛,饮食不化,呕吐,泄泻,痢疾	幽门是足少阴肾经在腹部的穴位。多用于治疗肝胆疾病和脾胃疾病
	梁门	当脐上4寸,距前正中线2寸	理气和胃,消积化滞	胃痛,呕吐,腹胀,食少,肠鸣,便溏,胁下胀满	梁门穴为足阳明胃经在上腹部较常用穴,多用于治疗胃疾病和胆疾
	大包	在腋下6寸,腋中线上,第6肋间隙中	宽胸理气,疏经通络,束骨强筋	胸胁痛,气喘,全身尽痛,四肢乏力	大包穴是十五络穴之一,为脾之大络。此络之作用为网络诸经,治疗全身络脉病症
	阑门	脐上1.5寸处,腰部正中线	开通气机,连通上下	胃脘痛,胃下垂,消化不良,泄泻,便秘,腹痛,小便不利,月经不调,痛经	阑门穴位于任脉循行路线上,有通上下之气的作用,对消化系统疾病、泌尿系统疾病、妇科疾病均有较好疗效
	水分	在腹主中线上,脐上1寸处	健脾化湿,利水消肿	腹部胀痛,肠鸣,泻痢,饮食不下,呕吐反胃,小便不通,水肿	水分穴属任脉,常用来治疗水湿和水肿疾患
	神阙	在脐正中处	培元固本,回阳救逆,补益脾胃,理气和肠	中风脱证,四肢厥冷,泻痢,脱肛,绕脐腹痛,水肿膨胀,小便不利,失禁,淋证,便秘,不孕,急救	神阙穴在脐中,通十二经,是治疗脏腑疾病的重要穴位

续表

部位	穴位	取　穴	功　效	主　治	说　明
胸腹部	天枢	在腹中部,距脐中2寸	健脾和胃,行气活血,通调肠腹,理气消滞	腹胀肠鸣,脐周痛,腹泻,便秘,呕吐,月经不调,痛经,水肿	天枢穴是足阳明胃经在脐旁的穴位,是大肠的募穴,为治疗大肠疾病重要穴位。还可以通泄肠胃气滞和食阻,使气通而胃痛止
	气海	脐下1.5寸	调畅气机,补益先天,益肾固精,调理冲任	元气不足,中风虚脱,崩漏带下,不孕,月经不调,闭经,产后出血,尿闭,水肿,脱肛,小腹痛,疝气,遗精,遗尿,膨胀,脘腹胀满,水谷不化,泻痢,便秘	气海属于任脉,除用于治疗生殖泌尿方面疾病外,更重要的是虚脱时,有扶元固脱,回阳复脉作用,为全身强壮穴位
	关元	在下腹部,正中线,脐下3寸	温肾益精,回阳补气,调理冲任,理气除寒	遗精,早泄,阳痿,遗尿,小便不利,尿频,尿闭,尿血,便血,脱肛,疝气,泄泻,痢疾,月经不调,不孕,崩漏,经闭,赤白带下,阴挺,中风脱证,虚劳冷惫,羸瘦无力,消渴,少腹冷痛	关元是任脉穴位,又为小肠募穴。任主胞胎,冲为血海,故关元是治疗生殖疾病重要穴位。关元是小肠的募穴,小肠为受盛之官,有泌别清浊功能,故关元能治泌尿方面疾病。又关元位于脐下,"关元"是有关元气的意思,故又有培补元气、回阳固脱的作用,为全身强壮穴位
	中极	在下腹部,正中线,当脐下4寸	补肾培元,通利膀胱,清利湿热,调经止带	小便不利,小便频数,阳痿,遗精,早泄,月经不调,阴部湿痒,赤白带下,痛经,崩漏,阴挺,水肿,少腹胀痛	中极穴是任脉穴位,为膀胱募穴,以治疗泌尿系统疾病为主。本穴又是任脉脐下穴位,任主胞胎,故也治疗生殖方面疾病

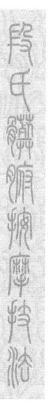

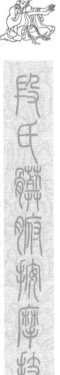

部位	穴位	取　穴	功　效	主　治	说　明
胸腹部	归来	在脐下4寸，前五中线离开2寸处	温经散寒，理气活血，调补冲任	小腹腹痛，疝气，夜尿，茎中痛，阳痿，遗精，阴挺，月经不调，闭经，不孕，白带	归来穴是足阳明胃经在下腹部重要穴位。归来穴与生殖疾病和泌尿系疾病有密切关系，故可以治疗月经不调、闭经、带下、阴挺等妇科疾病
	带脉	在第11肋骨游离端直下与脐相平处	调经止带，疏经活络，清利湿热	月经不调，经闭腹痛，赤白带下，阴挺，疝气，腰胁痛	带脉为足少阳胆经在胁腰部穴位，亦为带脉的穴位。带脉环身一周，有约束上下行经脉的作用，故带脉穴常用于腰腹肌肉松弛无力的病症。带脉环束腰部，上下行诸经湿，沿带脉下而成带，奇经八脉的冲、任、督、带四脉与妇科疾病关系密切，故带脉是治疗妇科病证的重要穴位
腰背部	大椎	在第7颈椎棘突下凹陷中	解表清热，疏风散寒，熄风止痉，肃肺宁心	热病，头痛，项强，寒热，无汗，咳嗽，气喘，疟疾，骨蒸潮热，癫狂，痫症，小儿惊风，角弓反张，肩背痛，腰脊强，中暑，呕吐，风疹，五劳虚损	大椎穴为手足三阳经和督脉经的会穴。督脉统督诸阳，阳主表，故常用于治外感热病，大椎穴在上焦对虚寒和痰浊所致的哮喘、咳喘有很好疗效
	身柱	在第3胸椎节下凹陷中，约与两侧肩胛骨高点相平处	祛风退热，宣肺止咳，宁心镇痉	身热，头痛，咳，气喘，惊厥，脊背强痛	身柱是督脉在胸背部的穴位，故是治疗肺、心疾患的常用穴位
	肩井	大椎穴与肩峰连线的中点处	疏经活络，理气豁痰，通调气机，祛风止痛	肩背痛，臂不举，颈项强痛，中风，滞产，乳汁不下，乳痈，落忱，痰壅，咳逆	肩井穴为足少阳胆经在肩部的穴位，主治肩部和颈部疾病。本穴还有调一身之气的作用

续表

部位	穴位	取　穴	功　效	主　治	说　明
腰背部	天宗	肩胛骨冈下窝的中央，约在肩胛冈下缘与肩胛角之间的上 1/3 折点处	舒筋活络，行气宽胸	肩胛酸痛，肘臂外侧痛，胸胁支满，气喘，咳嗽	天宗是小肠经分布在肩胛冈下窝中央的穴位，是治疗肩臂疾病的常用穴位
	大杼	第1胸椎棘突下，离开1.5寸处	祛风解表，疏调筋骨，宣肺降逆	发热，振寒，咳嗽，胸满气喘，头痛，鼻塞，颈项强急，肩背酸痛，腰脊强痛	大杼是手足太阳经交会穴，八会穴之一。骨会大杼，故大杼对筋骨疼痛有较好的治疗效果
	风门	在第2胸椎棘突下，离开1.5寸处	宣肺解表，疏风清热	伤风，咳嗽，气喘，发热，头痛，目眩，颈项强，胸背痛	风门穴是热府，为风邪出入的门户，故此穴可治感冒风邪所致的恶风，发热，头痛，咳嗽及一切风寒引起的哮喘，颈脊痛等
	肺俞	在第3胸椎棘突下，离开1.5寸	咳嗽，哮喘，潮热，盗汗吐血，骨蒸，胸满，胸痛，消渴，腰背强痛	养阴清热，调理肺气	肺俞是足太阳膀胱经穴位，是肺在背部俞穴。背部穴是十二脏腑的精气，在背部输注之处，脏腑疾病在背部的反应之处，是治疗脏腑相应疾病的重要穴位，尤其是慢性疾病，有"治脏者治其俞"的治疗原则，故肺俞主要用于治疗呼吸方面的病症
	心俞	在第5胸椎棘突下，离开1.5寸	养血宁心，理气止痛，通络宽胸	心悸，心痛，胸闷，心烦，失眠，健忘，咳嗽，吐血，梦遗，盗汗，癫狂，痫症	心俞是足太阳膀胱经穴位，是心的背部俞穴，具有治疗心血管和神志方面疾病的作用
	膈俞	在第7胸椎棘突下，离开1.5寸	宽胸降逆，理气化痰，调气补虚，调和脾胃	呕吐，呃逆，饮食不下，胃脘痛，胁腹胀痛，气喘，咳嗽，潮热，盗汗，吐血，衄血，便血，虚损昏晕，背痛脊强	膈俞是足太阳膀胱经穴位，是八会穴之一，是血之会穴，主要用于治疗与血有关的病症。膈俞虽不是脏腑背俞，但与横膈的关系密切，可治疗膈肌痉挛引起的呃逆

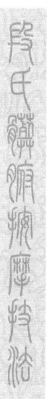

续表

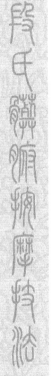

部位	穴位	取　穴	功　效	主　治	说　明
腰背部	肝俞	在第9胸椎棘突下,离开1.5寸	疏肝理气,养血明目,潜阳熄风	黄疸,胁痛,吐血,衄血,目眩,目赤,雀目,视物不明,背脊痛,神经衰弱,癫狂	肝俞是足太阳膀胱经穴位,是肝的背俞穴,主治肝的病症和眼疾
	脾俞	在第11胸椎棘突下,离开1.5寸	健脾利湿,益气和中,调和营血	脾胃虚弱,胁痛,胃痛,腹胀,黄疸,噎嗝,呕吐,痢疾,泄泻,便血,水肿,肩背腰痛,小儿慢惊风	脾俞是足太阳膀胱经穴位,是脾的背俞穴,主治脾的病症。脾主运化,胃主受纳,脾失运化,则消化功能减弱,以及由此而致身体虚弱,脾俞穴有促进脾的运化功能,促进消化吸收的作用,是治疗消化系统疾病的重要穴位,也是人体的强壮穴。因脾的运化还包括水湿的运化,故脾俞有健脾燥湿,利水消肿的作用。又脾统血,脾不统血则血不归经,故脾俞有补脾摄血的作用
	胃俞	在第12胸椎棘突下,离开1.5寸	理气和胃,化湿消滞	脾胃虚弱,胃脘痛,腹胀,肠鸣,呕吐,不嗜食,完谷不化,泻痢,闭经	胃俞是足太阳膀胱经穴位,是胃的背俞穴,以治疗胃肠慢性疾病为主,是人体的强壮穴
	肾俞	在第2腰椎棘突下,离开1.5寸	滋阴壮阳,补肾益气,利水消肿,强壮腰脊	腰痛,遗精,阳痿,早泄,遗溺,消渴,小便浊难,溺血,泄泻,月经不调,白带,水肿,头昏,目眩,耳鸣,耳聋,虚喘,腰脊酸痛	肾俞是足太阳膀胱经穴位,是肾的背俞穴,肾藏精,为先天之本,故肾俞是肾精在输注之处,主要用于治疗生殖方面的疾病。肾有主水液代谢的功能,故有利水消肿的作用。肾开窍于耳,主骨生髓,肾气虚则耳聋耳鸣,腰酸膝软,故肾俞对肾虚所致诸症皆有疗效。腰为肾之府,膀胱经挟脊抵腰,与肾相表里,故本穴也是治疗肾穴腰痛的重要穴位

部位	穴位	取　穴	功　效	主　治	说　明
腰背部	大肠俞	在第4腰椎棘突下,离开1.5寸	通肠利腑,强壮腰膝	肠鸣,泄泻,腹胀,便秘,风湿腰痛,遗尿,痛经,肠痛,痔疮,消渴,下肢痿痹	大肠俞是足太阳膀胱经穴位,是大肠的背俞穴,主要用于治疗大肠疾病。腰痛有肾虚劳损和风湿腰痛之分,肾虚腰痛以肾俞为主,风湿者则宜治大肠俞
	膀胱俞	在骶5中嵴旁1.5寸,平第2骶后孔	通调膀胱,清热利湿	小便不利,尿赤浊,遗尿,阳痿,腹痛,泄泻,便秘,阴部湿痒,女子瘕聚,腰脊强痛,下肢痿痹	膀胱俞是足太阳膀胱经穴位,是膀胱的背俞。膀胱与肾相表里,肾藏精,为先天之本,故本穴主要用于治疗泌尿和生殖方面疾病
	命门	在腰部第2腰椎棘突下凹陷中	壮阳益肾,强壮腰膝,固精止带,疏经调气	阳痿,遗精,早泄,赤白带下,痛经,遗尿,尿频,痔血,脱肛,泄泻,腰脊强痛,膝冷乏力,下肢麻痹	命门在右左两肾俞穴之中间,《黄帝内经》认为脐下肾间动气者,人之生命,十二经根本,故命门穴有壮命门真气的功能,主治肾亏腰痛及生殖系统方面的疾病
	八髎	在骶部,髂后棘内侧骶后8个孔的凹陷中	壮腰补肾,调经止痛,通调二便	腰骶疼痛,遗精,疝气,月经不调,痛经,小便不利,腹痛,肠鸣,泄泻,便秘,下肢痿痹	八髎分为上、次、中、下4对,是足太阳膀胱经在骶部的8个穴位,因为处于下焦故以治疗生殖疾病为主。本穴对腰骶疼痛的疗效也很好
	至阳	在第7胸椎棘突下凹陷中	宽胸理气,清热利湿,健脾调中	咳嗽,气喘,黄疸,胸背痛,脊强	至阳位于左右两膈俞之中间,是治疗心疾及肝胆病的常用穴位
	膏肓	在第4胸椎棘突下,离开3寸处	养阴清肺,补虚益损	肺痨,咳嗽,气喘,胸痛,痰多,盗汗骨蒸潮热,健忘,失眠,心悸,遗精,阳痿,食少,腰胀,完谷不化,咳血,吐血	膏肓俞虽不是脏腑俞穴,但是背部常用穴位,本穴多用于治疗肺部及各种虚损病症

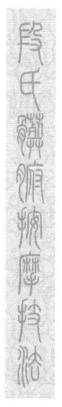

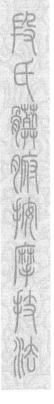

部位	穴位	取　穴	功　效	主　治	说　明
腰背部	志室	在第2腰椎棘突下,离开3寸处	补肾益精,通阳利尿	遗精,阳痿,早泄,阴部肿痛,小便不利,淋浊,水肿,腰脊痛	志室又名精宫穴,在肾俞、命门之旁,为治疗男性生殖疾病及肾精亏损之症的常用穴位
	腰眼	在第4腰椎棘突下旁开3～4寸凹陷处	益肾壮腰	腰疼,尿频,虚劳,带下消渴	腰眼为经外奇穴,是治疗肾阳虚引起的腰部、泌尿系统和妇科诸疾的重要穴位
	夹脊	在第1胸椎至第5腰椎棘农历下两侧,后五中线开0.5寸,一侧17穴	通利关节,调理脏腑	适应范围较为广,其中上胸部的夹脊穴治疗上肢及胸部疾患;下胸部的夹脊穴治疗腹部疾患,腰部的夹脊穴治疗腹部及下肢疾患	夹脊穴又称为华佗夹脊穴。属于经外奇穴,是治疗多种脏腑疾病的经验要穴
上肢部	极泉	在腋窝顶点,腋动脉搏动处	疏经活血,宁心安神,兴废起瘘	心痛,胸闷,胁肋疼痛,心悸,气短,肘臂挛缩,肩臂不举,瘰疬	极泉是手少阳心经穴,近心端的起始穴,心主血脉,心阳虚则心血瘀阻出现的心绞痛,极泉配合其他穴位对缓解心绞痛有很好的疗效
	少海	屈肘,在肘横纹内端与肱骨内上髁连线的中点处	清心安神,疏通经络,行气活血	心痛,目眩,健忘,头痛,项强,寒热,牙痛,肘挛,腋胁疼痛,四肢不举,上肢麻痹	少海穴是手少阴心经五输穴中的合穴,常用于治疗血不养筋、前臂麻痹、肘臂挛痛等症
	神门	在腕部,腕掌侧横纹尺侧端,尺侧腕屈肌腱的桡凹陷处	宁心安神,调理气血,疏经通络	心痛,心烦,惊悸,怔忡,不寐,健忘,胁痛,掌中热,癫狂,痫症	神门是平少阴心经五输穴中的输穴,心之原穴。五脏有疾取之十二原穴,心藏神,主血脉,故神门统治神志疾病,亦治心血管疾病

续表

部位	穴位	取　　穴	功　　效	主　　治	说　　明
上肢部	合谷	在手背,第1、第2掌骨间,第2掌骨桡侧的中点处	清泄阳明,祛风解表,疏经镇痛,通络开窍	头痛,眩晕,目赤肿痛,血鼻衄,鼻渊,牙痛,咽喉肿痛,牙关紧闭,口眼歪斜,半身不遂,恶寒发热无汗,咳嗽,经闭,痛经,腹痛,胃痛,泄泻,便秘,消渴,心绞痛,高血压	合谷穴是手阳明大肠经的原穴。能治头面五官疾病,大肠与肺相表里,故又能治咳嗽哮喘。合谷配太冲称四关穴,治疗神志不清,四肢抽搐,牙关紧闭,有开窍醒神、熄风镇痉作用。三阳主表,故泻合谷,曲池,大椎有清热泻火作用。拿合谷,按内关,可调查肠胃机能,宽胸解闷,止痛。拿合谷能清泄大肠蕴热,治湿热泄泻和便秘。合谷配三阴交可补气和血,因阳明为多气多血之腑,足太阴脾经主血分,故两穴相配可调和气血,通经止痛,用此两穴可清上补下
	手三里	屈肘侧掌,在阳溪穴与曲池穴的连线上,曲池穴下2寸处	疏经通络,清肠和胃	牙痛,颊颌肿,中风偏瘫,手臂不仁,肘挛不伸,腰痛,腹痛,腹泻	手三里是手阳明经大肠经穴位。与足阳明胃经足三里相应,大肠为传导之官,故手三里重于治肠,能治腹痛腹泻等
	曲池	屈肘,在肘横纹桡侧端凹陷中	祛风解表,清热利湿,行气活血,调和气血	发热,咽喉肿痛,牙痛,目赤痛,目不明,颈肿,耳痛,手臂肿痛,上肢不遂,腹痛,呕吐,腹泻,痢疾,瘰疬,疔疮,丹毒,月经不调,经闭,胸中烦满,善惊,癫狂	曲池为大肠经为五腧穴中的合穴,合主逆气而泄,及病在胃因饮食而得的病症。阳明行气于三阳,四肢为阳,故曲池是治上肢瘫痪的重要穴位,与阳陵泉配合治半身不遂,有宣通经气,舒筋活络的作用

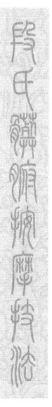

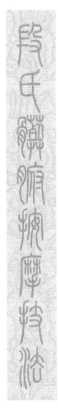

部位	穴位	取　穴	功　效	主　治	说　明
上肢部	列缺	在前臂桡侧,桡骨茎突上方,腕横纹上1.5寸	宣肺理气,疏风解表,通经活络,利咽快膈	咳嗽,气喘,咽痛,头项痛,口眼歪斜,牙痛,手腕无力,半身不遂	列缺是肺经的络穴,八脉交会穴之一,通于任脉,有联络肺经和大肠经表里两经的作用,有治疗肺经和大肠经病症的作用。奇经八脉与十二经脉在四肢以下有8个相交会的部位,被称为八脉交会穴,8个穴位有规定的配合方法,即公孙与内关、临泣与外关、后溪与申脉、列缺与照海。八穴配合后通过经络,可以治两穴间所过部位的疾病,列缺与照海配合可治胃、心和胸等部位的病症
	太渊	在掌后腕横纹桡侧端,桡动脉侧凹陷中	清热宣肺,止咳利咽,疏经通络	气喘,咳嗽,痰多,胸背痛,烦闷,心痛,心悸,掌中热,牙痛,胃痛,腹胀,呕吐,噫气,手腕疼痛	太渊穴是肺经的原穴,原穴是经脉在四肢部位治疗脏腑疾病的重要穴位,故本穴适宜治肺气虚的咳嗽和哮喘。本穴又是五输穴中的输穴,主治"体重节痛"的病症,所以也常用于治疗腕关节痹痛。因其又是八会穴之一,是脉的会穴,能治相应组织的病症,故太渊能治疗肺疾及脉气血瘀运行不畅的病症
	外关	在前臂背侧,腕背横纹上2寸,尺骨与桡骨之间	祛邪清热,疏经活络	寒热,头痛,耳鸣,耳聋,目赤痛,瘰疬胁痛,半身不遂,肘臂屈伸不利	外关穴是手少阳三焦经的络穴,八脉交会穴之一,通阳维脉,有疏风清热,治疗外感热病的作用。外关穴在上肢,为治上肢外侧疾病的重要穴位
	内关	在腕掌横纹2寸处,当掌长肌腱与桡侧腕屈肌腱之间凹陷中	宁心安神,理气和胃,疏经活络	心痛,心悸,怔忡,胸闷,烦躁,气短,胃痛,胁痛,呕吐,呃逆,眩晕,失眠,癫狂,痫症,热病,中暑,中风偏瘫,哮喘,偏头痛,肘臂挛痛,高血压,心绞痛	内关是手厥阴心包经的络穴,故能治疗心血管方面和神志方面的疾病。内关穴是八脉交会穴之一,通阴维脉,与公孙穴相配而治胃心胸病症。心包是主脉所生病,内关有调整血压的作用,配足三里、人中对休克有较好疗效。心包经动病时肘臂挛急、腋下肿,所以内关亦为治疗上肢瘫痪、痿痹症常用要穴

续表

部位	穴位	取　穴	功　效	主　治	说　明
上肢部	劳宫	在手掌心,当第2、第3掌骨之间偏于第3掌骨,握拳屈指时中指尖处	清热开窍,宁心安神	癫狂,痫症,癔病,中风昏迷,中暑,热病烦躁,心痛,胃痛	劳宫是心包经的荥穴,为心包经的本穴,有清心泻火的功效。它又是十三鬼穴之一,擅治梦多不寐、癫狂、烦躁不宁等精神方面的疾病
	十指宣	在手十指尖端,距指甲0.1寸处	开窍苏厥,清热止痉	昏迷,晕厥,中暑,高热,小儿惊风	十指宣为经外奇穴,是昏迷急救的常用穴位
下肢部	风市	有膝上7寸,外侧两筋间或直立垂手时,中指尖处	散风祛湿,疏经活络	中风半身不遂,下肢痿痹麻木,腿膝无力,脚气,遍身瘙痒	风市穴是足少阳胆经在下肢的穴位,是治疗风症常用穴,凡中风偏瘫,或风寒、风湿、风热引起的下肢痹痛,腠理空疏或风邪侵袭,遏于肌表而引起之风疹,本穴均有较好疗效
	阳陵泉	在小腿外侧,当腓骨头前下方凹陷处	疏肝利胆,清热利湿,舒筋利节	胁痛,半身不遂,下肢痿痹,脚气,黄疸,呕吐,口苦	阳陵泉是足少阳胆经五输中的合穴,又是胆的下合穴。合穴治腑病,故阳陵泉能治胆道疾病。阳陵泉是八会穴中筋之会穴,主理筋的病症,故此穴统治下肢痿弱无力,少阳行人之侧,胆经循胸过季胁,故治肝胆郁结所致的胁腋疼痛
	悬钟	在小腿外侧,当外踝尖上3寸腓骨前缘	疏肝理气,祛风止痛,通经活络	半身不遂,颈项强痛,胸腹胀满,胁肋疼痛,膝腿痛,腋下肿	悬钟又名绝骨,八会穴中髓之会穴,髓藏于骨,髓以养骨,本穴主治与骨髓有关的疾病。胆经起于目外眦,颈项后侧头部下肩,经脉被风寒侵袭,会出现有颈项强痛、落枕症状,泻悬钟穴疗效显著
	委阳	在腘横纹外侧端,当股二头肌腱的内侧	舒筋利节,通利水道	腰脊强痛,腿足挛痛,小便不利,遗尿,小腹胀满	委阳是足太阳膀胱经穴,是三焦的下合穴。三焦为决渎之官,有通调水道下输膀胱的功能,故本穴以治三焦腑病为主

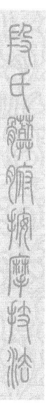

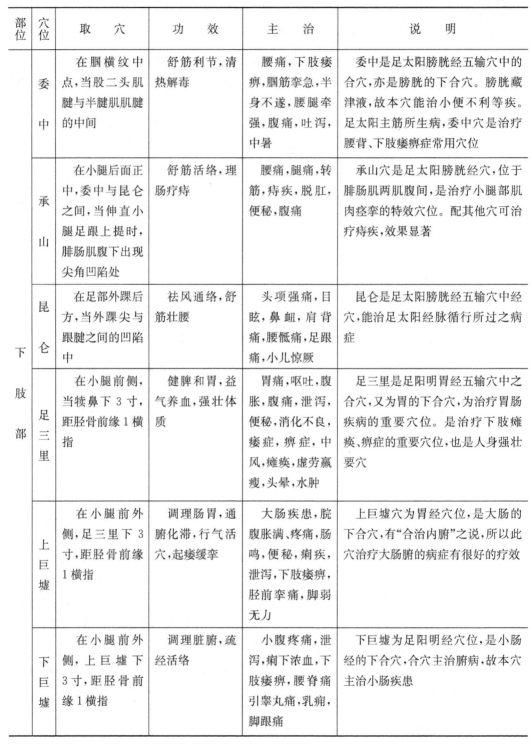

部位	穴位	取 穴	功 效	主 治	说 明
下肢部	委中	在腘横纹中点,当股二头肌腱与半腱肌肌腱的中间	舒筋利节,清热解毒	腰痛,下肢痿痹,腘筋挛急,半身不遂,腰腿牵强,腹痛,吐泻,中暑	委中是足太阳膀胱经五输穴中的合穴,亦是膀胱的下合穴。膀胱藏津液,故本穴能治小便不利等疾。足太阳主筋所生病,委中穴是治疗腰背、下肢痿痹症常用穴位
	承山	在小腿后面正中,委中与昆仑之间,当伸直小腿足跟上提时,腓肠肌腹下出现尖角凹陷处	舒筋活络,理肠疗痔	腰痛,腿痛,转筋,痔疾,脱肛,便秘,腹痛	承山穴是足太阳膀胱经穴,位于腓肠肌两肌腹间,是治疗小腿部肌肉痉挛的特效穴位。配其他穴可治疗痔疾,效果显著
	昆仑	在足部外踝后方,当外踝尖与跟腱之间的凹陷中	祛风通络,舒筋壮腰	头项强痛,目眩,鼻衄,肩背痛,腰骶痛,足跟痛,小儿惊厥	昆仑是足太阳膀胱经五输穴中经穴,能治足太阳经脉循行所过之病症
	足三里	在小腿前侧,当犊鼻下3寸,距胫骨前缘1横指	健脾和胃,益气养血,强壮体质	胃痛,呕吐,腹胀,腹痛,泄泻,便秘,消化不良,痿症,痹症,中风,瘫痪,虚劳羸瘦,头晕,水肿	足三里是足阳明胃经五输穴中之合穴,又为胃的下合穴,为治疗胃肠疾病的重要穴位。是治疗下肢瘫痪、痹症的重要穴位,也是人身强壮要穴
	上巨墟	在小腿前外侧,足三里下3寸,距胫骨前缘1横指	调理肠胃,通腑化滞,行气活穴,起痿缓挛	大肠疾患,脘腹胀满、疼痛,肠鸣,便秘,痢疾,泄泻,下肢痿痹,胫前挛痛,脚弱无力	上巨墟穴为胃经穴位,是大肠的下合穴,有"合治内腑"之说,所以此穴治疗大肠腑的病症有很好的疗效
	下巨墟	在小腿前外侧,上巨墟下3寸,距胫骨前缘1横指	调理脏腑,疏经活络	小腹疼痛,泄泻,痢下浓血,下肢痿痹,腰脊痛引睾丸痛,乳痈,脚跟痛	下巨墟为足阳明经穴位,是小肠经的下合穴,合穴主治腑病,故本穴主治小肠疾患

续表

部位	穴位	取 穴	功 效	主 治	说 明
下肢部	丰隆	在小腿前外侧,当外踝尖上8寸,条口外,距胫骨前缘2横指	化痰祛湿,安神定志,疏经治络	咳嗽,气喘,痰多,咽喉肿痛,胸闷,胸痛,眩晕,头痛,呕吐,便秘,下肢痿痹,脚气,肢肿	丰隆穴是足阳明胃经的络穴,胃经由此别出而络于脾经,故此穴有治脾胃两经的作用。脾主运化水湿,脾虚则湿聚生痰,水湿停滞,本穴有除痰逐饮、健脾化湿、利水消肿的功效
	太溪	在足内踝高点与跟腱之间的凹陷中	滋阴补肾,清肺止咳,通调冲任	耳鸣,耳聋,胸痛,咳嗽,气喘,消渴,失眠,健忘,遗精,阳痿,月经不调,小便频数,腰脊痛,内踝肿痛	太溪是足少阳肾经五输穴中的原穴,可治肾气虚和阴虚火旺而引起的各种病症
	涌泉	在足底中线的前、中1/3交点处,当足趾屈时,足底前呈凹陷处	清热开窍,交济心肾	昏厥,头顶痛,眩晕,失眠,小便不利,便秘,心烦,善恐,中风昏迷,中暑,小儿惊风,足心热,下肢痉挛	涌泉是足少阴肾经五输穴中的井穴。涌泉穴在人体最下面的足底部,上病下取,涌泉可治疗久治不愈的神经性头痛,肝阳上亢所致的头痛。涌泉为昏迷、休克、中暑、小儿惊风等神志疾病的急救要穴。肾为先天之本,人身之元阴元阳,精之所舍,胞之不系,故涌泉穴可治脏腑之病
	太冲	在足背,第1、第2跖骨结合部之前凹陷中	疏肝利胆,熄风宁神,通经活络	头痛,目眩,失眠,目赤肿痛,胸胁胀痛,腹胀,呃逆,黄疸,癃闭,遗尿,小儿惊风,中风先兆,膝股内侧痛,下肢痿痹,足跗肿	太冲穴是足厥阴肝经五输穴中的输穴,又是肝经的原穴,内经有"五脏六腑之有疾者,皆取其原",故太冲治疗作用广泛,为肝经重要穴位。太冲与合谷配合使用,名四关穴,主治各种痹痛和神经方面的病症
	血海	在大腿内侧,髌底内侧端上2寸,当股四头肌内侧头的隆起处	理血调经,祛风除湿	月经不调,痛经,闭经,崩漏,带下,五淋,皮肤瘙痒,阴部痒痛,股内侧痛	脾统血,本穴为血所汇之处,故统各种与血有关之病症。常用来治疗月经疾病,对妇女崩漏有止血作用

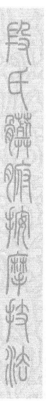

· 251 ·

续表

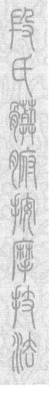

部位	穴位	取　穴	功　效	主　治	说　明
下肢部	阴陵泉	在小腿内侧，当胫骨内侧髁后下方凹陷中	健脾利湿，调补肝肾，通利三焦	腹痛，腹胀，喘逆，泄泻，水肿，黄疸，小便不利，遗尿，遗精，妇人阴痛，月经不调，腰痛，足膝红肿	阴陵泉是足太阳脾经五输穴中的合穴，主"病在胃饮食而得之"的病症，故能治胃肠疾患
	地机	在小腿内侧，当外踝尖与阴陵泉的连线上，阴陵泉下3寸	健脾利湿，调补肝肾，理血固精	腹胀，泄泻，小便不利，水肿，月经不调，痛经，遗精	地机穴是足太阳脾经郄穴。脾为统血之脏，脾不统血，则血不归经而渗入络处而成离经之血，本穴治疗慢性出血性疾病及气滞血瘀性疾病的作用。地机配足三里对脾胃功能失调，水谷运化失职引起的腹痛、泄泻有理脾和胃，运气止痛的作用
	三阴交	在小腿内侧，当足内踝尖上3寸，胫骨内侧缘后方	健脾和胃，调补肝肾，行气活血，疏经通络	肠鸣，腹胀，泄泻，脾胃虚弱，月经不调，闭经，崩漏，带下，阴挺，不孕遗精，阳痿，尿闭，遗尿，小便不利，疝气，失眠，下肢痿痹，癥瘕，脘腹疼痛	三阴交是脾、肝、肾三经的交会穴。脾主运化而统血，肝主疏泄而藏血，肾主水而藏精，故三阴交统治与精血有关的生殖方面疾病。三阴交为足三阴交会处，主运化包括运化水湿，肾主水，肝主宗筋，与肾皆归下焦，与人体水液代谢有密切关系，故治泌尿方面疾病。三阴交为脾经穴位，脾主运化水谷，故本穴亦治疗消化系统疾病。因肝主筋，肾主骨，脾统血主四肢肌肉，故三阴交善治下肢疾病。血为水谷所化生，心脾不足引起的失眠，故用三阴交配合其他穴位治疗有良效

附 2 全身经络穴位及主治分布图

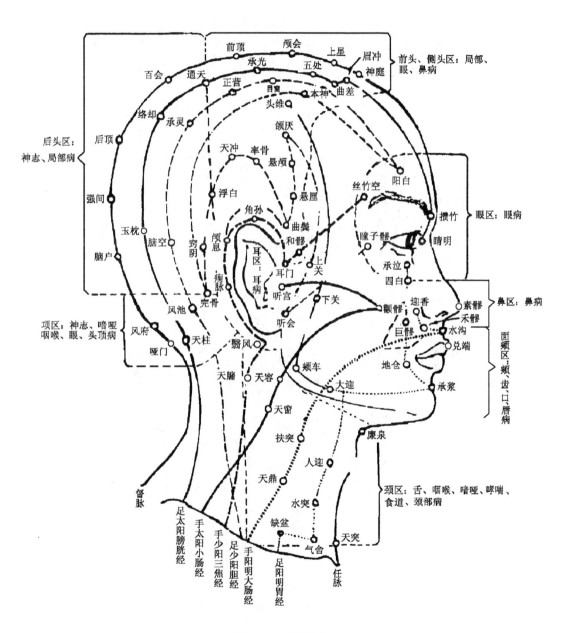

图 A2-1 头面颈部

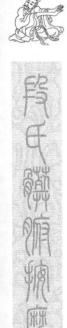

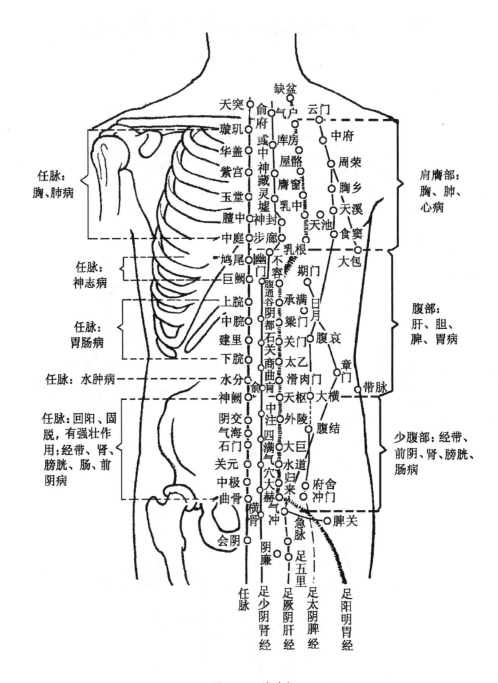

图 A2-2　胸腹部

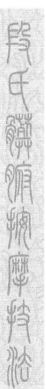

图 A2-3　肩背腰骶部

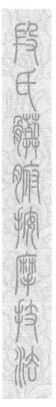

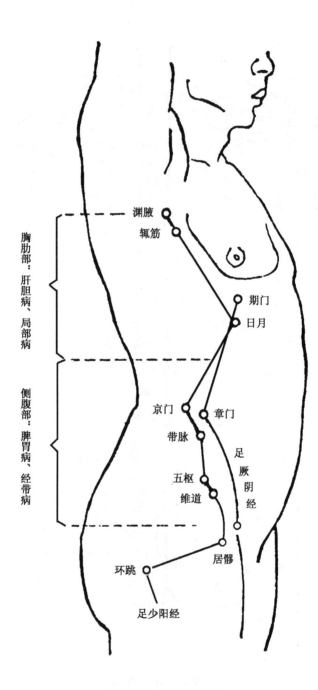

图 A2-4　腋肋侧腹部

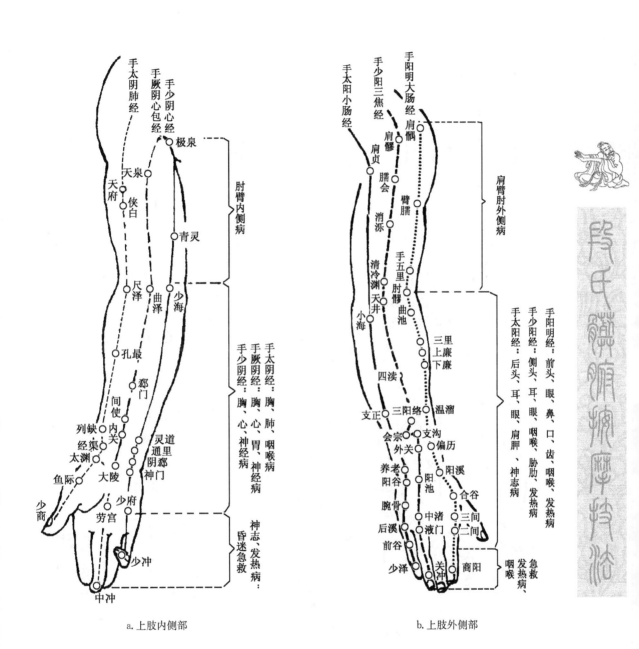

a. 上肢内侧部　　　　　　　　　　　b. 上肢外侧部

图 A2-5　上肢内外侧部

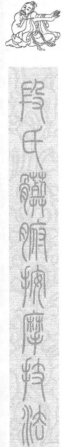

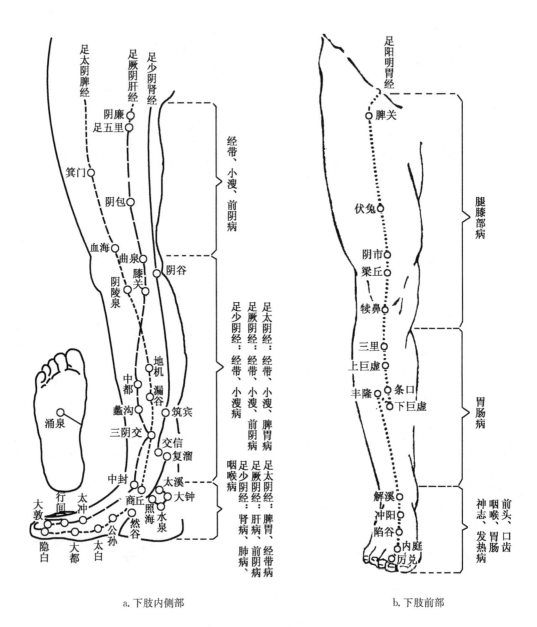

a. 下肢内侧部

b. 下肢前部

图 A2-6 下肢内侧部与前部

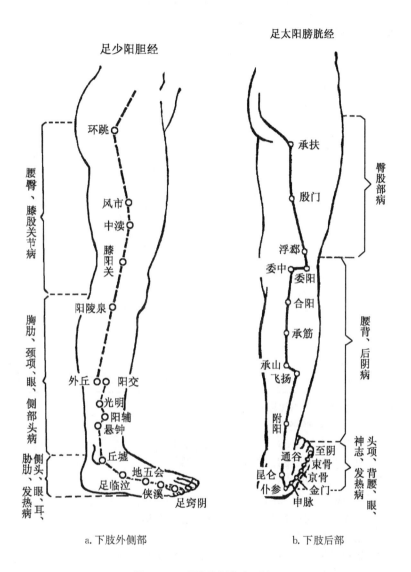

足少阳胆经　　足太阳膀胱经

a. 下肢外侧部　　b. 下肢后部

图 A2-7　下肢外侧部与后部

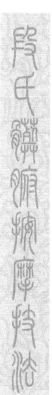

图书在版编目（CIP）数据

段氏脏腑按摩技法 / 段朝阳著. —北京：科学技术文献出版社，2008. 5（2024. 2重印）

ISBN 978-7-5023-5823-5

Ⅰ.段… Ⅱ.段… Ⅲ.脏腑—按摩疗法（中医） Ⅳ.R244.1

中国版本图书馆 CIP 数据核字（2007）第 158980 号

段氏脏腑按摩技法

策划编辑：周国臻　　　责任编辑：周国臻　　　责任校对：赵文珍　　　责任出版：张志平

出　版　者　科学技术文献出版社
地　　　址　北京市复兴路15号　　邮编　100038
编　务　部　（010）58882938，58882087（传真）
发　行　部　（010）58882868，58882870（传真）
邮　购　部　（010）58882873
官方网址　www.stdp.com.cn
发　行　者　科学技术文献出版社发行　全国各地新华书店经销
印　刷　者　北京虎彩文化传播有限公司
版　　　次　2008 年 5 月第 1 版　2024 年 2 月第 19 次印刷
开　　　本　787×1092　1/16
字　　　数　354千
印　　　张　17.25　彩插2面
书　　　号　ISBN 978-7-5023-5823-5
定　　　价　45.00元

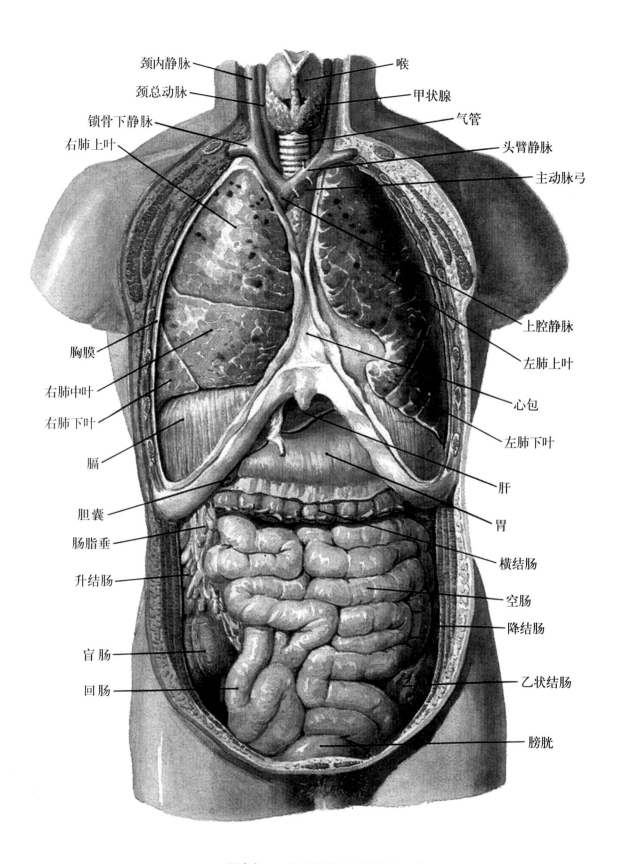

颈内静脉
颈总动脉
锁骨下静脉
右肺上叶

胸膜
右肺中叶
右肺下叶
膈

胆囊
肠脂垂
升结肠

盲肠
回肠

喉
甲状腺
气管
头臂静脉
主动脉弓

上腔静脉
左肺上叶
心包
左肺下叶

肝
胃
横结肠

空肠
降结肠

乙状结肠

膀胱

彩插1 胸腹腔脏器(前面)

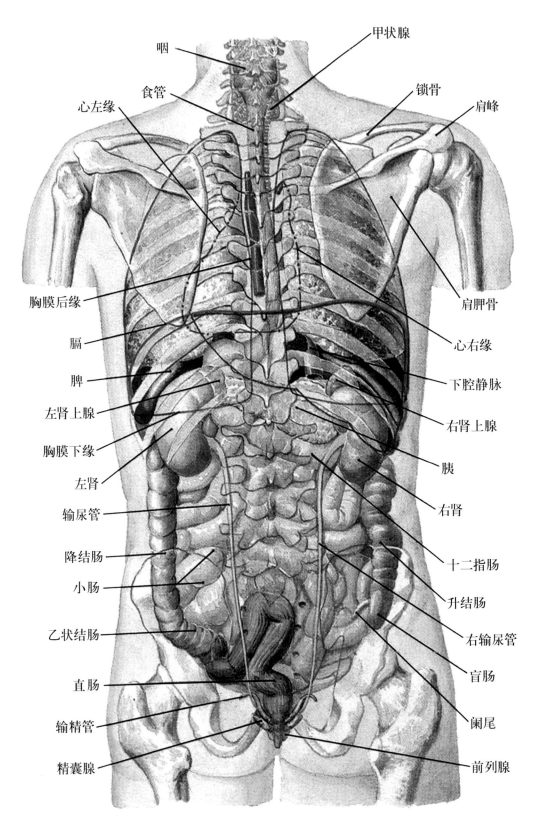

咽
甲状腺
食管
锁骨
心左缘
肩峰
胸膜后缘
膈
脾
左肾上腺
胸膜下缘
左肾
输尿管
降结肠
小肠
乙状结肠
直肠
输精管
精囊腺
肩胛骨
心右缘
下腔静脉
右肾上腺
胰
右肾
十二指肠
升结肠
右输尿管
盲肠
阑尾
前列腺

彩插2　胸腹腔脏器(背面)